中医新视点丛书

中医感应、术数理论钩沉

卓廉士 ◆ 著

人民卫生出版社

图书在版编目(CIP)数据

中医感应、术数理论钩沉/卓廉士著.—北京：
人民卫生出版社，2014
（中医新视点丛书）
ISBN 978-7-117-19870-7

Ⅰ.①中… Ⅱ.①卓… Ⅲ.①中医学—研究 Ⅳ.
①R2

中国版本图书馆 CIP 数据核字(2014)第 282335 号

人卫社官网	www.pmph.com	出版物查询，在线购书
人卫医学网	www.ipmph.com	医学考试辅导，医学数据库服务，医学教育资源，大众健康资讯

中医感应、术数理论钩沉

著　　者：卓廉士
出版发行：人民卫生出版社（中继线 010-59780011）
地　　址：北京市朝阳区潘家园南里 19 号
邮　　编：100021
E - mail：pmph @ pmph.com
购书热线：010-59787592　010-59787584　010-65264830
印　　刷：三河市博文印刷有限公司
经　　销：新华书店
开　　本：710×1000　1/16　印张：17　插页：4
字　　数：314 千字
版　　次：2015 年 1 月第 1 版　2018 年 12 月第 1 版第 3 次印刷
标准书号：ISBN 978-7-117-19870-7/R·19871
定　　价：43.00 元

打击盗版举报电话：010-59787491　E-mail：WQ @ pmph.com
（凡属印装质量问题请与本社市场营销中心联系退换）

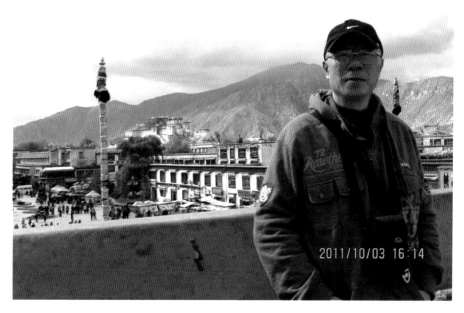

作者 2011 年在拉萨大昭寺（本书签约时）

卓廉士，原籍四川资阳，1952 年生于重庆，20 世纪 80 年代医学硕士，现为重庆医科大学中医药学院教授，重庆市针灸学会副会长。治学崇尚传统，主张从古代人们的生存状态、人文环境、科学水平以及思想方式入手，而辞章考证，文字训诂则是中医学者必备的基本功夫。近年著有 *КРАТЧИШИЙ ПУТЬ КИТАЙСКУЮ АКУНКТУРУ*（俄文）、*Acupuncture: Therapeutic Treatment and Aanlysis*（英文）、《校注艾灸通说》、《天人合一》、《本草纲目博物大典》、《营卫学说与针灸临床》等书，译著有《1898：一个英国女人眼中的中国》，发表学术论文 50 余篇。

"怀其宝而迷其邦"——代序

我将所要阐述的观点从一段关于"气"的学案谈起①。

"气"是宇宙的本源，是古人关于世界构成的自然观念，也是中医学的一个基本概念。在20世纪80年代以前，中医教材都说气具有两层含义：一是构成和维持生命活动的精微物质，或人体内流动着的营养物质；二是指脏腑的功能活动。② 也就是说，气既指物质又指功能。那个时期的学术界对这一观点执普遍认同的态度，其说颇能体现中医藏象形神合一的生理性状。

然而，80年代以来，一些学者提出了一种新的说法，认为"气"只具物质性，而不具功能性，学术界称其为"一义说"，而将前者称为"两义说"。"一义说"者认为："两义说"存在明显的逻辑错误。其中最具代表性的说法是："因为'两义说'无形中给'气'这一概念同时规定了两个互相否定的基本内涵。即从'物质之气'而言，'气'是物质，从'机能之气'而言，'气'又是非物质。这如规定'好'的同时，又表示'不好'；规定'上'的同时，又表示'下'一样，在逻辑上陷入了自相矛盾之中。这种逻辑矛盾的发生，关键就在于人为地把两个不兼容的概念内涵，硬捏合在一个概念中，因而'机能之气'、'物质之气'的逻辑错误便由此而生。"不仅如此，"一义说"者还从语言学的角度对发生这种所谓"逻辑错误"的原因进行了分析，他们认为："从语言文字的运用来讲，这是允许的，因为语言学允许一词多义，所以用'气'来表示物质，同时亦应表示非物质。这里必须指出，语词多义性多数以近义引申为基础，少数也有多义并立的，但绝不允许一词反义。一词反义的语词多义性，不仅逻辑上不通，从语义的确定性而言，也是不能成立的。"据此，"一义说"者认为，"'气'始终是作为一个物质的范畴来表述的。"③此论一出，随即受到当时学术界的普遍认可，并很快被大学教材采用，此后新版《中医基础理论》在关于"气"的内容中删除了气可以作为机能看待的部分④。

窃以为，"一义说"其说虽辩，其实是站不住脚的。正如英国哲学家卡尔·波

① 卓廉士，杨国汉．论"气"之两义[J]．中国中医基础医学杂志，2003，9(10)：1．

② 冯若水．中医基础理论知识[M]．贵阳：贵州人民出版社，1978：52．

③ 洪梦浒．评"气"既表物质又表功能的两义说[J]．中医杂志，1983（3）：4．

瞿岳云，帅明华．略论中医"气"的实质[J]．中国中医基础医学杂志，1999，5(10)：4．

④ 印会河．中医基础理论[M]．上海：上海科学技术出版社，2006：54．

普尔(Sir Karl Raimund Popper,1902—1994)所说:"我们不能从单称陈述(不管它们有多少)中推论出全称陈述是正确的,不管我们已经观察到多少只白天鹅,也不能证明所有天鹅都是白的。"①基于这样一个十分浅显的道理,我们不能因为"一义说"者只见过"近义引申"、"多义并存",或者仅仅为了要在逻辑上讲得通,便由此推论"一词反义"的现象并不存在!

事实上,在古代汉语中,一词反义的现象大量存在。著名学者钱钟书(1910—1998)说:"一字多意,粗别为二。一曰并行分训,如《论语·子罕》:'空空如也','空'可训虚无,亦可训诚悫,两义不同而亦不倍。二曰背出或歧出分训,如'乱'兼训'治','废'兼训'置',《墨子·经》上早曰:'已:成,亡';古人所谓'反训',两义相遇而亦相仇。然此特言其体耳。若用时而祇取一义,则亦无所谓虚涵数意也。"显然,这种"人为地把两个不兼容的概念内涵,硬捏合在一个概念中"的现象不但丝毫不会影响"语义的确定性",相反,能"赅众理而约为一字,并行或歧出之分训得以同时合训焉,使不倍者交协、相反者互成"②,由此可见,将相反之二义铸于一字之中,往往能起到笙磬和谐,胶漆相爱的效果,这是"一义说"者所见不及的。就中医理论而言,"气"具二义则容易将病机与证候联系起来,使形神融为一体,这才是辩证逻辑的体现。因此,人体之气,并赅两义,精气虚者伴随功能减退,邪气实者多有功能亢进,乃是中医基础自古而然的基本观念。

运动是物质固有的属性,也是气的基本属性,运动产生能量,能量也就是机能。"一义说"者认为"气"始终是"作为物质范畴来表述"③,显然对于藏象的内涵缺乏参悟。据文献所载,古人在谈及"气"的时候似更倾向于功能的方面。如《孟子·公孙丑》中有一段著名的对话:"我善养吾浩然之气。敢问何为浩然之气? 曰:难言也。其为气也,至大至刚,以直养而无害,则塞于天地之间。其为气也,配义与道;无是,馁也。是集义所生者,非义袭而取之也。行有不慊于心,则馁矣。"孟子一方面认为,"气,体之充也"(同上),承认其物质性;但另一方面,他的"气"有待心为之主导,在心的主导之下则能够发挥强化道德力量的功能,从而成就浩大的生命力量,这就是儒家著名的"浩然之气",然而这种力量一定要以道德性的活动为其内涵才会出现,否则力量就会消失。

形神合一的观念使得中医的"气"成为了物质与功能的统一体。如称"心肺气虚"时,我们就会知道这是指心肺之中作为生命物质的"气"之缺乏,由于"气"

---

① K·R·波珀. 科学发现的逻辑[M]. 北京:中国美术学院出版社,2008:1.
② 钱钟书. 管锥篇[M]. 北京:中华书局,1979:2.
③ 瞿岳云,帅明华. 略论中医"气"的实质[J]. 中国中医基础医学杂志,1999,5(10):7.

中含有能量,能量缺乏即可导致激发推动之力不足,亦即"气"的功能不足;又如,肝气郁结是肝之疏泄功能失司,造成气机(功能)痞塞和气(物质)滞于肝内而见胸胁胀痛;肺气失宣是由于肺失宣通,腠理闭塞(功能),卫气(物质)不得泄越而见胸闷喘咳;胃气不降是胃之气机(功能)不降,气滞(物质)于中而见脘腹痞满等。"气"之物质性与功能性两义如油入面,合而为一,本来就是无容争辩的临床常识。

"一义说"对于中医理解的皮相之谈本来无庸多辩,但其说被全国教材采用的时间竟然长达三十余年,至今似乎没有一点想要修改的意思,这就值得反思了。七十年代持"两义说"者多为中医耆宿,尚能部分传承古代学术的流风遗韵,因能悟得生命所呈现的形神合一的状态,懂得藏象乃物质与机能之统一,其不足者乃是未能明确指出这一观念与中医的整体观念具有同等重要的意义;而持"一义说"者皆为当时的学界新锐,他们对于中医的理解较其前辈明显低了很大的一个档次,且人云亦云,形成较大的影响。如果说,这一学案具有代表性,则颇可以由小以见大,可以看出数十年来对于中医理论的研究不进而反退,甚至有点数典忘祖的况味。

窃以为,这种现象的发生乃是今天人们对于古人的思维方式缺乏了解之故。现代人从小受到数、理、化的训练,他们的思维方式永远是逻辑分析性的,习惯于从主客对立的角度来看待世界和认识事物。而在古人那里,"天地与我并生,万物与我为一"(《庄子·齐物论》)、主客交相融合,物我浑然一体,在这一思维的境域中,他们认识世界的方法不是分析与推理,而更多地依赖感受与体验。深受中国老庄学说影响的德国哲学家马丁·海德格尔(Martin Heidegger 1889—1976)认为,"人生在世",先天就与世界相缘相起、相依相存,人与世界总是处于一种不分彼此的"缘式"关系之中,因而主客对立不是我们直接经历到的基本事实,而是发生在反思水平之上,是"我思故我在"的产物,人的存在才是意识的根基。而"理性仅仅是实际生存一存在着的人所具有的一种派生能力。因而纯粹诉诸理性,便不能原始地揭示出人的生存一存在论性质,也不能从根本上'证明'人(主体)和'物理世界'(客体)存在的必然性。"①因而企图通过人的"思维"去寻求人的"主体"和世界的"客体"的方法注定是行不通的,而回归到遥远的古代,回归老庄的境域,让人的整个身心融入世界之中,才能获得对于这个世界的真正理解。

让自我融入于世界之中,与世界并存,同时,也让身心进入内观反视之中,在心智的引导下去体验和感受生命,才是原始中医的认知方式。德国哲学家、哲学

---

① 方新民. 从海德格尔的视界看近代哲学认识论的根本缺陷[J]. 云南社会科学,2002(2):15.

解释学创始人汉斯－格奥尔格·加达默尔（Gadamer·Hans-Georg，1900—2002）说："生命就是在体验中表现的东西，这将只是说，生命就是我们所要返归的本源……被视为某个体验的东西，不再只是一种在意识生命之流中短暂即逝的东西——它被视为统一体，并且由此赢得一种新的方式。"①如果我们沉浸于身心交融的状态之中，就能体验到生命是一个由神气主导的整体，经脉气血皆为内在生命的投射和反映，就能洞达藏象乃是一个集心证、意证之大成的"统一体"。此乃中医学术活力之本源，千百年来指导我们养生保健、治疗疾病，这在世界医学中大约是一个绝无仅有的现象。

悉心的体验能够自我照察生命的活动，并能由此悟出脏腑的生理。例如，我们能于呼气中感受到肺气之宣发，于吸气中感受到气纳于丹田，并于呼气与吸气之间感到气存在于胸中，于是而有"宗气积于胸中，出于喉咙"（《灵枢·邪客》）之说；又如，当人在运动的时候呼吸加快，脉搏亦随之加速，我们从而悟得呼吸推动血行的道理；又如，夜卧不盖被子容易感冒，由此而推知人的体表存在卫气，推知卫气具有防御外邪、温暖腠理的功能；我们能从人类"日出而作，日入而息"之晨兴夜寐中悟得卫气日行于阳、夜行于阴的道理；再如，我们能从大便之努责上体验到肺与大肠互为表里，从小便之集中心志上体验到心与小肠互为表里，等等。这些心证意证的生命体验，则为藏象学说的基础。中医治病也是如此，古人说"医者，意也"，医学在于心学、心悟的体证功夫，在于融《内》《难》理论于心中，融心志于诊疗之中，以此则能洞察病情，对患者的痛楚感同身受。张景岳《景岳全书》开篇即说："夫医者，一心也；病者，万象也。举万病之多，则医道诚难，然而万病之病，不过各得一病耳。譬之北极者，医之一心也；万星者，病之万象也。欲以北极而对万星，则不胜其对。以北极而对一星，则自有一线之直。彼此相照，何得有差？故医之临证，必期以我之一心，洞病者之一本。以我之一，对彼之一，既得一真，万疑俱释，岂不甚易？一也者，理而已矣。"心物泯然合一，医生于观照中得洞见，于直觉中得颖悟，于神识中获真知！方为中医固有的学术传统。

然而，自"中医科学化"以来，古老的中医的学术渐趋于消解，受此传统学术承载的知识体系亦渐趋于终结。据加达默尔的看法，科学不过是"通过可教学、可控制的行动方法来获得个体智慧以不稳当、不能检查的方法偶然也能获得的东西。②"本来并不神秘，问题在于今天的人们将其视为解决一切问题的唯一方

---

① 洪汉鼎译．（德）汉斯-格奥尔格·加达默尔．真理与方法·上卷[M]．上海：上海译文出版社，1999：85．

② 汉斯-格奥尔格·加达默尔．哲学解释学[M]．上海：上海译文出版社，2004：28．

法,其情形正如加达默尔对科学主义进行的批判那样:"这些科学越来越把自己看作是规划社会控制社会这一目标而制定出来的科学。它必须从事'科学的'、'方法的'计划、方向、组织、发展——简言之,必须从事一种无限的职能,它从外部决定每个个体和群体的整个生活。于是这些社会工程师,这些执行照料社会机器运行任务的科学家自己就显出方法的异化并且与此同时就偏离了他所属的社会。"①我们似乎很少有人想到,"中医科学化"正是在科学被赋予了"无限的职能"这样一种背景之下开展的,在我们这个并不诞生科学的文化土壤上,曾经还自我赋予了结合中西医学而创建一种新的医学的神圣使命。

我们似乎也很少想到,这种从"外部"去"决定"中医藏象、气血、经脉、形神乃至生命体验的科学方法会对中医的学术传统造成解体的效应。今天的中医已经过度依赖X线、CT、心电图、实验室检测等技术手段,而将感受与体验视为靠不住的东西。古人能于指下轻易辨别二十八种脉象,今天的中医即使确定脉搏的迟数也要借助钟表。而当肾阳虚变成了甲状腺功能减退,肺阴虚等同于肺结核之后,中医临床的术语和辨证意识亦随之改变,传统那种以心传心、心传心悟的医学文化日渐消逝,或将永远消逝,永远湮没在"'科学的'、'方法的'计划、方向、组织、发展"之中;近年各种重大课题号称从中医藏象经络之中获得了"科学内涵",当欢呼赞颂之余,似乎更少有人想到中医临床观念因此而发生的彻底改变和动摇——这对于中医是致命的!

加达默尔说:"一切现代科学都有一种根深蒂固的异化强加于自然意识之上,而我们必须意识到这种异化。"②中医科学化似已成为中医自身的压迫者、成为了一种否定自身的异己的力量。这就是异化!科学化那一套"观解的思考路数"(牟宗三语)会消解中医内部的"自然意识",其结果有如混沌被凿开了七窍③,形神分离而亡,中医因此永远失去了生命的气息,而生命气息乃是中医学术的源泉。可是,今天的学术界几乎没有人能够真正"意识到"这一点。

因此,从这一角度上说中医"不科学",我觉得一点没错,因为中医的藏象经脉气血理论均难以纳入科学的视域,其体验、感悟亦难于被实证科学所规范。早在20世纪,海德格尔、加达默尔一类思想家就有鉴于自然科学的认知方式正在摧毁人们的自然意识、道德诉求和理想,因而著述立说以竭力缓和、抵消科学主

---

① 汉斯-格奥尔格·加达默尔. 哲学解释学[M]. 上海:上海译文出版社,2004:42.
② 汉斯-格奥尔格·加达默尔. 哲学解释学[M]. 上海:上海译文出版社,2004:41.
③《庄子·应帝王》:"南海之帝为儵,北海之帝为忽,中央之帝为浑沌。儵与忽时相与遇于浑沌之地,浑沌待之甚善。儵与忽谋报浑沌之德,曰:'人皆有七窍以视听食息,此独无有,尝试凿之。'日凿一窍,七日而浑沌死。"

义无所不在的冲击和影响。他们主张"从人的原始生存来解释科学,而不是相反,从科学来解释人的生存"。(陈嘉映语)中医学乃是人类在"原始生存"状态下所成就的产物,科学的真理如果不能与其中那些生活常识、生存体验区分开来,那么,就应该鼓励和扶持中医走自己的路。

中医从人的生存－存在上去看待生命、从内部生命的节律中去认识生理和病理,而"科学化"却始终是从外部入手,始终想要通过技术手段达到预期的目的,这类纯粹的技术,仅为人类生存活动的一个分支,它不能解决基于生存－存在的感受、体验、心证、意证等"意识生命之流中"的根本问题,因而它的那套意识和观念以及背后的话语系统很难真正介入中医的生存－存在状态,很难介入中医学术那些由心证意证构成的藏象生理。

中医学能够流传千古,所赖者正是对于人类的原始生存状态的理解,正是对于人与世界的共生同构、相缘相依的感受、体验、内观、自省、心悟和融通,这种融通点亮了生命,于人的生存－存在中显露生机。这个体系是一个凝聚了我们民族智慧的伟大宝库,但发掘者只看到其中形而下的针灸膏摩、药物方剂,而没有看到古人心智的力量,没有看到其中蕴含的生命力量才是真正具有意义的世界医学之瑰宝!而今天"科学化"的主张者一意在观念上寻求西方医学的认同,一味主张采取西医的话语系统和方法,采取所谓"国际通行的标准"来评价和界定中医学,真可谓"怀其宝而迷其邦"(《论语·阳货》),不知其非也!他们需要一句禅门的当头棒喝:"自家宝藏不顾,抛家散走作么?"①

近年学界浮躁空疏,中医的"科学化"者也似有一种急于拿出点什么来获得国际认可的焦虑,然而吊诡的是,这些仿佛身怀至宝的人们对于中医的理解大多超不出现行《中医理论基础》的范围。窃以认,真正有意义的中西交流应该发生在学术的高端,在于形而上的部分,在这个层面上虽然知音甚少,但其影响却十分深远。著名英国学者汤因比(Arnold Joseph Toynbee,1889—1975)在《文明经受着考验》一书中写道:"当一根运动着的文化射线被它所碰撞的外在机体的衍射成科技、宗教、政治、艺术等学科成分时,其科技成分比宗教成分易于穿透得较快和较远……文化辐射中各种成分的穿透力通常与这一成分的文化价值成反比。在被冲击的社会机体中,不重要的成分所引起的阻力小于决定性成分所引起的阻力,因为不重要的成分没对被冲击社会的传统生活方式造成那么猛烈或那么痛苦的动乱的征兆。这种对辐射性文化的最小成分作最广泛传播的自动选

---

① (宋)普济. 五灯会元[M] 北京:中华书局,2002:154.

择,显然是文化交流运动一条不幸的规律。"①从西方宗教文化的核心成分上剥离出来的科技,迅速而广泛地被各种文化所接受,几乎毫无阻力,而那些精神内涵广阔、文化意味浓厚的部分,则很难被另一文化所摄受。作为文化现象的中医也是如此。近数十年来,针灸按摩等技术性较强、学术价值较不重要的成分,已被迅速传播,遍及世界各地,而中医理论中关于感应、体验、心学、心悟、意会、物我一体、天人合一等文化学术内涵较为深厚、尤其与天道有关的部分,注定只有居于学术顶端的人物才会心有灵犀,实现彼此的交流与沟通。例如德国哲学家马丁·海德格尔就是《老子》与《庄子》的西方阐释者,他的存在主义哲学就有似于中国天道的终极境域。

天道也是中医的终极境域,在天道境域之中,感应与术数是天人相应、天人互动之凭藉,也是中医研究常被忽视的部分。古人认为,感应无所不在,须悉心体验、心学心悟而后得;术数则是感应发生的内在规定性。古人以数字的形式构架了中医脏腑、经脉、气血以及治疗理论等多个方面。在秦汉人们的观念中,感应、术数与阴阳相伴,与造化相通,与生命同在。因而可以说,中医藏象学说由两个部分所构成,一明一暗,阴阳五行是在明处的部分,而这一部分却要受到藏于暗处的感应、术数的涵摄和影响。

"术数穷天地"②,古人将感应、术数视为天地间的大学问,认为是开启世界门户的钥匙,也是了解世界奥秘不可或缺的基本知识。然而,感应、术数之学又十分艰深,玄冥幽微,变化难极,不易弄清与掌握,这大约正是历代医家鲜有涉及的原因吧。我因近年在杂志上发表了几篇关于感应、术数的文章,引起了人民卫生出版社陈东枢先生的注意,他希望我能写出一本叫作《中医感应、术数理论钩沉》的专著,对之进行系统的阐述,面对这个命题作文,虽然自觉才疏学浅,却愿勉力而为,遂与签约。"吾朝受命而夕饮冰"(庄子语),心中充满了成败利钝未可预卜的忧虑。

卓廉士

2012 年 6 月 5 日

---

① A.J. 汤因比. 文明经受着考验[M]. 杭州:浙江人民出版社,1988:272.
② 汉代崔瑗为张衡写的墓志铭《河间相张平子碑》。

第一章　感应的世界

第一节　感应的自然观 ·· 1

＊"感而动",是感应的基本形式。＊风雨雷电、四时代谢、旱涝燥湿、海水潮汐、皆是感应的结果。＊气是感应的物质基础。＊兴兵动众是亢阳之应。＊久阴为臣下篡位之象。＊《灵枢·岁露》之"海水西盛"是涨潮,"海水东盛"是退潮。＊物类相应,玄妙深微。＊巫术与科学在认识世界的概念上两者是相近的。

第二节　阴阳交感 ··· 6

＊阴阳交感源于男女相悦。＊阴阳交感蕴藏了生命之力量。＊阴阳交感之后必归于和平。＊阴阳交感体现了天地之大德。＊针灸利用人体阴阳交感之势以治疗疾病。

第三节　同气相感 ·· 12

＊同气相感是气类相同的事物之间的互相渗透。＊铜山西崩,灵钟东应。＊《易》以感为体。＊水土感应于人,使人的禀赋、寿夭各有不同。＊野鸡齐鸣感应于言路不通。＊孔子"绝笔于获麟"存在一个感应的系列。＊巫术与医学的试金石。＊养生以调养神气为主。＊感应之时空交错现象。＊人体经脉之感应现象。＊"巨刺"是在人体左右两侧进行"点对点"的针法。

第四节　感应与心灵 ·· 20

＊感应源于心灵。＊天人感应与心灵感应。＊"荧惑守心"。＊巫术乃人类心灵探索自然的第一步。＊王充的形神观与中医相似。＊人与宇宙精神保持一致可以从中获取生命的信息。＊心灵感应容易发生在至亲骨肉之间,且不受时空限制。＊针刺守神有心灵的作用。＊古希腊关于大小宇宙的思想与中国古代天人感应相似。＊现代物理学关于"场"的

形态共振理论或可作为心灵感应的注解。

第二章　感应与象数

第一节　与太阳的同步感应 ………………………………… 31
　　＊执日月之大象。＊中国上古的日神崇拜,黄帝就是日神。＊时空有大有小:"至大无外,谓之大一;至小无内,谓之小一。"＊"阳气若天与日"是将卫气比象于太阳。＊太阳白天行于天空,夜晚入于阴间,卫气运行与之发生同步感应。＊卫气运行与时间疗法。＊天之四维维持了太阳的运行。＊古人时空混同,时间与空间可以交互感应。＊"女子不足二节"之正解。

第二节　感应与月相 ……………………………………… 44
　　＊二十八宿为日月舍。＊月相感应潮汐和水中生物。＊月相感应人体气血。＊古人在白天专辟一段时间以治疗三阴的疾病＊日主德,月主刑,太阳对人的感应有益于针灸治疗,月亮的感应多为针灸禁忌。＊"人气"是指人体之气与天气发生感应的部分。＊《黄帝虾蟆经》月兔与蟾蜍对经脉的感应和针灸禁忌。＊"日斗"指太阳黑子,此时天地阴阳大乱,不宜针灸。＊"手之十指,以应十日"源于上古的"十日太阳历",而"足之十二经"则源于后起之十二月历法。＊六气与月令。

第三节　明堂——"色以应日" …………………………… 62
　　＊明堂是一个关于宇宙模型的象征性建筑。＊明堂是讨论医道的理想场所。＊《灵枢·五色》以鼻子为明堂,而《灵枢·五阅五使》将鼻子和颜面称为明堂。＊诊断、治疗与疗效皆一决于明堂。＊望之以神才能知之如神。＊神气之运转皆呈圆象。

第四节　音声共振——直观之感应 ……………………… 72
　　＊音声共振是同气相应。＊音声为感应首事。＊五音和谐乃为生命之交响乐。＊五音拟于事象,可以"意识"。＊汉瑟与箜篌二十五弦的排列。＊箜篌二十五弦与经脉的对应关系。

第五节　比象从容,感应其中 …………………………… 81

* 立意于象,虽知非真,示当感动。* 《素问·示从容》的"从容"是自主症状。* 用比类的方法分析症状。* 古人认为好的医生(圣人)具有感通的能力。* 中医失去了感应也就失去了情感和生命力。

第三章 感应与发病

第一节 从九宫八风看发病原理 ………………………………………………… 88

* 真人、至人与物我合一之境。* 太一游宫与季节变化。* 九宫与洛书的数理。* 风从八方正位来者为正风,相冲为虚风。* 虚风的种类和方向。* "正气"与八方正位之气同步,并不至病。* 发病是虚邪与体内"虚"的因素发生感应的结果。* 天虚不仅指虚风相冲,天气太过或不及亦为天虚 * 太一所在之日不可以进行引流排脓的手术 * 虚无是道的体现。* 感应涵摄虚实。

第二节 形气相感——中医的发病形式 ……………………………………… 103

* 形气是生命的存在形式。* 形气相得则寿,形气不相得则夭。* 气胜形者为形气相得。* 古人没有因果观念,故无今天的病因概念。* 在古人的观念中,疾病由感应生成。* 形气相感是中医的发病理论之一。* 张仲景"经络受邪入脏腑,为内所因也"体现了感应致病的原理。* 古人诊病,得之于当下,得之于形神之间。* 情志发病是五志过激对于脏腑形成的自身感应。* "用针之理,必知形气之所在"。

第三节 感应与病机——消解斗争哲学 ……………………………………… 114

* 感应与感染。* 道家不尚争斗,而是主张处下、顺变、安静、无为。* 《内经》对于虚邪侵入的反映不是"斗",而是感而"受"之。* 发病与否取决于感应是否发生,而不是邪正斗争。* 阴胜则阳病,阳胜则阴病,中医病机有如太极之盈虚起伏,全成自然之势。* 《内经》中的"相搏"之"搏"字皆应训为"搏",意谓聚集。* "邪正交争"不是斗争。* "感虚陷下"乃是疾病发展的关键。* 五脏疾病乃是"感虚"的结果。* "两感"是阴经不支,阳经的虚邪与之感应所致。* 五体之邪稽留日久可致脏腑虚损而发生"重感"的病理。* 古人对乱气邪气采取了包容的态度。*《内经》治病贵乎因势,不主张斗争。

第四章 医学与术数

第一节 秦汉术数概况 ·· 127

　　＊ 天文、历谱、五行、蓍龟、杂占、刑法因以数为基础,皆为术数。＊ 式盘是古代宇宙时空模型,古人用以说明天人的同构关系。＊ 用历忌推知疾病的禁忌、针刺时间的禁忌。＊ 阳为德,主生;阴为刑,主杀,以及"刑德七舍"在医学中的体现。＊ 式占、历忌、刑德、候风、五音、占梦、厌劾等术在医学中的体现。＊ 候风与九宫八风。＊ 五音源于五行,有德化的作用。＊ 梦由阴阳气乱。＊ 厌劾操之于祝由。＊ 唾能祛邪已病。＊ 古人发现和认识营气与呼吸导引有关。

第二节 感应与象、数之相互涵摄 ······························ 141

　　＊ 中医研究之弊在于不识象、数与感应。＊ 比类取象有象形、象事、象意、象声等内容。＊ "立象尽意","象"乃是内心意志的表达或呈现。＊ 音律使得河汉异域能相互感通。＊ 宇宙秩序显示在数字的和谐之中。

第五章 "天地之至数,始于一,终于九焉"

第一节 一,"道立于一" ·· 149

　　＊ 原始逻辑不能将数与所数的事物区别开来。＊ "一"即"太一",是道的体现。＊ 诊脉"得一之情"是得之于道。＊ "执一以应万"的刺法是对于道的应用。＊ 针刺守神的实质是与道合一。＊ 诊疾治病须模拟"道"的形态。＊ "一"是中医整体观念的源头。

第二节 二,"太极生两仪" ·· 154

　　＊ 阴阳之数为"二"。 ＊《内经》用多个对立的范畴以便使人感悟阴阳的概念。＊ 中医理论思维常囿于阴阳框架之内:不入于阴,必归于阳。

第三节 三,"三生万物" ··· 157

　　＊"三"是生命的基数。 ＊ 三是呼吸的基数,也是营血运行的基数。＊ 脉诊的"三部九候"建立在"三而三之"的数理之上。＊ 脉象以三为纪。＊ "三"是治疗的常数。＊ 三为生数,又具有再生、死亡之义。＊ "三"代

表多,表示阴气或阳气极为盛大。 ＊ 脉象盛大超过正常三倍者则为危候。

第四节 四,"两仪生四象" ·· 163

　　＊ "四"由阴阳分裂而成。 ＊ 古代的方位是由二向四的演进形成。 ＊
上古的地理观念:"言南可与东通,言北可与西通。" ＊ 太阳东升西落,感应
于人体左右四肢,故"四肢为诸阳之本"。 ＊ 营卫恢复"相输如环"的动力
来自太阳的感应。 ＊ 古人用"四经"来强调经脉中的时间信息。 ＊ 上古四
进制在中医藏象理论中的孑遗。 ＊《内经》的四海所对应的并非海洋,而
是湖泊。 ＊ 四与四方四时常为一体。

第五节 五,"天生五材,民并用之" ······························· 169

　　＊ 五生于手。＊"金曰从革"之"革"应训为坚韧,指金属难于改变其
形态。 ＊ 五乃阴阳在天地间交午之象。 ＊ 五行属性的分类及数理。
＊ 五行事象的"意象"成分。 ＊ 五行战阵具有强大的防御力量。 ＊ 五行
生克了然于手,抵掌可谈逆顺的病理。 ＊ 金水相生之义始于左右两手。
＊ 五的倍数二十五与五十在藏象学说中的意义。

第六节 六,六合、六律 ·· 180

　　＊ 六将平面的四方引入了立体空间。 ＊ 六合使经脉系统具有稳定
性。＊"六律建阴阳诸经"纯然是理想的说法。

第七节 七,"一面七星" ·· 183

　　＊"七"是一个世界性的神秘数字。＊《圣经》与"七"有关的事件。
＊ 在中国,七源于天上的星象。 ＊ 二十八宿分为四面,而一面七星。
＊ 任脉、督脉之"脉气所发"上应二十八宿。 ＊ 七是女子的生理周期。
＊ 数字的自乘倍数具有特殊的意义。 ＊ 道之往复为七日,故古人斋戒、养
神、闭气、炼丹等皆用七数。

第八节 八,八方、隔八相生 ·· 191

　　＊ 八由四所分裂而成八位。 ＊ 先天八卦与后天八卦。 ＊《易》"老
变少不变",八为少阴,其数不变,多代表方位之原义。 ＊ 安徽省含山县凌
家滩村出土之玉版所示之八方八极。 ＊ 人体"八虚"之气血盈虚有如潮
汐,易于感应天地之虚邪。 ＊ 声律"隔八相生"之理。 ＊ 八是男子的生理

周期。＊ 七八之数与古代房中术采阴补阳有关。

第九节　九，九九制会 ·· 198
　　＊ 九是最大的阳数,其倍数备受关注。＊ 九数来自日月和七曜。
＊"七十二"为九八之数,意谓极多极盛。＊ 三九、五九、八九、九九等数与
人体生理的关系。＊ 脾所主之七十二日分别寄旺于四季之末。＊ 古人曾
有将音律之三分损益法对应九针的思考,但不成功。＊ 经脉长度与营气
流注皆合九九之数。＊ 逢九乃人生大忌之年。

第六章　以术数为构架的藏象理论

第一节　三五之道与经脉长度 ·································· 202
　　＊ 三五之道起于三辰五星。＊ 三五乃天体运行的奥秘,常藏于事象
背后。＊ 每条经脉之长度、手足经脉之间的差数均暗藏了三五之道。
＊ 手足经脉的长度使人体上肢和下肢的比例出现倒置。＊ 三五之道出于
洛书。

第二节　五六与脏腑经脉 ··· 207
　　＊ 五与六构成天道,经脉十一上应天数。＊ 五脏六腑与经脉应数为
十一。＊ 五与六既可以成为天数,又可以成为地数。＊ 五六推演形成五
运六气,具阴阳上下相召,相互交错之势。＊ 将十一脉增为十二脉应出于
表里相合和营气环流的考虑。

第三节　六六、九九与营气流注 ······························ 211
　　＊ 天数应于六六,地数、人数应于九九。＊ 呼吸推动气行以三为基
数,然后不断递增。营气运行上应天周二十八之数,运行九九八十一之
数。＊ 关于营气"日行二分"的记载有误。＊ 古人借呼吸气行之势,接气
通经以疗痹症。

第四节　骨度:河图天地之数 ·································· 214
　　＊ 河图与洛书之中藏有天地宇宙的终极原理。＊ 人、马、狗、豕、猿、
鹿、虎、虫等动物的怀胎月份中藏有天地之数。＊ 骨度总数暗含河图之数
五十五。＊ 借助天地之数可以发现骨度的差讹而予以修复。＊ 骨度多出

的尺寸集中在腰部。＊ 骨度是一种"众人之度",适用于一切人。＊ 后世医家有意识地让骨节段内多条经脉的每个腧穴全都恰好位于整数之上。＊ 天地之数有时暗含在《内经》一些看似平常的叙述中。

第五节 肠胃:五与八,五与七 ·························· 226

＊《灵枢·胃肠》用五和八结合以说明肠胃的大小。＊ 古代解剖旨在于说明天人之间的符合情况,不甚在乎客观性。＊ 胃肠之数应于五是因为五主中央,应于八则是因为八方之内是大地。＊《灵枢·平人绝谷》用五、七、八这三个数以说明消化道的容量以及人在绝谷后的存活时间。＊ 胃肠的大小尺寸应于五与八,而其容量则应于五与七。＊"出三入一"的术数背境是"函三为一"。

第六节 腧穴的数理与针灸治疗 ·························· 234

＊ 三百六十五穴对应一年三百六十五日。＊ 腧穴数理建立在十一脉的基础之上。＊ 通过术数可以修复《素问·气府》的腧穴差讹。＊ 任脉督脉各有二十八穴上应天周二十八宿。＊ 由"真数"构成的三百六十五穴体系。＊"热俞五十九"与北斗之神的运行以及月相的望朔有关。＊ 水俞五十七源于"阳九之数"。＊ 九针应于天数。＊ 三刺、五刺、九刺、十二刺、十二禁的术数意义。

第七节 术数与疾病的转归 ·························· 249

＊ 术数推算疾病预后和死亡其结果注定的。＊ 甲子与五行结合推算疾病预后的方法。＊"生阳"与"死阴"。＊ 根据脉搏停顿的次数以判断脏腑的虚实。＊ 疾病预后与河图数理。＊ 脏腑病的死期总数为五十。＊ 刺伤五脏的死期总数为二十五。＊ 死期与三、五的关系。＊"三"为生之数,亦为死亡之数。＊ 术数对中医理论能起到支架、说明和解释的作用。

后记 ·························· 258

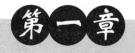

感应的世界

"夫阴阳之感，物类相应，万事尽然。"

——班固（32BC—92BC）《汉书·食货志》

"天地生万物，所受虽不同，皆无须臾之不感。"

——张载（1020—1077）《正蒙·参两篇》

"天地间只有一个感应而已，更有甚事？"

——程颐（1032—1085）《二程遗书·卷十五》

第一节 感应的自然观

感应是古人的自然观，是一种流传十分久远的思想。唐代经学家孔颖达《周易正义》对于感应的解释是："感者，动也；应者，报也，皆先者为感，后者为应。""感"，是甲作用于乙，"应"，即乙反作用于甲，事物之间因感应而具有相互影响。这一观念建立在古人日常的生活经验、对于事物的反复观察、比对、体会和感悟之上。

月晕而风、础润而雨，古人观察到磁石能够吸附铁针，琥珀能拾起草芥，磁针永远指向南北，观察到月亮经过箕星而多风，经过毕星则多雨；月亮的圆缺与大海的潮汐同步，太阳的升降与人体的寒暖相应；听到百虫夜鸣，竹声成韵，听到山林大木百围之窍穴，泠风则小和，飘风则大和，因而悟得世间万物存在着某种相互影响，相互作用的力量，这就是感应。

感应的思想最早可以追溯到《山海经·中山经》："又东二十里，曰和山……吉神泰逢司之，其状如人而虎尾，是好居于蒉山之阳，出入有光。泰逢神动天地气也。"感者，动也。东汉高诱（公元205年任司空掾）注《淮南子》曰："动，感也。"泰逢神出入有光，其光能与天地之气发生感应。感应的作用方式是因"感"而"动"，事物因感之互渗而互动，因互动而相互作用，正如《庄子·外篇·刻意》所云："感而后应，迫而后动，不得已而后起"，就是对于感应现象的绝好描述。感者忽焉而至，应者势非得已，一如《淮南子·精神训》所云："感而应，迫而动，不得已而往，如光之耀，如景之放。"现代汉语

1

的"感动"一词当源自于"感而后动"。从感应的形式可以看到,感应是一种力量,一种能够促进事物运动变化的力量。如,《淮南子·原道训》曰:

"风兴云蒸,事无不应;雷声雨降,并应无穷。"

风雨雷电乃为天地之气激荡所致。先有风云之感,后有雷电之应,风雷相感产生的力量,能对宇宙间的一切事物产生"无穷"的影响。

"神动"者,"天地气"也。据此可见,在《山海经》时代人们已经意识到了"气"是感应的物质基础。在古人的观念里,"气"是一种十分细微的物质,其弥散、流动,充满了无垠的宇宙空间,并因之抟聚、凝结,赋形为世间的万类,构成了我们的世界。我们眼前所见,无不是气,而时间空间,亦无不是气。《列子·天瑞》云:"虹蜺也,云雾也,风雨也,四时也,此积气之成乎天者也。山岳也,河海也,金石也,火木也,此积形之成乎地者也。"日月星辰、风雨雷电、山川石木、禽虫鱼兽,血气含灵,无不是气;甚至春夏秋冬,岁月嬗替,时空变幻皆为气之生成与变化。《庄子·知北游》:"通天下一气耳"。当气升降、摩荡、变化于宇宙之间,就能引发世间万类的相互感应。

气有阴阳,阴阳之气的多少变化,形成为一年四季的寒暑交替。如《春秋繁露·循天之道》曰:

"故天地之化,春气生,而百物皆出,夏气养,而百物皆长,秋气杀,而百物皆死,冬气收,而百物皆藏。是故惟天地之气而精,出入无形,而物莫不应,实之至也。"

这个"物莫不应"的"应"就是感应。春气之生、夏气之长、秋气之杀、冬气之藏都是阴阳之气的变化,万物随此变化而发生感应。春天生机勃勃,夏天繁荣茂盛,秋天万物凋零,冬天蛰虫潜藏。"实之至也"。实,《说文》"富也",释作繁荣。天地之精气,以无形感应于有形的方式,使这个世界日臻于繁荣。人与天地相应,阴阳的变化,日月的盈仄,同样感应到人体,影响到人体的生理和病理。《灵枢·岁露》曰:

"人与天地相参也,与日月相应也。故月满则海水西盛,人血气积,肌肉充,皮肤致,毛发坚,腠理郤,烟垢著,当是之时,虽遇贼风,其入浅不深。至其月廓空,则海水东盛,人气血虚,其卫气去,形独居,肌肉减,皮肤纵,腠理开,毛发残,膲理薄,烟垢落,当是之时,遇贼风则其入深,其病人也卒暴。"

"与日月相应"的"应"也是指的感应。中国人很早就观察到了月亮圆缺与海水潮汐之间存在着某种引力,并做出了大致正确的解释。据远古传说"昔者共工与颛顼争为帝,怒而触不周之山,天柱折,地维绝。天倾西北,故日月星辰移焉;地不满东南,故水潦尘埃归焉。"(《淮南子·天文训》)据上古方位的二维形式，西北就是指西面，东南就是指东面（参看本书"两仪生四象"一节），中国地理的形势是西面高而东面低，因而"海水西盛"是指海水涌向高处，潮水上涨（图1-1）；"海水东盛"则是说海水流向低处，潮水消退。月相感应于人体的气血，月圆之夜，海潮上涨，人体的气血充实，肌肉丰满，皮肤坚固，腠理致密，邪不易侵；而在月黑之夜，海潮消退，人体的气血感而应之相对不足，卫气离表，皮肤弛缓，腠理疏松，肌肉气弱，这时容易感受邪气。根据古代形气之说，气属阳，多与太阳发生感应，而形属阴，多与月亮发生感应。张景岳说："人与天地日月相参应，而此独以月水言者，正以人身之形质属阴，故上应于月，下应于水也。"

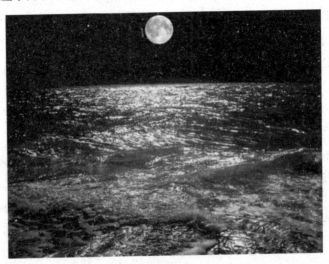

图1-1 "月满则海水西盛"、海潮上涨

在秦汉时期，人们常用天人感应之说来解释社会现象及人类生活的多个方面，诸如朝代更替、国家兴衰、政府决策、旱涝雨晴、民变兵变、婚姻嫁娶、卜筮历算以及战争战术等，如果离开了感应学说，则不可能深入认识和理解《黄帝内经》所处时代的社会风貌乃至文化的总体背景。如《汉书·五行志》载：

"六年'九月，大雩'。先是，莒牟夷以二邑来奔，莒怒伐鲁，叔弓帅师，距而败之，昭得入晋。外和大国，内获二邑，取胜邻国，有炕阳动众之应。"

"十年，'自正月不雨。至于秋七月'。先是，公子遂会四国而救郑。楚使越椒来聘。秦人归襚。有炕阳之应。"

"今十月陨霜而不能杀草，此君诛不行，舒缓之应也。"

"大雩"，因大旱而祈雨。《说文》："雩，夏祭乐于赤帝，以祈甘雨也。"大旱的原因是阳气过亢，阳主动，人们感应了亢阳之气于是有调集人马发动战争

3

的行动；"舒缓"，大大延缓。阴霜不能杀草，是国君诛杀之令迟缓不行所致的感应。又如《汉书·五行志下》载：

"昭帝元平元年四月崩，亡嗣，立昌邑王贺。贺即位，天阴，昼夜不见日月。贺欲出，光禄大夫夏侯胜当车谏曰：'天久阴而不雨，臣下有谋上者，陛下欲何之'。贺怒，缚胜以属吏，吏白大将军霍光。光时与车骑将军张安世谋欲废贺。光让安世，以为泄语，安世实不泄，召问胜。胜上《洪范五行传》曰："'皇之不极，厥罚常阴，时则有下人伐上。'不敢察察言，故云臣下有谋。"光、安世读之，大惊，以此益重经术士。"

阴既主臣下，又主小人，天气"久阴而不雨"，是下有奸人欲谋不轨而形成的感应所致，为了防止小人暗算，夏侯胜劝昌邑王不可出行。

从这些事例可以看出，在古人的观念里，感应遍及于宇宙时空之内，无所不在，上天可以感之于人事，人事亦可以感之于上天，通过感应可以了解鬼神的情状，年成的丰歉，预知举事的成败，因而感应是古人通往未知世界的桥梁。

古人认为，气是感应的物质基础，感应产生的原理就是"同气相动"，是气类相同的事物之间产生的应和、互渗或共振。

《淮南子·览冥训》："夫物类之相应，玄妙深微，知不能论，辩不能解。故东风至而酒湛溢①，蚕咡丝而商弦绝②，或感之也。画随灰而月运阙③，鲸鱼死而彗星出④，或动之也。故圣人在位，怀道而不言，泽及万民。君臣乖心，则背谲见于天。神气相应，征矣。故山云草莽，水云鱼鳞，旱云烟火，涔云波水，各象其形类，所以感之。夫阳燧取火于日，方诸取露于月，天地之间，巧历不能举其数，手征忽恍，不能览其光。然以掌握之中，引类于太极之上，而水火可立致者，阴阳同气相动也。"

暖和的春风感应于酒醪，使其发酵而涨溢；蚕吐的新丝感应于商弦，使之易于断折；在战争中，当受到敌人的包围，月亮会出现白色的光圈，叫作"月晕"（图1-2），用芦草烧灰形成圆环，而缺其一面，天上的月晕就会消失，敌人感之而松懈，有利于突围；鲸鱼之死上应于彗星出现，下应于刀兵相杀、社

---

① 东汉高诱 注："东风，木风也。酒湛，清酒也。米物下湛故曰湛。"
② 东汉高诱 注："新丝出，故丝脆，商於五音最细而急，故绝也。"
③ 东汉高诱 注："将有军事相围守，则月运出也。以芦草灰随牖下月光中，令圜画，缺其一面，则月运亦缺于上也。"
④ 《太平御览》卷七及卷九三八引《春秋考异邮》都说到"鲸鱼死而彗星出"，卷八七五引《春秋考异邮》作"鲸鱼死彗星合"，原注："鲸鱼，阴物，生于水。今出而死，是为有兵相杀之兆也。故天应之以妖彗。"

会动荡，凡此等等，都是感应的表现。事物因感应而发生，因感应而互动，因而古人将感应视为事物之间普遍联系相互影响的基本方式。当然，在这些感应的事例中颇不乏巫术的成分，但透过巫术能够看到古人的思想，能够借以了解古人对于这个世界的基本观念。《逸周书·常训》曰："天有常性，人有常顺。顺在不变，性在不改，不改可因。""常性"就是不变的规律，万物在变化，感应这个"常性"却永远存在，"可因"以了解世界的本来面貌。

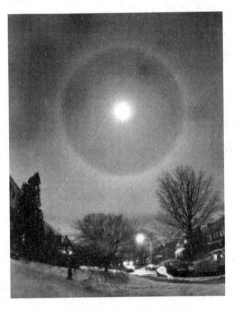

图 1-2　月晕

今天的学者似对于感应存在的普遍性颇不以为然，称之为"泛感应论"，并认为这一现象"反映了古代认识水平的低下。事物千差万别，把一切现象都看作感应过程肯定是错误的"[1]，其实，尽管古代的感应论或与今天的"泛科学"或"科学主义"堪称伯仲，但尚不及"泛科学主义"那样将科学普及到了一切领域，视之为一切道德是非裁判的标准，古人坦然承认感应现象存在许多"知不能论，辩不能解"的地方，有待于后人之进一步研究和揭示。这里需要说明的是：虽然感应之说受到古代巫术的影响，但感应并不等于巫术，退而言之，即使巫术在思维的演进和带领人类走出无知状态方面，亦具积极意义。英国人类学者詹姆斯·乔治·弗雷泽（James George Frazer，1854—1941）说："巫术与科学在认识世界的概念上，两者是相近的。两者都认定世界的演替是

---

① 胡化凯．感应论——中国古代朴素的自然观［J］．自然辩证法通讯，1997，19（4）：50.

完全有规律的和肯定的。并且由于这些演变是由不演变的规律所决定的，所以它们是可以准确地预见到和推算出来的，一切不定的、偶然的和意外的因素均被排除在自然进程之外。对于那些深知事物的起因、并能接触到这部庞大的宇宙的自然机器运转奥秘的发条的人来说，巫术与科学这两者似乎都为他开辟了具有无限可能的前景。于是，巫术和科学一样都在人们的头脑中产生了强烈的吸引力；强有力地刺激着对知识的追求。"①

法国人类学家列维·布留尔（Lvy-Bruhl, Lucien, 1857—1939）将感应称为"互渗"，认为是原始先民集体表象的孑遗，是早期人类曾经共有的思想。然而在古代中国，感应学说在脱离了祈雨、祈福等巫术之后，走出了原始的"集体表象"的丛林，作为一个思维方式长存于中国人的思想意识的深处，其影响遍及于三千年来的天文、地理、星象、方术、宗教、哲学、心理、文学等各个方面，当医巫分途，医学剔除了其中的精怪成分，从原初的沌瀯一气演变为各师其职，感应则作为一个主要观念渗透在中医的藏象、经脉、气血以及防病治病等多个方面，成为中医理论思维的重要载体。

然而，对于今天大多数中医而言，感应之说闻所未闻，即使偶有所闻，也会不加思索地将其归入"糟粕"之内而不屑一顾。这种决然拒斥的态度乃是数十年来中医学界"取其精华，去其糟粕"的教育的结果，而统编教材之定学术于一尊、单一形式的课堂灌输所致的认知分裂似亦难辞其咎，思维形式的整齐划一常会限制不同学术观点的存在和发展，极易扼杀中医自我完善、自我更新以及自我创造的能力。

如果中医要想传承远古创造之淋漓元气，重现明清温病学说那样的成就和辉煌，首先需要将传统中医的整个学术体系呈现于人们的面前，不宜设置界限、不可随意取舍，不宜选择性地学习、记忆和继承，更不能以一隅之见判定其为精华或糟粕，而对其中某些内容采取完全封杀的态度，学术本无禁区，即使真有糟粕，亦应放在学术的视野中去认识、讨论和辨识，这样才能开拓学术空间，才能发现中医学术的内涵原本更为浑厚，更为丰富多彩。

第二节　阴阳交感

感应的基础是气，气可以分为阴气和阳气，气之运动就是阴阳的运动，而阴阳运动常呈交感之形式。

---

① J.G 弗雷泽. 金枝 [M]. 北京：东方出版社，1988：76.

《老子·四十二章》："道生一，一生二，二生三，三生万物，万物负阴而抱阳，冲气以为和。"

从术数上考察，"一"代表了道，也代表了混沌未判、乾坤未造之混元一气；由于气之内部运动，分之为二，曰天曰地，曰阴曰阳（图 1-3），所以"二"指的阴阳双方；又由于阴气阳气之交互作用、相互摩荡，演变、促进、涵摄，推动了世间万物的化生和繁衍，其情形正如一雌一雄的交合能够产生出新的生命一样，是曰"二生三"。对此，周敦颐（1017—1073）的《太极图说》说得很好："乾道成男，坤道成女，二气交感，化生万物。"所以，"三"代表了新的事物、新的生命，阴阳交合，三而三之，生命以三为基数呈几何极地增长，生生不已，永无穷匮，所以，阴阳交感能化无形为有形，使世界生机勃勃，万化繁荣。《周易·系辞上》云："天气氤氲，万物化醇，男女构精，万物化生。"阴阳是"万物化生"的力量，而术数之一、二、三则潜藏于冥冥之中，是事物变化的内在原理。

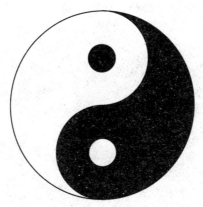

图 1-3　太极图（一生二，曰阴曰阳）

阴阳之间的感应来自于人们对于生活的感受，来自于古人内心的体验。如《周易·咸卦·彖》曰：

"咸，感也。柔上而刚下，二气感应以相与，止而说，男下女……天地感而万物化生，圣人感人心而天下和平；观其所感，而天地万物之情可见矣！"

咸卦上兑下艮，艮为少男，兑为少女，少男少女相处于一室，则会因阴阳二气的相互感应而彼此产生愉悦之情，这大约是人人曾经有过或将会有的经验和体会。两情相悦，心有灵犀，两气交感而相通，咸卦之示象真实不虚。

阴阳两者性质不同，相互对立，或为天地、或为日月、或为雌雄、或为男女、或为水火、或为冰炭等，代表了性质完全相反的事物，然而，这种相反适足以相成，对立适足以相生，相反之气摩荡涵摄促成了感应的发生。明代学者方以智（1611—1671）曰："虚实也，动静也，阴阳也，形气也，道器也，昼夜也，生死也，尽天地古今皆二也。两间无不交，则无不二而一者，相反相因，因二以济，而实无二无一也。"（《东西均·三征》）道立于一，一分为二，阴阳交感的动力源于事物本始具有的合二而一、回归于道、与道趋同的倾向。此倾向使得阴阳虽然分之为二，但总是处于交互的感应之中，以互济、相生、相成而为一种祥和之气。所谓"冲气以为和"，就是对感应结果的形象描述。一如《素问·阴阳象大论》所云："地气上为云，天气下为雨"，天地交感则普降甘霖；又如日月合璧，五星连珠的阴阳合和被视为祥瑞（图1-4）。隋代杨上善（约575—670）在其《黄帝内经太素·知针石》注曰："从道生，谓之朴也；一分为二，谓天地也；从二生三，谓阴阳和气也。"和者，阴阳平和，以男女为例，"和"就是阴阳二气"感而相与"所产生的生命体。在这个新的生命中，又重新蕴含了阴阳二气的元素，其中阴平阳秘，**精神内守**，气血流畅，百脉平和，呈现出一派宁静、冲融、祥和之象。

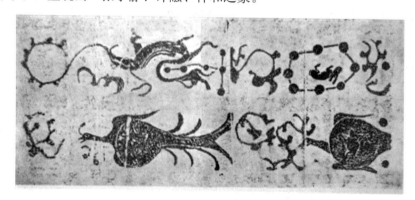

图1-4 南阳汉画像砖日月合璧图

　　阴阳交感产生了祥和宁静的气氛，生命就在这样的气氛中培育、诞生、养育和成长。《素问·上古天真论》谓"圣人者，处天地之和"，这个"和"就是指阴阳的"和气"。天地和气所在的地方，阳光明媚，嫩草如茵，风调雨顺，六畜兴旺，五谷丰登，百鸟和鸣，万物欣欣向荣，适宜于人类的生存和繁衍。

　　《易经》是我们文化的源头，其中的卦爻之象，"－－"符代表阴，"—"符代表阳，故谓"一阴一阳之谓道"（《易·系辞上》）。《易经》用阴阳以立象，即所谓"《易》与天地准，故能弥纶天地之道。"（同上）那么，天地之道的作用是什么呢？借用老子的话说："孔德之容，惟道是从。"（《老子·二十一章》）"德"，是道的功能体现；《易·系辞上》说："天地之大德曰生。"天地之德主要体现在生养万类方面，因而物类愈是繁盛，世界愈是兴旺，也就愈能彰显天地之大德。对此，四川学者唐君毅在其"阴阳感通而至中和"中有详细的论述，引之如下："八卦初所代表之物之德，皆不外刚柔动静。刚柔动静之德，唯由物之感通而见，亦即皆由虚之涵实、实之涵虚而见。易以八卦指自然物之德，于是可以进而以八卦指一切物在相感通之际所表之刚柔动静之德，以见万物皆为表现虚实相涵之关系者。以八卦之相配，所成六十四卦即可表示一切万物，互以其德性再相感通，而成之一切事变。而每一事变之历程，又皆物之以其德再相感通，以形成新事物之历程。而感通以生新事物之道，则在此刚而彼遇之以柔，此动而彼能承之以静，刚柔相摩而相孚，动静相荡而相应，乃有虚实相涵摄之事，而后新物乃得生成，此即中和之所以为贵。刚柔动静不相济，不中不和，则二物皆必须自行变通，分别与其他物之刚柔动静可相济者，相与感通，以自易其德；使不得中和于此者，可得中和于彼。二物既分别得中和于彼，而分别易其德以后，则二物可再相感通，而刚柔动静皆得相济，以重有新事物之生成。由是而宇宙万物间，有一时不相感通而相矛盾冲突之事，而无永相矛盾冲突，永不得中和之理。"[①]

唐氏为近代国学研究之能登堂入室者，据其所见，一切事物的发展、变化总是在阴阳双方的交互感应之中，相摩相荡、相孚相合，刚柔相济，虚实相涵，并因感通而归于中和，此即由"二"生"三"之新事物也，所生出之新事物中又有阴阳之对立，又复与他物感应、变通，又复归和平，如此势无穷已，而世界日新焉。唐氏将感应称为"感通"，其语出于《易·系辞上》："《易》无思也，无为也，寂然不动，感而遂通天下之故。非天下之致神，其孰能与于此。"《朱子语类》卷七二："赵致道问感通之理。曰：'感，是事来感我；通，是自家受他感处之意。'"可见感通与感应的意思是一样的。唐氏还指出了阴阳交感，相反相成，与道相合所形成的势能是宇宙日新的力量。

中医关于生命形成的理论同源于此。《灵枢·本神》曰："天之在我者德也，地之在我者气也，德流气薄而生者也。"阴阳交感充分体现了"天地之大德"，此"德"以雌雄交合之示象最为切贴：雌雄之间因阴阳交感而激动，再因交配而归于和平，于此孕育新的生命。秦汉时期人们崇拜生殖，不讳交合。《易·系辞上》曰："男女构精，万物化生。"男女交合犹如在土地里播下了种子，能使种族繁衍昌盛，人丁兴旺，并能感应农作物的生长，使五谷丰登，六畜兴旺。《史记·伯夷列传》曰："圣人有养生之德，万物有长育之情，故相感

---

① 唐君毅. 中国文化之精神价值 [M]. 南京：江苏教育出版社，2006：66.

应也。"是其的诂。今天我们在一些先秦出土物件中尚能看到以阴阳交感为主题的文饰，古人视之为吉祥的象征（图1-5）。《周礼·春官·司常》："日月为常，交龙为旂。"旗帜上绣有"相交的雌雄二龙"[①]，其所代表的和平与祥瑞并不亚于今天的奥运五环旗。

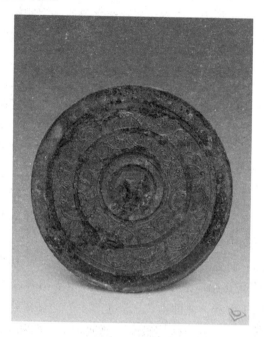

图1-5 战国交龙纹镜的纹饰就是取象于交相感应的形式

交感乃阴阳对立的根据，也是阴阳运动的力量，而在事物的运动中，了解它的力量以及力量的来源较之形式似更为重要，而在阴阳理论的阐述方面，现代中医只谈到了阴阳两者之间存在着"对立制约"、"互根互用"、"消长平衡"、"相互转化"等关系[②]，而未看出对立、互根、消长、转化乃是阴阳交感的作用，更未能看出此乃阴阳运动之原始动力，因而在现代中医那里，阴阳学说只是徒具形式的运动而已。

《素问·阴阳应象大论》曰："阳之气，以天地之疾风名之。暴气象雷，逆气象阳。"风雨雷电的感应都是阴阳能量的体现和释放。人体阴阳也是如此，

---

① 闻一多. 闻一多全集·伏羲考 [M]. 武汉：湖北人民出版社，1994：58. 据考：《史记》所载"蛟龙"的"蛟"字，《汉书》中作"交"；闻一多先生指出，这里应为"交龙"，即指"相交的雌雄二龙"。汉代画像砖中"交龙"图象极为盛行。"交"是交合的意思。刘媪（刘邦的母亲）卧于大泽之中，见身上有一对相交的龙，因而并不是说龙与刘媪交合，而是刘媪因此而感应了天地交合之气。

② 印会河. 中医基础理论 [M]. 上海：上海科学技术出版社，2006：12-13.

会因其所在之位、所具之势而彼此潜通，对立互摄。例如，上为阳，下为阴，前为阳，后为阴，左为阳，右为阴，在人体的上下、前后、左右之间，形势既具，则阴阳"成位乎其中矣"（《易·系辞上》），阴阳之位既成，则因对立，互根而成交感之势，这是阴阳之间天然具有的趋同之势所致。正是这种合而为一之势构成了阴平阳秘的人体。因此，在人的前胸与后背之间、头面手足上下之间、肢体左右之间、脏腑与体表之间分别存在"外内之应"（《灵枢·寿夭刚柔》）、"前后相应"（《素问·标本病传》）、"上下相应"（《灵枢·终始》）以及"虚实之应"（《素问·八正神明论》）等天然的感应联系。由外内之应形成的表里统一，其势能体现在脏腑功能之藏而不泻，泻而不藏，有分有合的协作统一之上；由上下之应形成的标本之势，体现在卫气于胸腹头面的"本标相应"（《淮南子·天文训》）之上。这样，感应将人的各个部分整合为一体。在生理状态下，阴阳交感相动于无形，藏而不露，很少引起我们的注意，但在病理上常有突出的反映。如内脏有病，能于受病部位前后之间的腧穴上（募穴与背俞穴）出现明显的按压痛，此为前后之应。如《灵枢·癫狂》曰："厥逆腹胀满，肠鸣，胸满不得息，取之下胸二胁咳而动手者，与背腧以手按之立快者是也。"

古人常常利用阴阳交感、趋同为一之势能以治疗疾病。如《灵枢·官针》说：

"偶刺者，以手直心若背，直痛所，一刺前，一刺后，以治心痹。"

针刺前胸与后背的对应点，可以激发人体前后交相感应的势能、调节脏腑的气血。阴阳交感普遍存在于人体之中，如位于脑后的络却穴其位置正与眼睛前后相对，能疗目疾；居于后脑的天柱穴直对鼻孔，能治鼻塞；风府、哑门之前为口腔，能治喑哑舌强；后颈之五、六颈椎旁开0.5寸能治咽炎等都是对人体前后交感之势的有效利用。后世医家将其部分发展为俞募配穴，沿用至今。

阴阳交感亦发生在五脏之间，如心肾之间，谓之水火既济；肺肾之间，既为金水相生，亦为呼吸上下之应。情志活动亦为阴阳交感的结果。《素问·脉解》曰："阳气与阴气相薄，水火相恶，故惕然而惊也。""相恶"，即是感应，是来自阴阳水火等性质完全相反的感应。又如《素问·解精微论》曰："夫水之精为志，火之精为神，水火相感，神志俱悲，是以目之水生也……夫泣不出者，哭不悲也。不泣者，神不慈也。神不慈则志不悲，阴阳相持，泣安能独来？"当悲伤之极，难以抑制，"水火相感"于心肾之间，激发了心肾精气的活动，使得"涕泣俱出而横行"（《素问·解精微论》）而不能自抑。当然，如果情志并不悲伤，"阴阳相持"，两者不发生交感，也就不会流泪了。人们在流泪之后，情志大多渐趋于稳定，亦甚符合阴阳交感之后又重归于和平的原理。

第三节　同气相感

同气相感是指阴气与阴气之间、阳气与阳气之间，以及其他气类相同或相近的事物之间发生的感应现象。对于同气相感，古人曾有大量的观察和记录，并藉以形成了关于这个世界普遍联系的基本观点。《淮南子·天文训》载：

“毛羽者，飞行之类也，故属于阳；介鳞者，蛰伏之类也，故属于阴。日者，阳之主也，是故春夏则群兽除，日至而麋鹿解。月者，阴之宗也，是以月虚而鱼脑减，月死而蠃蛖膲。火上荨，水下流，故鸟飞而高，鱼动而下。物类相动，本标相应，故阳燧见日，则燃而为火；方诸见月，则津而为水。虎啸而谷风至，龙举而景云属。”

天地之间，太阳为阳气之本，月亮为阴气之宗，太阳主昼，促进万物生长，太阴主夜，含育盈虚化变，古人谓“日以阳德，月以阴灵”（南朝·谢庄《月赋》），世间的一切生物各因其阴阳属性分别与日月发生感应。属阴者如鱼脑、蠃蛖，遇月缺则消减①；属阳者如兽毛、鹿角因阳盛则解堕。火属阳而上炎，水属阴而下流，云从龙，风从虎，万物皆因相同的气类而相聚相随。阳燧，是一种用青铜制成的凹面镜，可以聚集日光以点火；方诸，据说是一种取水的器具，能于月明之夜承接露水，感应发生，无远弗届，日光与月光均能够轻易地跨越天穹对所感之物产生“即时性”效应。

阴阳之外，五行之感亦属于同气之应。金气与属金的事物相感应，木气与属木的事物相感应，他如土气、水气、火气，莫不如此。如南朝宋人刘义庆《世说新语·文学》有一篇关于金气（铜气）感应的记载：

“殷荆州（殷仲堪）曾问远公（晋代高僧慧远）：‘《易》以何为体？’答曰：‘《易》以感为体。’殷曰：‘铜山西崩，灵钟东应，便是《易》耶？’”

刘孝标注引《东方朔传》：“孝武皇帝时，未央宫前殿钟无故自鸣，三日三夜不止。诏问太史待诏王朔，朔言恐有兵气。更问东方朔，朔曰：‘臣闻铜者山之子，山者铜之母，以阴阳气类言之，子母相感，山恐有崩弛者，故钟先

---

① 《吕氏春秋·精通篇》说：“月也者，群阴之本也。月望则蚌蛤实，群阴盈；月晦则蚌蛤虚，群阴亏。夫月形乎天，而群阴化乎渊。”这里所称的“群阴”，是对蚌蛤之类水生动物的总称，水生动物属阴，月亮属阴，其与月相之间有同气相感的关系。水生的螺蛳、螃蟹、鱼脑也是如此。《淮南子·天文训》云：“月者，阴之属也，是以月虚则鱼脑减，月死则蠃蛖膲。”这种说法流传久远，明代李时珍《本草纲目》说到蟹类在繁殖季节，“腹中之黄，应月盈亏”，蚌蟹的肥瘦与月相盈亏会因阴气相感的多少而发生同步变化。

鸣。《易》曰：鸣鹤在阴，其子和之。精之至也。其应在后五日内。'居三日，南郡太守上书言山崩，延袤二十余里。"

这就著名的典故："铜山西崩，灵钟东应。"铜山崩塌引起洛阳宫中的铜钟自鸣。西汉词赋家东方朔（154BC—93BC）的解释是："铜者山之子，山者铜之母"，谓子能感母气，并引"鸣鹤在阴，其子和之"为证。母子同属于金气，是母子同气相感的结果。慧远（334—416）说"《易》以感为体"，值得注意。《易·系辞上》云："易与天地准，故能弥纶天地之道"，天地之道在本质上皆为感应，正如本书前引唐君毅所云："所成六十四卦即可表示一切万物，互以其德性再相感通，而成之一切事变。"因而感应是《易经》的基本观点，是六十四卦的载体。尽管自然界中"一切事变"皆为感应，但有些事例还是会超出我们的想象。如晋代陆机（261—303）《毛诗义疏》云：

"鱼兽似猪，东海有之，其皮背上有班文，腹下有纯青，今人以为弓鞬步叉者也。其皮虽乾燥，为弓鞬矢服，经年海水将潮及天阴，毛皆起水，潮还及晴，则毛复如故。虽在数千里外，可以知海水之潮，自相感也。"

"鱼兽"之皮虽然已经被制成了皮革，仍然能与海水的潮汐发生感应。这就是所谓"顺在不变，性在不改"（前引《逸周书》）。对于这类记载，研究者关注的不是其可信度如何，而是这类事件背后的思想，即事物的性质不因分离成毁而改变。古人认为物性执滞，颇为稳定，尽管形态分离，常性不变，这是感应能够长存于不同事物之中的物理基础。

人生天地之间，地域和生活环境中的物理因素亦能以同气相感的形式影响到人类，从而形成了人们在先天禀赋、健康状况、性情厚薄以及易感疾病等多个方面的差异。如《淮南子·地形训》曰：

"凡地形：东西为纬，南北为经；山为积德，川为积刑；高者为生，下者为死；丘陵为牡，溪谷为牝；水圆折者有珠，方折者有玉；清水有黄金，龙渊有玉英。土地各以其类生，是故山气多男，泽气多女，障气多暗，风气多聋，林气多癃，木气多伛，岸下气多肿，石气多力，险阻气多瘿，暑气多夭，寒气多寿，谷气多痹，丘气多狂，衍气多仁，陵气多贪，轻土多利，重土多迟，清水音小，浊水音大，湍水人轻，迟水人重，中土多圣人。皆象其气，皆应其类。"

高山为阳，河流为阴，上者为阳，下者为阴，山川、河流、原野、丘陵，皆因其形势感应于人类。生活在大山中的男人体质壮硕，生活在水边的女人相貌柔美。瘴气致人暗哑，风气致人聋疾，林气致人癃伛，水气致人肿疾。此外，同气感应亦有错杂的一面，如水属阴，江上的人轻躁，湖边的人木讷；山属阳，不毛之山人多轻剽，土地肥沃民情厚重。不仅如此，山川气象有刑德生

13

死牝牡在焉：山为积德，蕴藏丰富，水为刑罚，狃之多死，而山环水绕之处有如雌雄之牝牡相合，其处生气不息。在此基础上，古人建立了关于风水的理论，早在《周礼·地官》的时代人们就知道近水向阳，山环水抱的地方，是天地和气所在之处，"以阜人民，以蕃鸟兽，以毓草木，以任土事"，卜居在这样的环境中能够健康长寿，不易患病。

同气相感乃是"气"所具有的趋同性运动，同气的事物之间互相渗透、互相接纳，其影响就像水流湿、火就燥一样地自然而然，在这个同气相感的世界中，植物、动物也不例外，它们往往能够感知人类的祸福，预见吉凶之先机，古人常以动植物与人类之间所产生的感应现象来告诫当政者应细推物理，见微知著，察事象于青萍之末。例如，《汉书·五行志》载：

"鸿嘉二年三月，博士行大射礼，有飞雉集于庭，历阶登堂而雊。后雉又集太常、宗正、丞相、御史大夫、大司马车骑将军之府，又集未央宫承明殿屋上。时大司马车骑将军王音、待诏宠等上言："天地之气，以类相应，谴告人君，甚微而著。雉者听察，先闻雷声，故《月令》以纪气。经载高宗雊雉之异，以明转祸为福之验。"[①]

野鸡感受到了朝廷言路阻塞之气，飞集于政府各部门及主政者的庭院，不断地鸣叫，此乃民间的舆论受到压制，冤情不能上达之象。野鸡是在告诉主政者，如果社会的积怨太重，将于无声之处暴发惊雷，发生大规模的群体性事件。气是感应的基础，群众的言论与雉鸣同气，野鸡感应了气的变化，不断鸣叫预示动乱将至。

同气感应常会影响到多个事物，并在一定范围内形成感应的某种系列，其中的事物皆因感应而和谐，但是，"一物不应，乱之端也"（《荀子·君道》），如果其中任何一个环节失于感应，就会对系列中的其他事物造成不良影响。例如，孔子"绝笔于获麟"（因鲁哀公猎获麒麟而停止修《春秋》）的故事在本质上就是系列感应中出现了"不应"的环节。对此，唐代经学家孔颖达疏曰：

"麟、凤与龟、龙、白虎五者，神灵之鸟兽，王者之嘉瑞也。今麟出于衰乱之世，是非其时也。上无明王，是虚其应也。为人所获，是失其归。夫此圣人而生非其时，道无所行，功无所济，与麟相类，故所以为感也。先有制作之意，复为外

---

① 《书·高宗肜日序》："高宗祭成汤，有飞雉升鼎耳而雊。"孔传："耳不聪之异。"孔颖达疏："雉乃野鸟，不应入室，今乃入宗庙之内，升鼎耳而鸣。孔以雉鸣在鼎耳，故以为耳不聪之异也……《汉书·五行志》刘歆以为鼎三足，三公象也，而以耳行，野鸟居鼎耳，是小人将居公位，败宗庙之祀也。"后因以"雊雉"为变异之兆。

物所感，既知道屈当时，欲使功被来世，由是所以作《春秋》。绝笔于获麟之一句者，麟是仲尼所感而书，为感麟而作，既以所感而起，固所以为终也。"

孔颖达认为，盛世、明王、圣人"与麟相类"，四者都是属于一个系列的祥瑞之应，但是，当上无明王，下有衰世，而处于这一环节中间的圣人，没有与之相应的盛世和明王，故曰圣人"虚其应也"，也就是说，在这个感应的系列中发生了上下不应的情况，因此孔子生不逢时，道屈而不能行，无法实现他的政治抱负。麒麟出世为人所获，有感于此，孔子废然停止了《春秋》的写作。

同气之系列感应也是五行学说的核心内容。古人广泛搜集五行所属的事物，考察其间的感应现象：如《素问·金匮真言》中论及东方、春天、肝脏、木、目、麦、筋、鸡、青色，酸味等上应岁星；南方、夏天、心脏、火、脉、羊、黍、苦味、红色等上应荧惑（火星）；中央、长夏（或四时）、脾脏、土、口、舌、牛、稷、黄色、甘味等上应镇星；西方、秋天、肺脏、金、谷、马、白色、辛味等上应金星；北方、冬天、肾脏、水、豆、彘、黑色、咸味等上应辰星。如果在这些列系中有一项或两项出现了"虚其应"的情况，即使这种情况发生在自然界，也会以同气感应的方式影响到人类的健康，致人产生疾病，据此，古人能够根据同气关系以推知疾病发生的部位。如春天"是以知病之在筋也"，夏天"是以知病之在脉也"，长夏"是以知病之在肉也"，秋天"是以知病之在皮毛也"，冬天"是以知病之在骨也"。

同气相感的思想应该来自于原始人类观念中的相似性。法国人类学家列维·布留尔称其为"互渗"，他说，这种"互渗与其说是被想象到，还不如说是被感觉到。在大多数这样的社会中神话都很贫乏。"[1] 并且说，"中国人拥有与生命和可触实体的一切属性互渗的影子的神秘知觉"。[2] 他进一步指出，"那些为社会集体的成员所感觉的并在他们的划分和组合中表现出来的互渗，扩及这个思维想象所及的一切实体。动物、植物、天体、无机物、空间的方位——这一切都顺应着某种社会体制的划分。"[3]《素问·金匮真言论》所表述的内容正是这样，如感觉到春天的暖风、万物之复苏，再将其与动物之鸡、植物之麦、天体的岁星、空间的东方等具有相似体验的事物联系起来；同理，感到夏天的炎热，万物之繁茂，再将具有相似感受的动物之羊，植物之谷，天体之火星，空间的南方等联系起来；感到了秋天之凉爽，万物之凋零，则将其与动物

① 列维·布留尔．原始思维［M］．北京：商务印书馆，2004：6.
② 列维·布留尔．原始思维［M］．北京：商务印书馆，2004：47.
③ 列维·布留尔．原始思维［M］．北京：商务印书馆，2004：431.

之马、植物之黍、天体之金星、空间的西方联系起来；感到了冬天的寒冷，天地之闭藏，则将其与动物之彘、植物之豆、天体之辰星、空间的北方联系起来，诸如此类地"划分和组合"，并拟于"人事"，分别将脏腑冠以"君主之官"、"将军之官"、"相傅之官"、"臣使之官"、"仓廪之官"、"作强之官"（《素问·灵兰秘典》）等名称，与当时的"社会体制"同构而成为一体。

在这个事物以感应或互渗的方式相互影响的世界中，天人之间的感应关系最为重要。在天人关系中，感，是天地之气施之于人，应，是人对于天地之气所做出的反映。人对来自上天之感的反映是被动还是主动则是看待医学与巫术的分水岭，也是医学与巫术的试金石，此切须注意者。原始巫术认为，天地之感可以作用于人，人类之感亦可以反作用于天，并能以此改变天地的阴阳之气。西汉大儒董仲舒（179BC—104BC）说："天有阴阳，人亦有阴阳，天地之阴气起，而人之阴气应之而起，人之阴气起，天地之阴气亦宜应之而起，其道一也。"（《春秋繁露·同类相动》）如以此"试金石"验之，这就是巫术思想了。据《汉书·董仲舒传》载：

"仲舒治国，以《春秋》灾异之变推阴阳所以错行，故求雨，闭诸阳，纵诸阴，其止雨反是；行之一国，未尝不得所欲。"

董仲舒试图通过人为的方法以关闭阳气，释放阴气（其术不详），冀能使天地中的阴气凝聚而降雨。此或为祈雨术之革新，结果当然无益于旱情。即使汉代的人们也知道，天地之力量无比巨大，而人所禀的阴阳之气能有几何？天人的质量相去甚为悬殊，所以这类巫术活动不会对天地阴阳造成任何影响。即使董氏的学生也认为这种闭阳纵阴的祈雨方法十分愚蠢[①]。

与此相反，中医学认为，对于天地阴阳之升降、寒来暑往的交替，人类只宜采取被动的态度，顺应其变化。《素问·生气通天论》曰："苍天之气，清净则志意治，顺之则阳气固，虽有贼邪，弗能害也，此因时之序。"人类只有让身体机能适应自然界的气候变化，与四时感应相终始，才能保持健康，免患疾病。关于这一思想，《素问·四气调神大论》有颇为精典的发挥：

"春三月，此谓发陈，天地俱生，万物以荣，夜卧早起，广步于庭，被发缓形，以使志生，生而勿杀，予而勿夺，赏而勿罚，此春气之应，养生之道也。逆之则伤肝，夏为寒变，奉长者少。

---

① 《史记·儒林列传》："（董仲舒）居舍，着灾异之记。是时辽东高庙灾，主父偃疾之，取其书奏之天子。天子召诸生示其书，有刺讥。董仲舒弟子吕步舒不知其师书，以为下愚。于是下董仲舒吏，当死，诏赦之。于是董仲舒竟不敢复言灾异。"

"夏三月，此谓蕃秀，天地气交，万物华实，夜卧早起，无厌于日，使志无怒，使华英成秀，使气得泄，若所爱在外，此夏气之应，养长之道也。逆之则伤心，秋为痎疟，奉收者少，冬至重病。

"秋三月，此谓容平，天气以急，地气以明，早卧早起，与鸡俱兴，使志安宁，以缓秋刑，收敛神气，使秋气平，无外其志，使肺气清，此秋气之应，养收之道也。逆之则伤肺，冬为飧泄，奉藏者少。

"冬三月，此谓闭藏，水冰地坼，无扰乎阳，早卧晚起，必待日光，使志若伏若匿，若有私意，若已有得，去寒就温，无泄皮肤，使气亟夺，此冬气之应，养藏之道也。逆之则伤肾，春为痿厥，奉生者少。"

所谓"四气调神"就是根据四时气候的变化调养人体的神气，养生以养神为主，辅以养形，养神旨在使精神与四时的变化产生同步感应：春生、夏长、秋收、冬藏。春天"天地俱生"，人以"志生"以应之。志，《说文》："从心之声。志者，心之所之也。"在春天的季节里，总要想到生长、给予、赏赐，使心意能感应春天的气息；夏季"繁秀"，当平和心气，泛爱万物以应之；秋季肃杀，当收敛神志，免受刑罚以应之；冬季阳气闭藏，则以心志伏匿，深藏阳气以应之。关于"四气调神"之说，历代注家多看到了"养生者必谨奉天时"（王冰注）、顺应四时变化的一面[1]，而鲜有突出心志的作用在调节生命节律方面的意义。天气之感，人以心志相应，也就是说，感应以神志为先，养生防病须悉心体察四时之气对人的影响，悉心感受四时气机的微妙变化，调摄而养护之，是为养神。医生能将养神之术施之于临床，望诊以神，脉诊以神，针刺治病能治神和守神者，是为上工[2]。

在古人的观念中，春主东方、夏主南方、秋主西方、冬主北方，宇宙是一个时间随着空间运转的时空统一体，这是原始初民的时间观念。也就是说，"时间关系的表达只有通过空间才能确立，两者之间起初没有鲜明的区别，所有时间取向都以空间定位为前提。"[3] 中医的时空常呈交错之形势，而感应能超越空间与时间之界限，以时空混同的形式感之于相同气数的人体组织。《素问·金匮真言论》曰：

"阴中有阴，阳中有阳。平旦至日中，天之阳，阳中之阳也；日中至黄昏，天之阳，阳中之阴也；合夜至鸡鸣，天之阴，阴中之阴也；鸡鸣至平旦，天之

---

① 南京中医学院教研组. 黄帝内经素问译释［M］. 上海：上海科学技术出版社，1981：11.
② 卓廉士. 感应、治神与针刺守神［M］. 中国针灸，2007，27（5）：383-386.
③ 恩斯特·卡西尔. 神话思维［M］. 北京：中国社会科学出版社，1992：124.

阴，阴中之阳也。故人亦应之。

"夫言人之阴阳，则外为阳，内为阴。言人身之阴阳，则背为阳，腹为阴。言人身之脏腑中阴阳，则脏者为阴，腑者为阳。肝、心、脾、肺、肾五脏皆为阴，胆、胃、大肠、小肠、膀胱、三焦六腑皆为阳。

"所以欲知阴中之阴，阳中之阳者何也？为冬病在阴，夏病在阳，春病在阴，秋病在阳。皆视其所在，为施针石也。

"故背为阳，阳中之阳，心也；背为阳，阳中之阴，肺也；腹为阴，阴中之阴，肾也；腹为阴，阴中之阳，肝也；腹为阴，阴中之至阴，脾也。此皆阴阳表里内外雌雄相输应也，故以应天之阴阳也。"

此处的"应"，是"皆先者为感，后者为应"的"应"。"应天之阴阳"，即人体生命对于天地之感所做出的反应，这种反应不仅体现在脏腑的形态上，而且还体现在时间与生命节律的动态上。天之感人于四时，人体应之以内外，以此形成一个天人时空交错的模式，在这个模式中，时间与空间相对应、相感通，就一年而言，"冬病在阴，夏病在阳，春病在阴，秋病在阳"，这里的"阴阳"指人体的内外；就一天昼夜而言，阳经联系六腑，分布于背部和肢体的外侧，感应白天之阳气；阴经联系五脏，布于胸腹和肢体的内侧，感应晚上之阴气；在白天，上午的阳气与心阳相感，下午与肺阴相应；在夜晚，上半夜的阴气与肾阴相感，下半夜与肝阳相应，同气相感，在脏腑内外与时空上下呈交错之状态。在这个时空状态中，唯有脾治中央，其性敦厚重实，不独主于时①，不独主者反得其环中，以应无穷！

德国哲学家恩斯特·卡西尔（Ernst Cassirer，1874—1945）说："我们在探究语言时已经发现，（先民）空间取向的术语，标明'前'、'后'、'上'、'下'的词，通常取自人对自己身体的直观：人的身体及其各部分是所有其他空间划分都要间接转换成的参照系。"②中医人体的"参照系"就是阴阳，以阴阳的特性为参照：一般而言，凡是面对太阳的、外侧的、在上的、向外的的组织器官属阳，反之，背对太阳的、内侧的、在下的、向内的属阴。古人常以男女的性器官来喻指阴阳，如《灵枢·顺气一日分为四时》"肝为牡脏"、"心为牡脏"、"脾为牝脏"、"肺为牝脏"，《素问·水热穴论》："肾者，牝脏也。"

---

① 《素问·太阴阳明论》："帝曰：脾不主时何也？岐伯曰：脾者土也，治中央，常以四时长四脏，各十八日寄治，不得独主于时也。脾脏者常著胃土之精也，土者生万物而法天地，故上下至头足，不得主时也。"

② 恩斯特·卡西尔. 神话思维［M］. 北京：中国社会科学出版社，1992：102.

牝牡分别为男女生殖器。东方朔《神异记》："男露其牡，女张其牝。"这种无不性感的描述在当时乃为常态。脏腑的组织皆以阴阳命名、以同气相感、以牝牡相合、以"雌雄相输应"。古人认为，阴阳虽然性状各异，其实一如牝牡相合。天地的阴阳交合能化生万物，脏腑之牝牡相合则气化不息。古人用一个人们普遍的生活经验来阐述阴阳相合的生理活动，生动形象，一语道尽复杂情况，使人易于理解。后世注家常对"输应"一词不得确解。输，尽也。《左传·襄公九年》："魏绛请施舍，输积聚以贷。自公以下，苟有积者，尽出之。"据此，"输应"可训为"尽应"、"全应"，即谓脏腑表里与天地阴阳之间完全相合、全为牝牡交合的形式。

因此可见，在人体的脏腑功能之中，既有阴阳之交感，又有同气之相应，呈现出极为错杂的局面。

《灵枢·本藏》："黄帝曰：愿闻六腑之应。岐伯答曰：肺合大肠，大肠者，皮其应；心合小肠，小肠者，脉其应；肝合胆，胆者，筋其应；脾合胃，胃者，肉其应；肾合三焦、膀胱，三焦、膀胱者，腠理毫毛其应。"

合，配合。《诗·大雅》："天作之合。"从阴阳而言，脏为阴，腑为阳，里为阴，表为阳，表里相感乃为阴阳交感之一种；但就五行属性而论，表里相合的脏腑同属于一气。如肝与胆同禀于木气（有谓"胆禀肝之余气而生"）；心与小肠同属于火气，肺与大肠同属于金气等。

人体的经脉也是如此。阳经分布于肢体躯干的外侧，阴经分布于内侧。阴经阳经之间一方面存在内外交感，另一方面，阴经与阴经之间、阳经与阳经之间以及各经与自身联系的脏腑之间又为同气之应。临床上常用的表里配穴，如双侧内关配外关、双侧申脉配照海，既是阴阳交感，又是同气相动。不仅如此，人体左右两侧之间仍存在有感应之势。《灵枢·五十营》曰："经脉上下、左右、前后二十八脉。"这二十八脉的分布情况是：手足十二经脉与蹻脉、维脉皆为左右两侧各有一套，以前、后正中线（任脉、督脉）为界，呈现完全对称状态。因而左右两侧经脉在分布、走向、腧穴排列以及气血多少等方面完全相同，它们是"一体而两分，同气而异息"（《吕氏春秋·精通》）的孪生者，因此任何一侧患病都会在两者之间产生"铜山西崩，洛钟东应"的相互感应。据文献所载，这种感应可以分为"点对点感应"和"游走型感应"两种。

所谓"点对点感应"，是指在身体一侧的某处出现病痛，则可能在对侧的相应部位出现敏感点。中医的"巨刺"就是对这一现象的认识和利用。《灵枢·官针》说："巨刺者，左取右，右取左。"关于巨刺，学术界常不得确诂，其实，"巨"字，是"矩"字之假借。《礼记》："矩或为巨。"又据《周礼·冬官考工记·轮人》：“凡斩毂之道，必矩其阴阳。”郑玄注：“矩，谓刻识也。”毂是车轮中心的圆木，周围与车辐的一端相接，中有圆孔，用以插轴。造车轮的工人（“轮人”）在下木料制造车毂（“斩毂”）时，必须在木料的内外（阴阳）两面刻画出毂形（“矩其阴阳”），以减小差讹。由此看来，“巨刺”就是“矩其阴阳”而施治，即当身体一侧之某处发生病痛时可于另一侧的对应之处——“对应点”进行针刺。正如王冰所说：“巨刺者，刺经脉，脉左痛刺右，右痛刺左。”这个对应点既可以为阿是穴，亦可以是对应的腧穴。

而“游走型感应”则是人体一侧的游走性疼痛可以导致另一侧出现相应的反应，症状表现为左右关生，此起彼伏，且变动不居。如《灵枢·周痹》中说，“众痹”发生的疼痛“上下移徙随脉”，沿经脉分布而转移，出现“更发更止，更居更起，以右应左，以左应右”的多发性疼痛。一侧气机的急剧运动使得另一侧因感应而出现相应的反应。

由于阴阳的交感、同气的相感在脏腑、经脉、气血、人体的前后、左右、上下之间交错并存，这就形成了《素问·阴阳离合论》所谓“阴阳霻霻，积传为一周，气里形表而为相成也”的复杂局面。这种情况使得列维·布留尔深为诧异，他说：“在中国，包括数在内的对应和互渗的复杂程度达到无穷无尽。而这一切又是错综复杂甚至互相矛盾的，但这丝毫不扰乱中国人的逻辑判断力。”[①] 这大约正是列维·布留尔用“互渗”一词来阐述感应的原因吧。但是，“互渗”只能解释事物之间的相互影响，却看不到事物中的层次和结构，所以容易将感应局限“原始思维”之中，认为仅仅是人类思维处于混沌时期的产物。而英国汉学家李约瑟（Joseph Heedham，1900—1995）的看法则有不同，他在所著《中国古代科学思想史》中说：“这种看法（指感应）已不是浑沌未开的思想，以为任何事物皆可相互影响，而是主张万物皆密切地结合在一起而各成为宇宙的一部分，但只有同类的事物才能影响同类的事物……因此，事物间之因果关系，便具有一种奇特的性质，因为它是层次的结构，而非随便偶发的。”[②] 李氏看到了感应的错杂性，看到了在这个相互关联的世界中，任何事物都是整体世界的不可分离的一个部分。

第四节　感应与心灵

古人认为，感应离不开心灵的作用。《说文解字》曰：“感，动人心也。”“感”

---

① 列维·布留尔. 原始思维［M］. 北京：商务印书馆，2004：212.

② 李约瑟. 中国古代科学思想史［M］. 南昌：江西人民出版社，2000：354.

字本义就有心灵的感动，而心灵关乎精神，心灵感应也就是精神感应。《易·咸卦·象词》谓："二气感应以相与。"感应的思想本来就源自于男女之间的心灵接触。今天男女相悦仍然叫作"有感觉"，视其为心灵之间所发生的碰撞。

太虚无形，积气乃生，气之精者为精气，精气构成了天上的日月星辰。东汉张衡（78—139）《灵宪》曰："日者，阳精之宗，积而成乌。"许慎（约58—约147）《说文解字》："月，太阴之精也。"阴阳的精气构成了天地日月，构成了世间的林林总总、动物、植物。《素问·宝命全形论》曰："人以天地之气生。"在古人的观念里，大凡精气构成的事物皆有神气，皆具灵性，何况禀受天地精气、为万物之灵的人类。"神"，是精气功能的体现，精气所发挥的超验作用称为"精神"；《淮南子·本经训》谓"精神通于万物"，人是由精气构成的，人的"精神"能够出入于事物之间，因而对事物能有不同程度的感通效应，这是古代心灵感应的理论基础。早期记载的心灵感应多为天人感应。

《尚书·洪范》："庶征：曰雨，曰旸，曰燠，曰寒，曰风。曰时五者来备，各以其叙，庶草蕃庑。一极备，凶；一极无，凶。曰休征；曰肃，时寒若；曰乂，时旸若；曰晢，时燠若；曰谋，时寒若；曰圣，时风若。曰咎征：曰狂，恒雨若；曰僭，恒旸若；曰豫，恒燠若；曰急，恒寒若；曰蒙，恒风若。曰王省惟岁，卿士惟月，师尹惟日。岁月日时无易，百谷用成，乂用明，俊民用章，家用平康。日月岁时既易，百谷用不成，乂用昏不明，俊民用微，家用不宁。庶民惟星，星有好风，星有好雨。日月之行，则有冬有夏。月之从星，则以风雨。"

这篇文献可能出于上古时代的占星术士之手。"庶征"，指一些征兆。君王行为的好坏能在天人之间发生相互的感应。君王肃敬、修治、明智，有美好的行为，这样天就会应之以风和日丽，寒暖应节，百草茂盛。反之，若狂妄、不信（"僭"）、逸豫、严急、昏昧，天则应之以寒暖失时，或久旱不雨，或久寒不去，或风雨急暴。"王省惟岁"，省，通"眚"，指灾祸或过失。《公羊传·庄公二十二年》："大省者何？灾省也。"君王的过失能够影响到一年的气候，"卿士"的过失影响一月的气候，"师尹"的过失能影响一天的气候，因此，如果君臣士卿皆能自省其身，领导集团之间的关系和睦，天则应之以百谷成熟，政通人和，杰出的人士得以显扬，国家得以太平；反之，假若君臣不和，年、月、日、时的关系就会发生混乱，感应到百谷不成，政治昏暗，人才得不到重用，国家不得安宁。孔安国注曰："箕星好风，毕星好雨，亦民所好。"箕星喜欢风，毕星喜欢雨，老百姓则喜好君王的恩泽，如果君王常施恩泽，众庶欢悦，则日月的运行正常，春夏秋冬不失其序，风调雨顺，国泰民安。

文章作者认为人的行为（尤其是君王）能感应上苍。在古代，这类占星术的观念十分普遍。又如，《吕氏春秋·季夏纪》载：

宋景公之时，荧惑在心，公惧，召子韦而问焉，曰："荧惑在心，何也？"子韦曰："荧惑者，天罚也；心者，宋之分野也。祸当于君。虽然，可移于宰相。"公曰："宰相，所与治国家也，而移死焉，不祥。"子韦曰："可移于民。"公曰："民死，寡人将谁为君乎？宁独死！"子韦曰："可移于岁。"公曰："岁害则民饥，民饥必死。为人君而杀其民以自活也，其谁以我为君乎？是寡人之命固尽已，子无复言矣。"子韦还走，北面载拜曰："臣敢贺君。天之处高而听卑。君有至德之言三，天必三赏君。今夕荧惑其徙三舍，君延年二十一岁。"公曰："子何以知之？"对曰："有三善言，必有三赏，荧惑必三徙舍。舍行七星，星一徙当一年，三七二十一，臣故曰'君延年二十一岁'矣。臣请伏于陛下以伺候之。荧惑不徙，臣请死。"公曰："可。"

"荧惑"，是火星的别名，因荧荧似火，行踪不定而得名。火星在古代的天文学中被视为不祥之兆，是战争、死亡、饥荒的代表。如《史记·天官书》："荧惑为勃乱，残贼、疾、丧、饥、兵。""心"，指心宿二（即天蝎座 α 星），此星色红似火，古人称"大火"。《诗经·国风·豳风》"七月流火"的"火"就是指大火星，当大火星逐渐向西方迁移、坠落的时节，天气开始变凉；心宿二在二十八宿中属于东方七宿之一，位于黄道之上，而火星（荧惑）总是在黄道附近移动，若大火星与火星相遇，则会出现"两火"辉映，红光满天的天象，古人将这种天象称为"荧惑守心"（图 1-6，书末彩图）。

古代的天文与地理是一家，古人认为天上的星宿与地上的州城之间存在对应的关系，心宿二正应于宋国（今河南商丘一带）。《论衡·变虚篇》曰："荧惑，天罚也；心，宋分野也。祸当君。"火星停留在心宿之上，是宋国的国君将会死亡的凶兆，因此宋景公非常忧虑，尽管如此，他却宁可独自承当，断然拒绝将灾祸转移给宰相、人民或一年的收成上，这种高尚的思想感动了上苍，使"荧惑其徙三舍"，并且他还获得了延寿二十一年的福报。《淮南子·冥览训》谓"至精之通九天"，上古占星术相信心灵具有强大的力量。

尽管这种思想含有原始巫术的成分，但从人类思维的发展上考察却具有积极的因素，不可一概否定，此当为治中医理论者所深识。奥古斯特·孔德（August Comte，1798—1857）说："今日我们看来似乎荒诞不经的那些迷信……早先都曾具有真正进步的哲学价值，这就是，一般来说它们为人类坚持不懈的观察现象提供了强有力的刺激，当时人们还不可能对探索各种现象产生任何持久兴趣。"① 巫术是人类凭借自己的心灵探索自然的第一步，也是发现人类自身价值的第一步。法国著名的社会人类学家、哲学家列维·斯特劳斯（Claude Levi-Strauss，1908—2009）认为，未开化人类在图腾、占星、神话等方面表现出的思维具有"具体性"与"整体性"的特点，这与今天人类的抽象思维没有高下之分，而是互相平行发展，这两种思维方式乃为人类的艺术活动与科学活动之基础②。

即使在汉代，天人感应之说亦曾受到过值疑。如东汉王充（27—约 97）就认为人的"精诚"能够感动天地鬼神的说法是虚妄的，他在所著的《论衡·感虚篇》中说：

"传书言：'荆轲为燕太子谋刺秦王，白虹贯日。卫先生为秦画长平之事，太白蚀昴。'此言精感天，天为变动也。夫言白虹贯日，太白蚀昴，实也。言荆轲之谋，卫先生之画，感动皇天，故白虹贯日，太白蚀昴者，虚也。夫以箸撞钟，以筭击鼓，不能鸣者，所用撞击之者小也。今人之形不过七尺，以七尺形中精神，欲有所为，虽积锐意，犹箸撞钟、筭击鼓也，安能动天？"

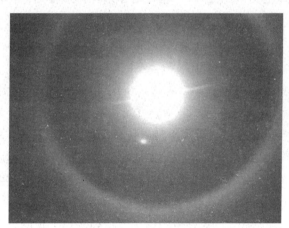

图 1-7 "白虹贯日"的天象

王充认为，"白虹贯日"（图 1-7）、"太白蚀昴"诚然存在，但是这种天象的发生决不是人类精诚所能打动的。这是因为，人的形体不过七尺，以七尺之躯想有所为，则无论怎样集中心志，无论怎样真心诚意，其情形就象用筷子敲钟、用算筹打鼓一样，决不会弄出多大的响动！天之与人在形体的大小和质量方面实在过于悬殊，非谓心意不诚，而是人的精神——这个用来感动上苍的东

① 列维·斯特劳斯引孔德语．野性的思维［M］．北京：商务印书馆，1997：250.
② 列维·斯特劳斯．野性的思维［M］．北京：商务印书馆，1997：3-43.

西其作用实在太过于渺小了！这里值得注意的是：感应是古人关于世界存在的基本观念，对此，先秦两汉的学者从来没有否认过。王充并非置疑感应本身，亦非对心灵感应持彻底否定的态度，而只是认为人的精神力量太过渺小，不可能对浩瀚的天象产生什么实质性的影响。

巫术与中医学皆建立在天人感应的观念之上，其不同之处在于：巫术认为天人之间可以互相影响，尤其是人的心灵和精气能够影响自然，甚至改变天象，而中医学则否定人对自然的影响，认为人类只能顺应、仿效自然，向自然学习养生治病的方法。中医虽然认为人体组织皆"上应天光星辰历纪"（《素问·三部九候论》)①，不过，这里的"上应"仅仅在于强调天人之间存在对应关系，上天能够影响人体，但人体则不能对上天产生任何反作用。

王充以"精气"立论，批判了天象具有"谴告"、"祥瑞"等作用的说法，似可视为汉人对于心灵感应的一次总结性陈述。在关于生命的形成上，他说："人之所以生者，精气也，死而精气灭，能为精气者，血脉也，人死血脉竭，竭而精气灭。"（《论衡·论死篇》）精神附于形体，形存则神存，形灭则神灭，这些说法与《黄帝内经》关于形神关系的理论差不多是一致的。例如，

《灵枢·天年》："黄帝曰：何者为神？岐伯曰：血气已和，营卫已通，五脏已成，神气舍心，魂魄毕具，乃为成人。"

《灵枢·经脉》："人始生，先成精，精成而脑髓生，骨为干，脉为营，筋为刚，肉为墙，皮肤坚而毛发长，谷入于胃，脉道以通，血气乃行。"

《素问·生气通天论》："阴平阳秘，精神乃治。阴阳离决，精气乃绝。"

中医藏象学说认为，人的胚胎发育是先有骨脉、筋肉、脑髓，在孕育形成了脏腑之后，"神气舍心"，才具有了魂魄和精神，也才具有了生命的形态，如果遭遇疾病，可致阴阳失调，而一旦严重的疾病导致阴阳解体，生命即行终止，魂魄精神也随之消散。从思想的演进及成熟程度上推测，《内经》的这些篇什与《论衡》极可能出自于同一时期，或者可以这样说，中医理论在构建之时汲取了那个时代较为前沿的思想。

至于天地之间是否存在"神明"，存在某种精神力量，答案应该是肯定的。《素问·五运行大论》曰："论言天地之动静，神明为之纪。""神明"存在于天地之间，发挥着强大的规范天地运行的作用，其所具有的宇宙精神的意义自是不言而喻。

———————————

① 《素问·金匮真言论》也论及东方岁星应于肝，南方荧惑应于心，西方大（太）白应于肺，北方辰星应于肾，中央镇星应于脾。

人的精神与宇宙精神究竟应该是一种什么关系？对此，《黄帝内经》认为，人的精神虽然不能对天地产生影响，但天地宇宙却能对人体产生巨大影响，所以人应该与宇宙精神保持一致，通过感受宇宙精神的存在，并从那里吸取生命的信息，藉以养生防病、健康延年。

《素问·生气通天论》曰："故圣人传精神，服天气，而通神明。失之则内闭九窍，外壅肌肉，卫气散解，此谓自伤，气之削也。"

人能与天地神明相通应，所持者心也。《素问·灵兰秘典论》曰："心者，君主之官，神明出焉。"心能总领人的思维、意识和精神活动，这种功能叫作"神明"。神明存在于天地之间，同时又存在于人的心中，因此，人心与宇宙精神之间的沟通成为可能，沟通的目的不是企望感动上苍，而是要从天地生机之中获取生命的力量和保障。

所以，中医天人感应的观念体现在两个方面：一是人的"神明"能在某种程度上与宇宙精神相感通，因而人于静观默想之中与物潜通成为可能。《周易》认为凭借心灵感应的力量可以烛照人心，可以洞明事理，知道"万物之情"，了解和认识我们周围的世界，古人称之为格物致知；二是人体的组织和机能与天地同构而产生感应，所谓"人与天地相参也，与日月相应也"（《灵枢·岁露》）。另一方面，天体的运行、日月的升降、星辰的变幻、气候的湿燠，也能对人的精神产生影响。如湿燠能致胸闷烦燥，炎热能至神明瞀乱都可视为感应的结果。

然而，在人与人之间，心灵感应的作用就要大得多了。依据王充的理论推之，人皆具有"七尺形中精神"，人们之间形体相当，精气与神气相同，因而人与人之间的心灵感应则较易发生，尤其容易发生在至亲的骨肉之间。例如《吕氏春秋·精通》载：

周有申喜者，亡其母，闻乞人歌于门下而悲之，动于颜色，谓门者内乞人之歌者，自觉而问焉，曰："何故而乞？"与之语，盖其母也。故父母之于子也，子之于父母也，一体而两分，同气而异息。若草莽之有华实也，若树木之有根心也。虽异处而相通，隐志相及，痛疾相救，忧思相感，生则相欢，死则相哀，此之谓骨肉之亲。神出于忠而应乎心，两精相得，岂待言哉？

周代有个叫申喜的人，母亲失踪多年。一天，他听到有个乞丐在门口唱歌乞食，心中突生悲怜，觉得非常感动，于是叫守门人请唱歌的乞丐进来，没想到这个乞丐正是自己多年苦苦寻找的母亲。这个故事极可能是真实的，因为父母与子女乃一气所生，好像草丛中生出来的花卉和果实，树木具有根茎和髓心一样，尽管身处不同的地方，却能够感觉到对方的存在。这种"异处相通，隐志相及"的心灵体验，诚为古今人们曾经多少有过的亲身感受，它深藏在我们的内心，无论一个人的灵魂如何刚硬，亲情的呼唤都会在心灵深处产生出一丝悸动。

意大利哲学家维柯（Giovanni Battista Vico，1668—1744）说："人作为人，在他所特有的存在中是由心灵和精气构成的。"① 可见心灵与精气的存在是人类共同的感受和体验，乃人类之共识，并非中国古人所独有。今天的一些西方学者也曾指出心灵感应的意义。如著名英国历史学家汤因比说："据我想像，一切生命恐怕都是以精神感应的方法互相交感而生存的。"②

精气遍布于宇宙之间，为心灵感应的基础，因而心灵感应不受时空的限制。如，《吕氏春秋·精通》曰："身在乎秦，所亲爱在于齐，死而志气不安，精或往来也。"古人视亲人之间的心灵感应为应有之义，稀松平常，并不像今天的人们看得那样神秘和不可思议。再看《吕氏春秋·精通》的另一则故事：

"钟子期夜闻击磬者而悲，使人召而问之曰：'子何击磬之悲也？'答曰：'臣之父不幸而杀人，不得生；臣之母得生，而为公家为酒；臣之身得生，而为公家击磬。臣不睹臣之母三年矣。昔为舍氏睹臣之母，量所以赎之则无有，而身固公家之财也，是故悲也。'钟子期叹嗟曰：'悲夫！悲夫！心非臂也，臂非椎、非石也。悲存乎心而木石应之。'故君子诚乎此而谕乎彼，感乎己而发乎人，岂必强说乎哉？"

敲磬者的父亲杀了人，被判罪待决，活不成了，母亲又沦为奴婢，想见上一面都困难，悲惨的身世使其发出的磬声十分悲哀。音声能够传达情感的原因是"诚乎此而谕乎彼"。诚，并不是指诚实、真诚，而是指心志如一。秦汉的"诚"与"信"可以互训。《说文》："诚，信也。"《白虎通·情性》曰："信者，诚也。专一不移也。"谕，明白，懂得。《荀子·儒效》："其言多当矣，而未谕也。"也就是说，敲磬者将满腔的悲哀专注于木石，则能感应于木石，让石磬发出悲哀的声音。古人谓"精诚所加，金石为亏"（《论衡·精通》），说的就是心志专一的力量所产生的效应。

古人讲究心志力量的思想常被应用到格物致知的多个方面，亦被应用在脉诊和治病上，例如切脉强调用心志去感受四时阴阳对于脉象的影响。在针灸治疗上，古人要求医生心志之专一，全神贯注，在心神的引导下去完成治疗。

《灵枢·终始》曰："凡刺之法……深居静处，占神往来，闭户塞牖，魂魄不散，专意一神，精气不分，毋闻人声，以收其精，必一其神，令志在针，浅而留之，微而

---

① 维柯．新科学［M］．北京：商务印书馆，1997：173.

② 池田大作，阿-汤因比．展望21世纪——汤因比与池田大作对话录［M］．北京：国际文化出版公司，1997：21.

浮之，以移其神，气至乃休。男内女外，坚拒勿出，谨守勿内，是谓得气。"

这就是古人所称的"针刺守神"的方法。医生闭户塞牖，辟病人于静室之中，用心灵"占"（感应）病人神气之往来，然后"专意一神"，集中意志于针下，如此则能"合心于精"（《素问·金匮真言论》），逐渐进入"精气不分"的知觉一气的状态。在这种状态下，心之使臂，臂之使指，"浅而留之，微而浮之"，俾针刺于外，神应于中，也就是医生以针为媒介去感应患者的神气，实现医患双方的融通与共振。这与敲磬者"感乎己而发乎人"的原理相同，精诚所在，都具感应的作用。内在生命之间相互感通的关键在于一个"诚"字，针刺时心志专一，聚精全神乃是获得疗效的关键。如果针刺无效或疗效不好，古人常归咎于用心不专，未能引发感应之故。如：

《素问·征四失论》曰："夫经脉十二，络脉三百六十五，此皆人之所明知，工之所循用也。所以不十全者，精神不专，志意不理，外内相失，故时疑殆。"

这里的"内外"，指医生与患者的关系，疾病在内，医生施治于外，如果在针刺的时候医生的精神不专一，则不能运用自己的神气去感应、调动病人的神气，难免会导致针刺治疗的失败。

当然，感应也有被认为不应的时候，原因有两个方面：一是感应正在发生而人们并不知道。魏朝王弼（226—249）等《周易正义》引《释例》曰："天人之际，或异而无感，或感而不可知。"揆之日常的生活感受，其说较为在理；另一方面，心灵感应还须取决于其人的精神状态。《淮南子·原道训》曰："然而不能应者，何也？神失其守也。"人的神气虚弱或心神失守，即使有感也无以应之。在针灸治疗上也是如此，《素问·汤液醪醴论》就说到，如果病人"精气弛坏，荣泣卫除，故神去之而病不愈也"，在病人"精神弛坏"的情况下，针刺守神的疗法不会产生效果。

古人将用语言鼓励他人、用行为帅先垂范所发生的效应亦归于心灵感应。如《周易·咸卦·象》曰：

"天地感而万物化生，圣人感人心而天下和平；观其所感，而天地万物之情可见矣！"

天地阴阳相感，使万物生长，圣人的嘉言懿行也能如春风化雨，感动人心，大众靡然从之，随风向化，其实质乃是一种来自心灵的巨大力量。

关于感应的思想，即世间万物互渗的思想不独为中国古代所独有，在古希腊的哲人那里也能见到相似的观点。英国学者李约瑟梳理古希腊有关感应的思想："亚里士多德将空间里的'运动'解释为相似者吸引相似者；'成长'为相似者滋养相似者；'质的变化'为相似者的影响者。德谟克利特主张动作者与感受者必须相同或相似，因为如果不同的事物互起作用，也仅是由于它们偶然地有某些相同性。但是也有一些相反的格言，认为相似者排斥相似者。'每一事物皆欲求与其相反者，不欲求其相似者。'"这些思想既近于中国古代的同气相感，其中也含有阴阳交感、相反相成的成分。由此可见，人类在相似或相同的发展阶段上常常会有相似的思想。李约瑟总结道，中国古代的感应与古希腊类似思想的不同之处在于："中国人是在发展他们的有机思想方面，而将宇宙当做一个充满着和谐意志的有局部有整体的结构"①。

在自然哲学中，这种局部与整体的和谐意志常将天地自然视为大宇宙，而将人体视为小宇宙的大小宇宙思想，这种思想亦见于人类古代的其他文明，早在公元前 4000 年—公元前 2250 年发源于两河流域的美索不达米亚人就曾"假定星辰现象与人体生理之间有关系，于是人类便宜渐渐产生并发展了认为周期、季节和星辰能影响人生的观念……于是产生了一种病理观念，认为人生的一切现象都和自然现象一致。"② 古希腊哲学家阿那克西美尼（Anaximenes，约 570 BC—526 BC）体验到天人之间由呼吸之气所沟通，他说："正如由气构成的灵魂将我们聚在一起，呼吸和气将整个世界围绕。"同时代的赫拉克利特（Heraclitus，约 530 BC—470 BC）则将人的生命节律与自然对应，他说："夜与昼，夏与冬，不断交替，如人之寐与醒，生与亡。"③公元前 5 世纪，希腊医学兴起，这种类似中国古代天人相应的思想变得流行起来。在希波克拉底（Hippocrates of Kos，约 460 BC—377 BC）那里就产生了与五行学说类似的思想，"他认为身体由四元素构成，即气（风）、土（地）、水、火，这四种元素结合起来组成机体的各部分。这四种元素中每一种都有自己的特质，即冷、热、干、湿，机体的每一部分也各有其主要性质。"④ 亚里士多德（Aristotle，384 BC—322 BC）在其所著《物理学》中说道："即使没有来自外界的任何运动，在我们之内也能生成来自我们自身的运动的本原……如若这种情形能在动物中出现，又为什么不能在宇宙全体中同样地出现呢？因为如果它能在小宇宙中发生，也就能在大宇宙中发生；如果它能在宇宙中发生，也就能在无限中发生，假如整个的无限可能被运动着或静止着的话。"⑤ 这些学说都认为构成人

---

① 李约瑟．中国古代科学思想史［M］．南昌：江西人民出版社，2000：357.

② 卡斯蒂廖尼．医学史（M）．桂林：广西师范大学出版社，2003：24-25.

③ George Perriogo Conger．Theories of Macrocosms and Microcosms in the History of Philosophy. New York：Columbia University Press，1922：2-3.

④ 卡斯蒂廖尼．医学史（M）．桂林：广西师范大学出版社，2003：120-121.

⑤ 亚里士多德全集（第三卷）［M］．北京：中国人民大学出版社，1990：216.

体的法则等同于宇宙法则，这与中医"人以天地之气生，四时之法成"（《素问·宝命全形论》）的思想有如同出一辙。

即使在十三世纪文艺复兴时期复苏的新柏拉图主义，也认为"关于上帝和理念产生万物及万物归复于上帝的统一性的观念引发了这个时期自然哲学中关于大宇宙和小宇宙的统一性的信仰。人们相信天上和地上的对应。星体会影响人，人也可以影响自然物。"[①] 这类天人相应的思想，同样具有两个层面：一是对应，二是在对应基础之上会有感应发生。

而在心灵感应方面，列维·斯特劳斯认为，人类的"生存，就是充满了精确的和确定意义的经验"[②]，因此，我倾向于古人素朴的心灵真能感到什么。

近些年，物理学的观念发生了颇为重大的转变，物质的概念也今非昔比，已经从实物延伸到了各种物理场。今天的物理学家认为，物质的存在具有两种基本形式：实物与"场"。场是物质影响的区域，它本身具有能量、动量和质量，其大者如超星系团的引力场，小者则有各种各样的粒子场。场布满在整个宇宙空间，虽然它们不能直接观察到，但可以从其效应上推断其存在。

英国生物学家罗伯特·谢尔德雷克（Rupert Sheldrake，1942—）根据物质场的理论认为生命中也存在着场，以物理模拟最恰当的看法是能量共振。他说：

"形态共振在如下方面与能量共振相似：它发生在振动系统工程之间。原子、分子、晶体、细胞器、细胞组织、器官和有机体都构成无穷的振动的一部分，而且都具有它们各自的振动的特征模式和内在节律。形态单元是动态的，不是静止的，但是能量的共振只决定于对特定频率的'一维'激励的响应，而形态共振决定于三维振动的模式。这里提出的是一个系统的形态共振，包括它的特征的内部结构和振动频率，给予与它相似的后继系统的时-空模式，将该模式强加于后者。"[③]

由于共振是"先前系统的形态影响后继的相似系统的形态"而出现，所以谢尔德雷克称为"形态发生"或"形态共振"。形态共振具有明确的选择性，它发生在形态相同的生物之间，只取决于系统之间的相似性，与时间的间隔与空间的远近并无关系，其情形就像"将收音机调谐在所发射的无线电波的频率上"，或者正如"电子自旋共振和磁共振中电子和原子响应加于他们的磁场和电磁发射"[④] 一样，无论振动是如何混合和复杂，系统只响应其中的特定的频

① 李章印. 自然沉沦与拯救 [M]. 北京：中国社会科学出版社，1996：130.
② 列维·斯特劳斯. 野性的思维 [M]. 北京：商务印书馆，1997：4.
③ 罗伯特·谢尔德雷克. 生命新科学 [M]. 北京：社会科学文献出版社，2004：81.
④ 罗伯特·谢尔德雷克. 生命新科学 [M]. 北京：社会科学文献出版社，2004：81.

率，即那些形态相似的同类。而这种产生于相似性基础之上的共振作为一种无意识现象，不仅在晶体、分子和原子的范围内影响着生物的形态，并且也影响着人类的心灵，尤其见于"同气异息"的亲情之间，彼此会因气数相同、结构相似而发生"隐志相及"的心灵感应。

生物的"形态发生说"建立在一系列出色的实验之上。1920 年麦独孤（McDougall）在哈佛大学采用白鼠钻迷宫的实验，实验结果发现白鼠学习逃离迷宫的速度有逐代加快的趋势。最初他们以为这是后天习性使然，但是在"这个实验进行了 32 代"之后发现，"尽管在每代中都重复地选择学习慢的白鼠，其后代的进步也是非常明显的。"[①] 如果从基因选择的角度上看，对学习慢的白鼠进行逐代挑选，其结果应该是学习能力一代不如一代，但事实却相反，这些被逆向选择的白鼠其学习能力反而逐代有所提高。

其后，这一实验由科学家阿加尔（W. E. Agar）和他在墨尔本的同行继续下去，他们经历了 20 年之久，连续对 50 代白鼠进行了测试，除了结论与麦独孤的发现一致之外，还在"未被训练的白鼠中发现了完全相同的迹象"，这甚是使人惊异！这一现象显然不能用基因或遗传来解释，因为遗传基因能否携带如此数量庞大的信息及程式仍然是一个疑问。对此，谢尔德雷克认为，白鼠逃出迷宫的能力逐代增强，并且，学会的本领能够影响到未受训练的白鼠，这是因为同种同属的白鼠具有"相似的系统形态"，因而能通过相似的"场"的作用，对其他类似个体以形态共振的方式予以直接给定。"场"不仅能够跨越时间而且能够跨越空间，以共振的形式对于相同形态的事物产生影响。于是，谢尔德雷克结论说：

"形态共振是非能量的，形态发生场自身不是一种物质也不是能量。于是看起来没有一个更重要的理由要求它遵守那些已经发现并应用于物体、粒子和波的运动的定律。尤其是它不需要在相似系统之间的时空隔上有所消耗；它的效应在一万公里与一码之间没有区别，在相隔一个世纪与一小时之间是等同的。"[②]

谢氏"形态共振"之说，大概可以部分解释中国古代的感应学说，尤其对于同气相感的现象。感应无需能量，它能跨越时空，能超越心灵，感应发生的条件是气类相同，只需要形态、外表相似的事物之内所具有的相同的内部规定性，说到底，是人类所具有相同的心智、思想和感情。

---

① 罗伯特·谢尔德雷克. 生命新科学［M］. 北京：社会科学文献出版社，2004：170-177.
② 罗伯特·谢尔德雷克. 生命新科学［M］. 北京：社会科学文献出版社，2004：82.

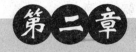

感应与象数

"人不但在心理上，而且在形体上都包容在这个世界里，和世界融为一体。他不是世界的主宰，而是其中的一部分……控制我们人类的力量来自外在世界，只有依赖它，我们才能获得生存的机会。"

——卡尔·古斯塔夫·荣格（Carl G. Jung，1875—1961）[①]

第一节　与太阳的同步感应

取类比象是古人认识世界的一个基本方法。"象"者，因物而生，拟物而成，它以感性、直观、形象的方式去把握对象世界。宇宙之间，万象纷呈，而其中最显著的大象莫过于日月，所以，太阳和月亮是"象思维"首先考察的对象。

《易·系辞上》曰："法象莫大乎天地；变通莫大乎四时；悬象著明莫大乎日月。"

太阳每天升起，给世界带来光明，给大地带来温暖。月亮高悬于朗夜，朔望圆缺交替，给原始先民带来无限的遐想。中医将人体的生理比象于天地，其理论建立在拟象、比类、取法于天地日月的基础之上。

万物生长在天地之间，日月的运行以感应的方式影响到世间的生命。《灵枢·岁露》曰："人与天地相参也，与日月相应也。"参，可训为"三"。《韵会》："三相参为参，五相伍为伍。"天、地、人或日、月、人皆鼎立为三；应，感应，古人考察日月运行与人体生理的各个部分在"象"方面的相似性，以感应的方式来说明藏象生理的各个方面。

汉语的"阳"字，指太阳发出的光和热。《说文》："阳，高明也。又日也。"《诗·小雅》："湛湛露斯，匪阳不晞。"《传》："阳，日也。"太阳的光热是宇宙生命的本源，受到古人的崇拜。《礼记·郊特牲》："郊之祭也，迎长日之至也，大报天而主日。"郑玄注曰："天之神，日为尊。"孔颖达疏："天之诸

---

① 荣格. 探索心灵奥秘的现代人类 [M]. 北京：社会科学文献出版社，1987：122，166.

神，莫大于日。祭诸神之时，日居群神之首，故云日为尊也。"因此，"太阳的朝出夕落是人类祖先藉以建立时间意识和空间意识的最重要的一种基型，也是引发出阴与阳、光明与黑暗，生命与死亡等各种对立的哲学价值观念的原始基型。"①

近年有研究认为，中国上古时代与世界上其他原始民族一样曾经广为流行对太阳神的崇拜，并以翔实的史料推翻了此前郭沫若认为中国上古无太阳崇拜的说法。上古的人们将"太阳从仅仅是个发光的天体变成世界的创造者、保护者、统治者和奖赏者——实际上变成一个神，一个至高无上的神。"② 学者何新说："在中国上古时代（自新石器时代到早期殷商），也曾经存在过日神信仰。虽然这种信仰在商周以后就逐渐沉没于较后起的对天神、地示、人鬼多神系统的信仰中了，但是其痕迹和遍俗，却仍然比比皆是。"③ 据其所考，黄帝就是日神。

"黄，《说文》指出其字从古文'光'字，也读作光声。实际上黄、光不仅古音相同，而且都有光的语义。《风俗通》说：'黄，光也。'《释名》说：'黄，晃（日光）也。犹晃晃像日光色也。'日光本色即黄色。所以古天文学中，日行之道，称作'黄道'。皇帝之袍，不用红、而用黄。封建时代，以典和杏黄作为五色中最尊贵的颜色，其俗应皆本于此也……所以，黄帝可释作'光帝'。所谓黄帝、皇帝，其本义就是光明之神。"④

另据所考，远古日神名"曦"，因而"黄帝和伏羲（即曦皇）实际上是同一人。由此也就可以解释他们二人的事迹为什么有那样多的重合。"⑤ 上古的人们将太阳神人格化为黄帝和伏羲，经过数千年的演变成为了华夏民族的始祖，在这一演变过程中，黄帝的面庞逐渐失去了太阳的"光明"，变成了黄土的颜色。

在太阳崇拜的时代，人们将太阳作为宇宙的中心（图2-1，书末彩图），它的升降开创了时间和空间，其光热的盛衰变化形成了四季，太阳化生了万物，养育了万类，是这个世界无穷力量和永不匮乏的生命之源，凡一切血气含灵之类，皆以太阳阳气之盛衰为其生命的内在节律。

① 叶舒宪. 中国神话哲学［M］. 北京：中国社会科学出版社，1992：8.
② 麦克斯·缪勒. 宗教的起源与发展［M］. 上海：上海人民出版社，1989：186.
③ 何新. 诸神的起源——中国远古太阳神崇拜［M］. 北京：光明日报出版社，1996：8.
④ 何新. 诸神的起源——中国远古太阳神崇拜［M］. 北京：光明日报出版社，1996：65.
⑤ 何新. 诸神的起源——中国远古太阳神崇拜［M］. 北京：光明日报出版社，1996：63-67.

《春秋繁露·阳尊阴卑》曰："故阳气出于东北，入于西北，于发孟春，毕于孟冬，而物莫不应是；阳始出，物亦始出；阳方盛，物亦方盛；阳初衰，物亦初衰；物随阳而出入，数随阳而终始。"

在不同的季节，太阳出现在不同的位置上。一年四季之中，太阳的运动并非单纯从东向西，同时也有一个从南向北的过程。每年二分日（春分秋分）太阳直射点在赤道，但移动方向不同，春分日太阳向北移动，秋分日太阳向南移动；二至日（冬至夏至）太阳直射点在回归线，冬至日在南回归线，夏至日在北回归线，其移动方向为冬至向北，夏至向南。这样，从地球上直观太阳的运动，孟春日出偏于东北，季冬日落偏于西北，故有"阳气出于东北，入于西北"之说。一年之间，春夏秋冬、生长收藏，世间万类都皆以太阳阳气的盛衰为转移，人体的生命活动亦不例外。

《庄子·天下》曰："至大无外，谓之大一；至小无内，谓之小一。"在古人的观念里，时空有大有小，大者以年为纪，即以一年作为单位，一年十二月；小者以日为纪，用一天作为单位，一天十二时。大小单位之间以数相通，皆以十二作为周期，作为一个循环数。《灵枢·外揣》也有相似的说法，叫作"小之则无内，大之则无外"，大者如宇宙，小者如人体，构造模式相同，两者一一对应。李约瑟说："欧洲思想也曾经有过一些著名的大小宇宙的学说，虽然它不曾支配西方的观念到同样的程度。相似处有二：一为设想人体与宇宙整体之间有一一对应的关系；其它之一，是以为人体与国家社会之间亦有一一的对应。"[①] 不过，西方宇宙（universe）一词来自翻译，指上帝创造的一切，似不具有中国宇宙所称"四方上下曰宇，古往今来曰宙"（东汉高诱注《淮南子·原道训》）的时空意义，而时空因素乃是中国大小宇宙之说与欧洲相同说法的不同之处。中医理论继承了大小时空混同的思想。如《灵枢·顺气一日分为四时》载：

"帝曰：愿闻四时之气。岐伯曰：春生、夏长、秋收、冬藏，是气之常也，人亦应之。以一日分为四时，朝则为春，日中为夏，日入为秋，夜半为冬。朝则人气始生，病气衰，故旦慧；日中人气长，长则胜邪，故安；夕则人气始衰，邪气始生，故加；夜半人气入脏，邪气独居于身，故甚也。"

将一天之中的平旦、日中、日入、夜半对应于一年的春、夏、秋、冬，其根据仍然是太阳的出入盛衰。太阳周行四隅，万物感而应之，随阳气之出入而出入，随阳气之盛衰而盛衰。早上太阳升起，人气随之而起，有似于春气初

---

① 李约瑟. 中国古代科学思想史［M］. 南昌：江西人民出版社，2000：368.

生；中午阳光普照，有似于夏天阳盛；日落暝色四合，有似秋气萧索，入夜日入于阴，有似于冬气严寒。白天阳光普照，阴霾消散，入夜太阳落山，世界阳气减少，阴邪之气始生。

古人日出而作，日入而息，随太阳而起卧，他们在生活中发现，白天太阳照耀天空，人体通身温暖，晚上太阳落山，寒冷随至，因此认为人体的阳气与太阳一样，在白天分布于整个体表，以维持体温，具有卫护机体，防御外邪的作用，因这一功能而被称为"卫气"。如《素问·生气通天论》曰：

"阳气者若天与日，失其所则折寿而不彰，故天运当以日光明，是故阳因而上卫外者也。"

晚上太阳落山，卫气也就离开体表，进入体内，这段时间体表的阳气不足，容易受到邪气的侵袭，所以人在晚上睡觉的时候需要盖上被子以保持阳气、维持温暖。据此古人认为，卫气之昼行于阳夜行于阴与太阳东升西落在时空上具有同步性，于是将卫气的功能比象于太阳。

从取类比象上看，太阳有形，卫气无形，其间似无多少相似之处，但从功能上看，两者都能给人以温暖，两者之昼出夜入在感应方面具有直接联系。《老子·第四十一章》谓"大象无形"，太阳大象也，其应于卫气也无形。后世注家常昧于此，他们虽然知道人有卫气，但不识卫气拟象于太阳之义。《老子·三十五章》又云："持大象，天下往。"卫气既为人体无形之大象，机体阳气的出入应之，生命节律因之，寤寐与之同步，代谢与之相随，从古人看来，卫气在人体昼夜的盛衰与太阳之东升西落具有相同的意义。所以，《素问·生气通天论》曰：

"故阳气者，一日而主外，平旦人气生，日中而阳气隆，日西而阳气已虚，气门乃闭。是故暮而收拒，无扰筋骨，无见雾露，反此三时，形乃困薄。"

太阳为阳气之本源，人体的阳气感应于太阳，昼夜不离，但这里的"一日"只谈到了平旦、日中、日西"主外"的三个时候，全在白昼，原因大概与卫气日行于阳能被用于针刺有关。[①] 而当入夜，天地阳气收藏，此时须安卧休息，"无见雾露"，以避免受到邪气的侵袭。

太阳东升西落是白天我们看到的情况，而晚上太阳去了何处？大约是每个原始民族都曾有过的思考。由于太阳与卫气同步，所以，弄清太阳入夜之后的去向，有利于进一步理解卫气的生理功能。《尚书·尧典》载有太阳一年或一天的运行轨迹，其词曰：

---

① 卓廉士．营卫学说与针灸临床［M］．北京：人民卫生出版社，2013：22．

"乃命羲和，钦若昊天，历象日月星辰，敬授民时。

"分命羲仲，宅嵎夷，曰旸谷。寅宾出日，平秩东作。日中，星鸟，以殷仲春。厥民析，鸟兽孳尾。

"申命羲叔，宅南交。平秩南为，敬致。日永，星火，以正仲夏。厥民因，鸟兽希革。

"分命和仲，宅西，曰昧谷。寅饯纳日，平秩西成。宵中，星虚，以殷仲秋。厥民夷，鸟兽毛毨。

"申命和叔，宅朔方，曰幽都。平在朔易。日短，星昴，以正仲冬。厥民隩，鸟兽鹬毛。

"帝曰：'咨！汝羲暨和。期三百有六旬有六日，以闰月定四时，成岁。允厘百工，庶绩咸熙。'"

羲和本为天帝之妻，为十日之母①，后来又演化成了太阳的赶车夫，在这里又化为羲仲、羲叔、和仲、和叔四个兄弟，他们分别被天帝派往东、南、西、北四方去测定太阳与星辰的运行道路，考察四方的民风民俗，以便"敬授民时"，让天帝能够根据四方四时的情况做出有利于民生的决策。

春天太阳居于东方的旸谷，天帝命羲仲迎接太阳的升起，测量东方的情况，将春分定在春天的第二个月，春分又称"日中"，因为这一天昼夜的时间正好相等；夏天太阳居住在南方的交趾，而命羲叔掌管南方化育的情况，以厘定夏至日。夏至这天最长，故夏至又称"日永"；秋天太阳居住在西方的昧谷，而命和仲送别落日（"纳日"，即落日），确定秋分的时间。秋分这天昼夜相等，称为"宵中"，有平分昼夜的意思；冬天太阳居住在北方的幽都，乃命和叔测定北方，并确定冬至的时间，冬至的白天最短，所以又称为"日短"。

从今天的方位观念上看，太阳的运动似乎不可能遍历东、南、西、北四方，对此，学者何新说："太阳并不是单纯地向东运动，而且还有一人沿南北方向的运动……也就是说，太阳运动的直观现象中，古人已观察到，太阳在不同的季节，其视运动并不单纯是由东到西，而同时还是由南到北的。这一点在冬季就尤为明显。那时候太阳看起来仿佛是从偏东的南方升起的。"②

我们从地球上看太阳的运动称为"视运动"，视运动有两种情形，一种叫"周日视运动"，即每天看到太阳东升西落，另一种叫"周年视运动"，即太阳

①《山海经·大荒南经》："东海之外，甘泉之间，有羲和之国。有女子名羲和，为帝俊之妻，是生十日，常浴日于甘渊。"

② 何新.诸神的起源——中国远古太阳神崇拜［M］.北京：光明日报出版社，1996：288-291.

一年沿黄道在二十八宿之间"穿行"的情况。值得注意的是，古人以"小之则无内，大之则无外"（《灵枢·外揣》）的观念将这两种视运动等同起来，在他们那里，"太阳的日周期在原型象征系统中与年周期相互认同，即晨、午、夜、晚的循环等于春、夏、秋、冬的循环，而时间的循环又认同于东南西北四方的空间位置的变换"，① 简单地说，一日可以等同于一年，太阳一年经历了春、夏、秋、冬四季，空间上经历了东、南、西、北四方，相较于一天也是如此，中医"顺气一日分为四时"（《灵枢》）就是此义的引申。太阳平旦在东方升起之后，日中经过南方，日西到达西方，夜晚入于地底。地底就方位而言，属于北方。

太阳西落，入于昧谷，天地一片黑暗，似乎宇宙的死亡来临。古人认为，入夜之后太阳行于幽都（图2-2）。《楚辞·招魂》："魂兮归来！君无下此幽都些。"幽都就是阴间，在那里充满了死亡。第二天，太阳东升，生命复苏，天地更生。太阳每日生死之说差不多是所有原始人类的共同思想。加拿大学者弗莱（Northrop Frye，1912—1991）在其名著《批评的解剖》中说："在神祇世界中，主要的过程或运动指某个神的死而复生、消失和重现，或转世和隐退。人们通常把这种神性活动与自然界一两种循环过程等同或联系起来。如果这神是太阳神，他便在夜间死去、白昼再生，或者每年至冬至时又复活过来。"② 商代（1600BC—1046BC）成汤之《盘铭》曰："苟日新，日日新，又日新。"说的就是人们每天迎来的是一个全新的太阳。

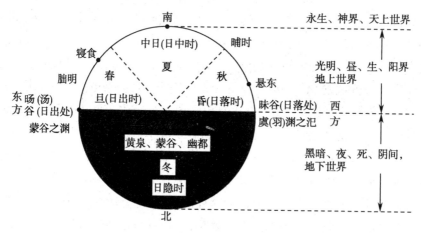

图2-2　日行阴阳图（引自叶舒宪《中国神话哲学》）

① 叶舒宪. 中国神话哲学 [M]. 北京：中国社会科学出版社，1992：320.
② 诺思罗普·弗莱. 批评的解剖 [M]. 天津：百花文艺出版社，2006：226.

人体卫气的运行与太阳同步。当太阳从东方的旸谷升起，卫气则出于体表；日中太阳照耀天穹，卫气隆盛，通体温暖；日暮太阳入于昧谷，卫气则从足少阴之涌泉入于体内；夜半太阳潜行地下，行于阴间，卫气则入于"阴分"（《灵枢·卫气行》），中医用"阴分"对应"阴间"，从语言表达上亦可以看出其间存在的联系。在关于人体卫气与太阳之间存在的同步感应方面，《灵枢·卫气行》有详细记述，其词曰：

"黄帝问于岐伯曰：愿闻卫气之行，出入之合，何如？岐伯曰：岁有十二月，日有十二辰，子午为经，卯酉为纬，天周二十八宿，而一面七星，四七二十八星，房昴为纬，虚张为经。是故房至毕为阳，昴至心为阴，阳主昼，阴主夜。故卫气之行，一日一夜五十周于身，昼日行于阳二十五周，夜行于阴二十五周，周于五脏。是故平旦阴尽，阳气出于目，目张则气上行于头，循项下足太阳，循背下至小指之端。其散者，别于目锐眦，下手太阳，下至手小指之端外侧。其散者，别于目锐眦，下足少阳，注小指次指之间。以上循手少阳之分，下至小指次指之间。别者以上至耳前，合于颔脉，注足阳明，以下行至跗上，入五指之间。其散者，从耳下下手阳明，入大指之间，入掌中。其至于足也，入足心，出内踝下，行阴分，复合于目，故为一周。

"是故日行一舍，人气行于身一周与十分身之八；日行二舍，人气行于身三周与十分身之六；日行三舍，人气行于身五周与十分身之四；日行四舍，人气行于身七周与十分身之二；日行五舍，人气行于身九周；日行六舍，人气行于身十周与十分身之八；日行七舍，人气行于身十二周与十分身之六；日行十四舍，人气二十五周于身有奇分与十分身之二。阳尽于阴，阴受气矣。其始入于阴，常从足少阴注于肾，肾注于心，心注于肺，肺注于肝，肝注于脾，脾复注于肾为周。是故夜行一舍，人气行于阴脏一周与十分脏之八，亦如阳行之二十五周，而复合于目。阴阳一日一夜，合有奇分十分身之二，与十分脏之二。是故人之所以卧起之时有早晏者，奇分不尽故也。"

古人将天空平分为东南西北四方，四七二十八，每一方正好七宿。东方：角、亢、氐、房、心、尾、箕七宿；南方：井、鬼、柳、星、张、翼、轸七宿；西方：奎、娄、胃、昴、毕、觜、参七宿；北方：斗、牛、女、虚、危、室、壁七宿。"房至毕为阳"。太阳沿黄道运行，历经二十八宿之间，每天随天体自西向东而行，平旦卯时升起于东方，从房宿经过南方七宿，至于西方的毕宿，这段时间为白天，属阳，从卯至于申时（大约是从早上五点到下午五点）；"昴至心为阴"，太阳落山，于酉时从西方昴宿起，经过北方七宿，这段时间为夜晚，属阴，从酉时至于卯时，于第二天早上卯时又达于心宿，时间约为早上五点（图2-3）。后来与二十八宿有关的四方天象逐渐被拟人化和神化（图2-4），受到人们的崇拜和祭祀。如北方玄武，又称玄冥。《后汉书·祭祀志》："立冬之日，迎冬于北郊，祭黑帝玄冥。"《汉书·礼乐志》："玄冥，北方之神也。"《汉书·司马相如传》："左玄冥而右黔雷。"黑色、冬天、玄武、玄冥、幽都，都属于阴间，与阴间和死亡有关，太阳进入阴间与死亡相同；当第二天太阳升起，也就是说，太阳死而复生，新的一天到来。

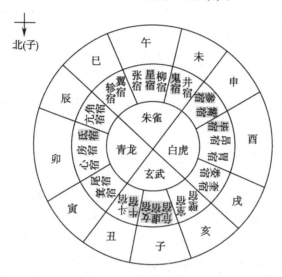

图2-3 二十八宿时空图

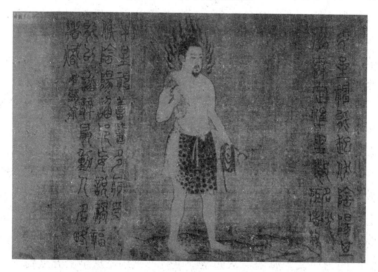

图2-4 东晋 张僧繇 五星二十八宿神形图

白天太阳从房宿行至于毕宿，在此期间卫气周行于体表，正所谓"天运当以日光明,是故阳因而上,卫外者也"。在白昼,太阳给大地带来温暖,卫气给人体带来温暖;太阳促进万物的生长,卫气则促进机体的新陈代谢①;太阳点亮天穹、消除阴霾,卫气则护卫机体,消除邪气,所以这种同步乃为感应之同步,卫气与太阳时刻相感,寸步不离。卫气在表,依次经足太阳、手太阳、足少阳、手少阳、足阳明、手阳明而行,行满为一周,又称一度,如此日行于阳二十五度。

中医称"背为阳,腹为阴"(《素问·金匮真言论》),当人背向太阳而立,整个背部、项部受到太阳照晒,故项背属太阳经;又如站立之人上肢下垂,掌面朝向身体,这种姿势使得来自背后的阳光照晒在上肢的外后侧,此侧属于手太阳经,可见太阳经乃太阳照晒之处;在这一姿态下,躯干的两侧、上肢的外侧获得阳光较少,属于少阳经;胸腹部与阳光相背,背阳者谓之阴,故判为阴经所循。此或为经脉命名最为原始的思考吧。

太阳之行于地底,行于阴间,历经北方七宿,历经幽都、玄武、玄冥之地,卫气与之相应,行于阴分,经历五脏之间,按五行相克的次序而行,"常从足少阴注于肾,肾注于心,心注于肺,肺注于肝,肝注于脾,脾复注于肾为周。"② 亦为二十五度。早上,太阳从阴间出于旸谷,人则由寐而寤,卫气从睛明穴经阳跷出于体表。现代中医引述卫气之"熏于肓膜,散于胸腹"(《素问·痹论》)以说明卫气行于阴分这段时间具有固护脏腑的作用。

卫气昼行于阳二十五度,夜行于阴二十五度。二十五乃五的自身倍数,又为十以内的单数(阳数)相得之和($1+3+5+7+9=25$),故为天之常数,受到术数家的重视。《易·系辞上》:"天数二十有五。"卫气运行于此数之中,其意盖谓与天同步,在天人感应方面具有重要意义。

太阳昼行经历二十八宿中的十四舍,卫气则行于体表二十五度与之相应。平旦太阳出来,同时卫气开始循行,日行一舍,即太阳转行一个星宿,卫气则运行"一周与十分身之八"($50\div28\approx1.7857$,约1.8周),日行二舍,卫气运行了"三周与十分身之六"($1.8\times2=3.6$),日行三舍,卫气循行"五周与十分身之四"($1.8\times3=5.4$),以此类推,日行十四舍,则卫气行"二十五周于

---

① 卫气能促进人体新陈代谢的功能常被现代中医所忽视。《灵枢·胀论》:"卫气之在身也,常然并脉循分肉,行有逆顺,阴阳相随,乃得天和,五脏更始,四时循序,五谷乃化。"

② 《灵枢·卫气行》开篇即云:"卫气之行,一日一夜五十周于身,昼行于阳二十五周,夜行于阴二十五周,周于五脏。"显然,卫气白天行于体表的阳经,晚上行于脏腑之间,以昼夜内外而别,互不干扰,但在其后叙及卫气日行于阳的过程中,却又多出了"其至于足也,入足心,出内踝下,行阴分,复合于目"一节,并于半日二十五刻之中增加了"人气在阴分"的刺法。

身有奇分与十分身之二"（1.8×14＝25.2）。当卫气遍行体表二十五度之后，太阳落山，于是"阳尽于阴，阴受气矣"，随即开始了夜行于阴之二十五度。卫气与太阳同步运行常被古人作为针灸治病"审察卫气"（《灵枢·禁服》）的根据。详细内容请参看拙著《营卫学说与针灸临床》[①]。

秦汉"盖天说"视天如复盖，大地方平[②]，即所谓天圆地方。《大戴礼记》引曾子曰："如诚天圆而地方，则是四角之不掩也。"古人担心穹庐状的苍天遮盖不住四方的大地，于是想象有绳索从东北、西南、东南、西北四个方面以钩住天空的四角，这就是"四维之说"，天有四维，就能将大地完全覆盖了。

《淮南子·天文训》："子午、卯酉为二绳，丑寅、辰巳、未申、戌亥为四钩。东北为报德之维也，西南为背阳之维，东南为常羊之维，西北为蹏通之维。"

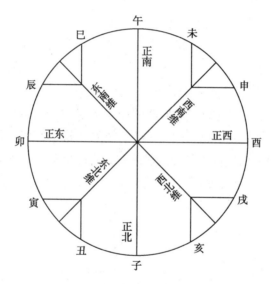

图 2-5　《淮南子》四维图

从图 2-5 中可以看到，四维的分布是：子午为经线，卯酉为纬线，两线垂直将空间平分为四个区域。这四根绳子分别从东北、东南、西南、西北四方维系着天空，时间上之丑寅、辰巳、未申、戌亥称为"四钩"，以钩住天的四角。每一方的中心叫"维"。据后世注家的解释：东北阴气极于北方，阳气发于东方，自阴复阳，故谓"报德之维"；西南由阳复阴，背离阳气，所以叫"背德

① 卓廉士. 营卫学说与针灸临床［M］. 北京：人民卫生出版社，2012：22.
② 所谓地方，大地并非正方，而是长方形。《吕氏春秋·有览》"凡四海之内，东西二万八千里，南北二万六千里。"注曰：子午为经，卯酉为纬，四海之内，纬长经短。

之维"；东南阳气不盛不衰，徘徊其间，所以叫作"徜徉之维"（"常羊"者，徜徉也）；西北纯阴，是天门所在，需要号呼大叫才能开通，所以叫"蹏通之维"（"蹏"，古蹄字，义同于啼）。① 可见"报德"、"背阳"、"常羊"、"蹏通"都是对太阳经历四方、阳气消长情况的说明。

四维钩住天之四角，除了遮蔽大地，还有保障太阳正常运行的作用。在时空一体的观念指导下，四方即是四季，其中有寒暑的变化。这种思想亦反映在中医典籍上，如《素问·至真要大论》曰："寒暑温凉盛衰之用，其在四维。故阳之动，始于温，盛于暑；阴之动，始于清，盛于寒。春夏秋冬，各差其分。故《大要》曰：彼春之暖，为夏之暑，彼秋之忿，为冬之怒，谨按四维，斥候皆归，其终可见，其始可知。此之谓也。""谨按"，谓小心地控制四维，系住天的四角，才可以维持太阳的运行，使四季代谢正常。"斥候"，《史记·李将军列传》："然亦远斥候，未尝遇害。"司马贞索隐："许慎注《淮南子》云：'斥，度也。候，视也，望也。'"意谓通过四维，可以伺望、考察天象，了解一年阳气胜复终始的情况。

天圆地方、太阳升降、四维相代是古人宇宙时空的中心，亦为术数之起点，太极之一、阴阳之二、生生之三以及四方五音之数皆于此间而展开，天人之间的取类比象始于日月，然后逐步扩展，古人在比类取象时常将时间与空间混同在一起，使后人难以理解。《灵枢·邪客》载：

"黄帝问于伯高曰：愿闻人之肢节，以应天地奈何？伯高答曰：天圆地方，人头圆足方以应之。天有日月，人有两目；地有九州，人有九窍；天有风雨，人有喜怒；天有雷电，人有音声；天有四时，人有四肢；天有五音，人有五脏；天有六律，人有六腑；天有冬夏，人有寒热；天有十日，人有手十指；辰有十二，人有足十指，茎垂以应之，女子不足二节，以抱人形；天有阴阳，人有夫妻；岁有三百六十五日，人有三百六十五节；地有高山，人有肩膝；地有深谷，人有腋腘；地有十二经水，人有十二经脉；地有泉脉，人有卫气；地有草蓂，人有毫毛；天有昼夜，人有卧起；天有列星，人有牙齿；地有小山，人有小节；地有山石，人有高骨；地有林木，人有募筋；地有聚邑，人有腘肉；岁有十二月，人有十二节；地有四时不生草，人有无子。此人与天地相应者也。"

古人用"头圆足方"之说以对应盖天说之天圆地方。太阳经历四方、温暖四方，感应在人体四肢肘膝以下的部位，中医"清阳实四肢"（《素问·阴阳应

---

① 何宁．淮南子集释［M］．北京：中华书局，1998：207．

象大论》)、"四肢为诸阳之本"(《素问·阳明脉解》)的说法应该与太阳之经营四方有关。从四维所示的时空上看,上北下南,左东右西,其应于人体,则从子至卯对应于人体左侧的下肢,从卯至午对应于人体左侧的上肢,从午至酉对应于人体右侧的上肢,从酉至子对应于人体右侧的下肢(图2-5)。

太阳经营四方,感应于人体的四肢,所以阳气不足首先表现为四肢不温,《素问·生气通天论》云"因于气,为肿,四维相代,阳气乃竭",相代,并替受力。此句意谓四维原本并力钩住天的四角,今人体阳气不足,四根绳子交替受力也难以维系时空的运转,严重时太阳失位,会发生"四维断绝"的异常天象。与此对应于人体的病理是:阳气极度衰竭,四肢肿胀,生命行将结束。

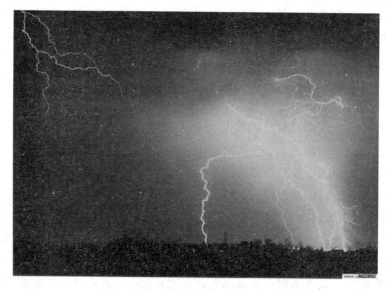

图2-6 天有雷电,人有音声

"天有风雨,人有喜怒",是以变化相应;"天有雷电,人有音声",以音象相应(图2-6);"天有五音,人有五脏",是以共鸣共振相应,此外,"天有四时,人有四肢"、"天有六律,人有六腑"、"岁有三百六十五日,人有三百六十五节"、"岁有十二月,人有十二节"、"天有十日,人有手十指;辰有十二,人有足十指",等等比类,皆是以时间对应空间,以时间感应空间,而时空之间的感应则以数字为媒介,这是现代人们无法想象的。

时空感应来自于古人的宇宙观念。《淮南子·齐俗训》曰:"往古来今谓之宙,四方上下谓之宇,道在其间,而莫知其所。"这是说无时间即无空间,无空间亦无时间,时间体现了空间,空间指明了时间,这就是先民的时空一体观。据列维·布留尔的研究认为,"一般说来,(原始人)与时间有关的一切,首先是用那些早先用于空间关系的词来表现的。"① 关于这一点，中医理论中有明确的体现。《素问·阴阳应象大论》之"东方生风……南方生热……中央生湿……西方生燥……北方生寒"，虽然说的是空间上的四方，但其实又指向时间的四季：说春天多风，夏天气热，长夏多湿，秋天多燥，冬天气寒；卫气运行与太阳同步既是时间性的也是空间性的，太阳一天既是行经了东南西北，又是遍历春夏秋冬；卫气一天既流经十二经脉，又遍历十二时辰，所以天人之间的感应不仅有空间之趋向，亦为时间之趋向，从中医看来，时空的因素交相感应，相互作用，影响到人体生理病理的多个方面。

近年，现代物理学关于时间和空间各自绝对存在，与任何物体及运动无关的理论逐渐受到相对论的质疑，英国著名历史学家汤因比说："我首先想肯定康德的理论。他认为时间和空间对人们思考来说，是无法回避的范畴。不以时间和空间为基准，我们就不能思考任何事情。因此，我们无法确定时间和空间这个概念本身，对'存在即其本身'是否是本质的东西。我们也无法确定假说中的客观的存在是否既不是时间，也不是空间。因而也不能确定在我们意识中反映的现象是否是错误的。爱因斯坦的相对论，如果我没理解错的话，空间只有以时间为基准，才能考察和测定。相反，时间只有以空间为基准才能考察和测定。就是说，时间和空间，不管它是存在，还只是人的思考中错觉的范畴，都是不可分割的统一体。"②

由于"我们无法确定时间和空间这个概念本身，对'存在即其本身'是否是本质的东西"，所以，无论是今天时空的绝对存在的观念，还是古人那种由主观感受而产生的时空意识都可能是"错觉中的范畴"；如果根据相对论的说法："空间只有以时间为基准，才能考察和测定"，那么，古人将时间置于空间之中，用空间来考察和认识时间，并将其与生理病理和治病理论铸为一炉似乎倒有一点超前的智慧，当然，时空之说难言之矣，尤其是时空感应对于人体的影响更加难知，近年来物理学、生物学关于形态发生场的学说对于时空感应的研究开拓了新的视域（参看本书"感应与心灵"一节），但亦仅能获得部分解释，而其确解则当有俟于相关学科的进一步发展。

古人胪列天地事象以对应人体组织，看似跨度较大，其实多有依据。如"天有五音，人有五脏，天有六律，人有六腑"就是其例，古人将音律视为一

---

① 列维·布留尔. 原始思维［M］. 北京：商务印书馆，2004：140.
② 池田大作，阿-汤因比. 展望21世纪——汤因比与池田大作对话录［M］. 北京：国际文化出版公司，1997：340.

切法度的准则，而五六数中涵藏有天地气运，故《素问·刺法论》曰"天地不合，即律吕音异"；五脏六腑是藏象的核心，脏腑相合感应于天地之阴阳和谐。从音律与脏腑的对应关系可以看出，古人比类取象往往超出了事物形似的方面，而更注重神似，更注重取其作用和功能方面的相似或共通的部分。

当然，无论形似神似皆须运用术数贯通其间，术数是联系无知世界的媒介。有时，为了圆满其说，古人常有意凑足其数。如"辰有十二，人有足十指，茎垂以应之，女子不足二节，以抱人形"就是有意凑足十二之数以便与十二时辰相对应。"茎垂"的"茎"指阴茎，"垂"指阴囊，为两部分组织，应数为二；对于"女子不足二节，以抱人形"，张景岳注曰："女子少此二节，故能以抱人形。抱者，怀胎之义，如西北称伏鸡为抱者是也。"（《类经·人身应天地》）注家皆宗此说。其实，张氏忽略了其中的术数含义，既然男子用外阴的"二节"（估计为阴囊与睾丸）以补足十二之数，女子亦当如此，所以，"以抱人形"，是对女子外阴之象的委婉描述，即以外阴的左右两个部分以应十二之数。

需要注意，《灵枢·邪客》谓"此人与天地相应也"，"应"字有二义：一曰对应，一曰感应。如"地有小山，人有小节"、"天有列星，人有牙齿"、"有林木，人有募筋；地有聚邑，人有䐃肉"，取其形似，皆为对应；而感应则须于其间存在精气的感通，如"阴阳"与"夫妻"之间，"冬夏"与"寒热"之间。世界相似的事物很多，其间是否存在着感应的联系则需要参之天地，验之人物，考之术数，辅以必要的生活体验，来自生活或生命的体验在古人与今人之间并无二致，是我们认识和理解感应的基础。行笔至此，不禁使我想到一句德国心理学家荣格（Carl G. Jung，1875—1961）所说的话："其实，我们找不到什么根据可以证明，原始人的思想、感觉或理解力跟我们有显著差异。他们的心灵与我们是一样的，所差异的只不过是基本假设而已。"[1]

第二节　感应与月相

古人看到日月双悬于天穹，将其视为阳精之宗和阴精之源，其昼夜交替，刚柔相济之运动乃为宇宙时空之源头。日月的运行，五行之终始，阴阳之摩荡，寒暑之变化，乃是促进万物生化、世界繁荣的力量。因此，要了解天地阴

---

[1] 荣格. 探索心灵奥秘的现代人类［M］. 黄奇铭，译. 北京：社会科学文献出版社，1987：122，166.

阳的变化，了解日月对于人体的影响，必须从日月运行的轨迹入手，因而天文历法是传统中医的基础课程。正如《素问·天元纪大论》云：

"太虚廖廓，肇基化元，万物资始，五运终天，布气真灵，总统坤元，九星悬朗，七曜周旋，曰阴曰阳，曰柔曰刚，幽显既位，寒暑弛张，生生化化，品物咸章。"

据古人看来，太阳与月亮差不多运行在同一条道路上，所不同者时间而已。王充《论衡·谈天》曰："二十八宿为日月舍，犹地有邮亭，为长吏廨矣。"舍，一宿之谓，二十八宿即二十八舍。月亮运行与太阳不同之处在于：太阳以年为纪，而月亮则以月为纪，每天行一舍，一月之间遍历二十八舍。

《素问·六节藏象论》曰："天为阳，地为阴。日为阳，月为阴。行有分纪，周有道理。日行一度，月行十三度而有奇焉……天以六六为节，地以九九制会，天有十日，日六竟而周甲，甲六复而终岁，三百六十日法也。夫自古通天者，生之本，本于阴阳，其气九州九窍，皆通乎天气。故其生五，其气三，三而成天，三而成地，三而成人，三而三之，合则为九，九分为九野，九野为九脏。故形脏四，神脏五，合为九脏，以应之也。"

一年有 365 天，亦即 365 度，太阳每天运行一度，而月亮每天运行一舍则为十三度有余（365÷28≈13.057），一月之间遍历二十八宿而遍周 365 度。这里有一个问题：月亮日行一舍行遍二十八宿为一月，则每月应为二十八天，而太阳日行一度，一年三百六十五度，每月平均三十天有余，所以阴历与阳历不尽相符。为了解决这一问题，古人说月亮在一月之间有"行疾"和"行迟"的时候，以便将二十八度勉强安排在三十天内。如王冰说："《礼义》及汉《律历志》云：二十八宿及诸星，皆从东而循天西行，日月及五星皆从西而循天东行。今太史说云，并循天而东行，从东而西转也。诸历家说月一日至四日，月行最疾，日夜行十四度余；自五日至八日，行次疾，日夜行十三度余；自九日至十九日，其行迟，日夜行十二度余；二十日至二十二日行又小疾，日夜行十三度余；二十四日至晦日，行又大疾，日夜行十四度余。今太史说月行之率不如此矣。月行有十五日前疾，有十五日后迟者；有十五日前迟，有十五日后疾者。"

观察月亮穿行于二十八宿之间，可以考察天象，了解气候的变迁。如《尚书·洪范》："庶民惟星，星有好风，星有好雨。日月之行，则有冬有夏。月之从星，则以风雨。"孔传："箕星好风，毕星好雨。"毕宿与箕宿皆在二十八宿之内，当月亮行于箕宿、毕宿的那段时间常为多风多雨的日子。对此，竺可桢考证说："实际箕星好风、毕星好雨之理，乃我国古代秋初月望时，月在毕，春分月望时；月在箕，而春月多风、秋初多雨之故。按毕之赤经现时为 4 时 23 分，故小雪月望在毕，6000 余年前，处暑月望在毕矣。箕之赤经现为 18 小时，夏至月望在箕，6000 余年前，春分月望在箕矣。我国大雨时期，长江流域在阳历九月，黄河下游在七月，而陕西、山西则在八月，即秋初。至于风力，则全国均以春分前后为最大。我国古代人民对于风雨之时期，知之甚稔。"①

从术数上看，月亮运行之二十八数与《素问·六节藏象论》所言之天数、地数皆不相符，即与六六、九九或三、六、九之数亦不相兼容，直言之，就是二十八不能像三、六、九那样可以被三百六十所尽除（360÷3＝120；360÷6＝60；360÷9＝40；360÷28≈12.857）。据古人的说法就是不能"应数"，而人体藏象皆由三、六、九数构成，如三阴、三阴、六经、六腑乃三之倍数，而"神脏四，形脏五"四五相加亦为九数等。从这种安排上看，人体生理主要受到太阳运行的影响，较少受到月亮运行之影响。

月亮除了升降运行之外，每月还有盈虚圆缺的变化，古人很早就观察到月相的圆缺与海水潮汐之间存在着周期性变化了。西汉王充说："涛之起也，随月盛衰，小大满损不齐同（《论衡·书虚》）。"三国时期的学者虞翻（164—233）也说："水性有常，消息与月相应（《海潮辑说》）。"应，就是感应。感应发生的原理是："水气之精者为月"（《淮南子·天文训》），月属阴，为水精所聚，而海水蕴藏了这个世界上最大的阴气，所以月亮的圆缺能够对海水造成强大的感应力，从而引起潮汐的涨落。英国汉学家李约瑟说："中国人早早就了解到海洋潮汐的真正起因。"② 而西方人则是在牛顿（Sir Isaac Newton FRS，1642—1727）以后才注意到这一现象。

月亮为阴气的本源，所以月相的盈虚不仅感应于潮汐，而且还能对许多阴类的事物产生影响。《淮南子·天文训》曰："月者，阴之宗也，是以月虚而鱼脑减，月死而赢蚌膲。"月亮由圆而缺，称为"月虚"；晦日看不到月光，叫作"月死"。赢蚌，即螺蚌。"减"，指螺蚌中的肉萎缩、减少。月为阴精，螺蚌属阴，月满则螺肉肥满，月缺则螺肉减少，月黑则螺肉萎缩，王充《论衡·偶会》说"月毁于天，螺消于渊"就是指的这一现象。月亮的圆缺与螺肉的多少存在同步消长的感应联系。

月亮既能感应于阴类的事物，必然也会对于人体之中那些属阴的组织产生

影响。人体中脏腑经脉的功能属阳，精、气、血、津液等生理的基础物质属阴，所以，月相圆缺能对体内的气血产生感应，形成每月周期性的虚实变化。《素问·八正神明论》曰：

"黄帝问曰：用针之服，必有法则焉，今何法何则？岐伯对曰：法天则地，合以天光。帝曰：愿卒闻之。岐伯曰：凡刺之法，必候日月星辰四时八正之气，气定乃刺之。是故天温日明，则人血淖液而卫气浮，故血易泻，气易行；天寒日阴，则人血凝泣而卫气沉。月始生，则血气始精，卫气始行；月廓满，则血气实，肌肉坚；月廓空，则肌肉减，经络虚，卫气去，形独居。是以因天时而调血气也。是以天寒无刺，天温无疑。月生无泻，月满无补，月廓空无治，是谓得时而调之。因天之序，盛虚之时，移光定位，正立而待之。故月生而泻，是谓脏虚；月满而补，血气扬溢，络有留血，命曰重实；月廓空而治，是谓乱经。阴阳相错，真邪不别，沉以留止，外虚内乱，淫邪乃起。"

这里要注意："气"具物质与功能的双重含义[①]，在物质的意义上，气与精、血、津液相同，同属于营养物质，都会受到月亮圆缺的感应，所以，"月始生，则血气始精，卫气始行；月廓满，则血气实，肌肉坚；月廓空，则肌肉减，经络虚，卫气去，形独居"，人体气血的盛衰与月相同步。

另一方面，在功能的意义上，气属于阳，感应于太阳，与太阳周天的盛衰同步，所以，太阳的阳光能影响到人体之气——尤其是卫气——的运行，如果天朗气清，则气行流畅，反之，如果天阴日晦，则气行滞涩，因而古人认为，针刺治病须视天气的情况，"天温日明，则人血淖液而卫气浮，故血易泻，气易行；天寒日阴，则人血凝泣而卫气沉"，医生应该根据当天的气候情况而采取不同的轻重手法。

在正常人体之内，阴阳平和调匀，但就阴阳两者而言，古人更加重视阳气，更加强调太阳对于人体的影响。针刺取效的关键在于阳气，在于"审察卫气"（《灵枢·禁服》），而卫气的运行与太阳同步，医生应将注意力放在审察卫气的分布出入盛衰等方面。一如《灵枢·卫气行》所云："是故谨候（卫）气之所在而刺之，是谓逢时。病在于三阳，必候其气在于阳而刺之；病在于三阴，必候其气在阴分而刺之。"卫气日行于阳，所以三阳的疾病须卫气行于三阳而刺之，也就是说应该在白天治疗。白天卫气的流行受到太阳阳气的扶持，气血易行，邪气易泻，当然，此亦不能一概而论，临证须视当时的天气阴晴而定；但当卫气进入阴分之后，则当踪迹卫气于阴分以治疗三阴的疾病。

---

① 气之二义请参看本书序言。

然而太阳入夜行于阴间，潜行地底，行于黄泉，与之相应之卫气则行于人体的阴分，按五行相克的次序行于五脏之间，"熏于肓膜，散于胸腹"（《素问·痹论》），对脏腑起到卫护的作用，因而对于三阴的疾病，本来应追寻卫气之所及，将治疗放在晚上，然而，阳主动，人体阳气与太阳同步，活动宜在白天，夜属阴，阴主静，此时"无扰筋骨，无见雾露"（《素问·生气通天论》），宜停止劳作，与天地同止，故入夜之后不宜接受针刺治疗，否则，此病未已，又生他病，因而在治疗上是一个难解的困局。

对于这个困局，《黄帝内经》的解决方法是：将治疗三阴疾病的时间仍然放在白天，然后去发现白天卫气能够与"阴分"发生感应的时段。关于这一点，《灵枢·卫气行》有特别的记载，录之以为治疗之参考：

"水下一刻，人气在太阳；水下二刻，人气在少阳；水下三刻，人气在阳明；水下四刻，人气在阴分（气行一周——笔者）。水下五刻，人气在太阳；水下六刻，人气在少阳；水下七刻，人气在阳明；水下八刻，人气在阴分（气行二周——笔者）。水下九刻，人气在太阳；水下十刻，人气在少阳；水下十一刻，人气在阳明；水下十二刻，人气在阴分（气行三周——笔者）。水下十三刻，人气在太阳；水下十四刻，人气在少阳；水下十五刻，人气在阳明；水下十六刻，人气在阴分（气行四周——笔者）……人气行三阳与阴分，常如是无已，与天地同纪，纷纷盼盼，终而复始，一日一夜水下百刻而尽矣。"

据此设计，虽说卫气昼日行于体表，但其每行一周都有四分之一的时间能够感应于"阴分"，此为治疗三阴的疾病提供了时机[①]。不过，即使是在白天治疗三阴疾病，亦须参照其时月相的盈虚情况（一般多为前一日之月相）。因此推测，"月生无泻，月满无补，月廓空无治"之说，乃是白天针刺三阴病症之参考。

另外，在针刺方法上，古人有按月生死为痏数的刺法。如《素问·缪刺论》曰："邪客于臂掌之间，不可得屈，刺其踝后，先以指按之痛，乃刺之，以月死生为数，月生一日一痏，二日二痏，十五日十五痏，十六日十四痏。"月相由朔而望、从缺到圆谓之"生"，针刺逐日增加痏数，至十五日而止；反之从望到晦，由圆到缺谓之"死"，应逐日减少痏数。此法似可视为白天治疗"阴分"或三阴疾病的补充说明。

古人审察卫气，直接取法太阳，故"移光定位，正立而待之"，是根据日光以确定针刺治疗三阳或三阴的时机；今天的注家常谓此为用圭表测量日影的

① 卓廉士. 营卫学说与针灸临床 [M]. 北京：人民卫生出版社，2013：34-50.

长短①，非是，盖无宜于实用也。"正立而待之"者，谓待神气之至也，就是在治疗的时机到达之前，医患双方必须在精神作好充分准备。这种时机往往针对刺营而言，其说参看拙著《营卫学说与针灸临床》②。

针刺取法于日月，而在古人的观念里，月亮与太阳一阴一阳，代表的意义截然不同。《淮南子·天文训》曰：

"天不发其阴，则万物不生；地不发其阳，则万物不成。天圆地方，道在中央。日为德，月为刑。月归则万物死，日至则万物生。"

太阳在白天出现，代表着光明、温暖、阳热、生命和繁荣。"德"，指天有好生之德，太阳的阳气是一切生命之源头，使大千世界生生不息；而月亮在晚上出现，代表着阴冷、幽暗、刑杀或死亡。太阳之大德能长养万物，促进人体的新陈代谢，营卫气血的运行与之相应，故起居作息与太阳阳气之盛衰同步可以养生、可以防病、可以延年，针灸借助太阳与卫气之感应来治疗疾病，则可以获得较好的疗效③；而月亮则相反，月属阴，"阴为刑"（《易·本命》），月亮感应的刑杀之气极可能对人体造成损害，其影响多为负面的，所以，月相的圆缺多与针灸的禁忌有关。

系统讨论月相与针灸禁忌的书籍当推《黄帝虾蟆经》。古人认为日中有三足乌，月中有蟾蜍。蟾蜍又称虾蟆。《史记·龟策列传》曰："日为德而君于天下，辱于三足之乌，月为刑而相佐，见食于虾蟆。"《黄帝虾蟆经》以"虾蟆"命名，旨在以讨论刑杀感应与针灸禁忌的联系。此书载于《隋书·经籍志》。北宋《太平御览》引抱朴子说："黄帝经有《虾蟆图》，言月生始二日，虾蟆始生，人亦不可针灸其处。"抱朴子生活在晋代，有人据此认为此书为晋人所作。日本学者丹波元胤（1789—1827）认为从书中表达的学术思想上看，应为汉代的著作，据其所考："《淮南子·精神训》曰：'日中有乌，而月中有蟾蜍。'又《说林训》曰：'月照天下，蚀于詹诸，乌力胜日，而服于礼。'《论衡·顺鼓篇》曰：'月中之兽，兔、蟾蜍也。其类在地，螺与蚄也。'《参同契》曰：'蟾蜍与兔魄。日月气双明。蟾蜍视卦节。兔魄吐生光。'李善文选谢庄《月赋》注曰：'张衡《灵宪》云：月者阴精之宗，积成为兽，象兔形。'《春秋元命苞》云：'月之为言阙也。两说蟾蜍与兔者，阴阳双居。明阳之制阴，阴之倚阳。'《太平御览》引抱朴子曰：'黄帝医经有虾蟆图，言月生始二日，虾蟆始生，人

---

① 南京中医学院教研组．黄帝内经素问译释［M］．上海：上海科学技术出版社，1981：215．
② 卓廉士．营卫学说与针灸临床［M］．北京：人民卫生出版社，2013：167-187．
③ 卓廉士．营卫学说与针灸临床［M］．北京：人民卫生出版社，2013：34-50．

亦不可针灸其处。'据此则此书当汉人所撰。"

《黄帝虾蟆经》是一篇阐述月相与人体生理之间存在着同步感应的重要文献，但因临床意义不大而少有研究者。

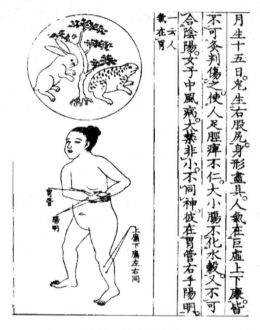

图 2-8　黄帝虾蟆经

虾蟆就是蟾蜍。月中有蟾蜍是一个十分古老的传说。屈原《天问》曰："夜光何德，死则又育？厥利惟何，而顾菟在腹？"据闻一多考证："顾菟"，即蟾蜍，由于顾菟的"菟"与"兔"字谐音，于是蟾蜍逐渐变成了兔子[①]。汉代的人们想象蟾蜍与兔子两物并存于月中（图 2-7，书末彩图），蟾蜍常居于水中，属阴，兔子是陆上动物，属阳[②]，谓为"阴阳双居"。从图 2-7 与图 2-8 可以看到，兔属阳居左，蟾蜍属阴居右，因而对于人体的感应也是从右向左，先阴后阳。"月主刑"，其所感应的部位则被设为了针刺治疗的禁刺之处。《黄帝虾蟆经》云：

"月生一日，虾蟆生头喙，人气在足小阴（少阴）至足心，不可灸伤之，使人阴气不长，血气竭尽，泄利，女子绝产，生门塞，同神。月生二日，虾蟆生左肩，人气在足内踝后足小阴，皆不可灸……月生三日，虾蟆生右肩，人气

① 闻一多全集·楚辞篇［M］．武汉：湖北人民出版社，1993：513-525．
② 唐代的《艺文类聚》卷一引《五经通义》："月中有兔与蟾蜍何？兔，阴也，蟾蜍，阳也，而与兔并明，阴系于阳也。"兔与蟾蜍的阴阳属性有误。

在股里，不可灸判（刺）伤之……月生四日，虾蟆生左肋，人气在腰中输，不可灸判（刺）……月生五日，虾蟆生右肋，人气在承浆、又悬雍、又舌本，不可灸判（刺）伤之……月生六日，虾蟆生后左股，人气在足太阴，大指白完节上太冲脉，不可灸判（刺）伤之……月生七日，虾蟆生后右股，人气在足踝上，与足厥阴交，不可灸判（刺）伤之……月生八日，虾蟆生尻，身形尽具，人气在鱼际、股内廉，不可灸判（刺）伤之……月生九日，兔生头，人气在阳明足跗交脉，不可灸判（刺）伤之……月生十日，兔生左肩，人气在足阳明、跗上五寸，腰目，不可灸判（刺）伤之……月生十一日，兔生右肩，人气在口齿鼻柱，不可灸判（刺）伤之……月生十二日，兔生左肋，人气在人迎、发际，不可灸判（刺）伤之……月生十三日，兔生右肋，人气在头，遂当两乳间，不可灸判（刺）伤之……月生十四日，兔生左股，人气在阳陵泉，又胃管，又手阳明，不可灸判（刺）伤之……月生十五日．兔生股尻，身形尽俱，人气在巨虚上下廉，皆不灸判（刺）伤之……"

"月毁十六日，虾蟆始省头，人气在足太阳、目眦、风府，不可灸判（刺）伤之……月毁十七日，虾蟆省左肩，人气在脊膂，不可灸判（刺）伤之……月毁十八日，虾蟆省右肩，人气在肾膜，下至髀股，不可灸判（刺）伤之……月毁十九日，虾蟆省左肩，人气在委阳，不可灸判（刺）伤之……月毁二十日，虾蟆省右肩，人气在外踝后京骨，不可灸判（刺）伤之……月毁二十一日，虾蟆省左股，人气在足少阳、目外眦及耳后，不可灸判（刺）伤之……月毁二十二日，虾蟆省右股，人气在缺盆、腋下，皆不可灸判（刺）伤之……月毁二十三日，虾蟆省尻，身形尽，人气在髀厌中，不可灸判（刺）伤之……月毁二十四日，兔始省头，人气在足外踝陷者中，不可灸判（刺）伤之……月毁二十五日，兔省左肩，人气在大（太）阴至绝谷、又大陵，不可灸判（刺）伤之……月毁二十六日，兔省右肩，人气在足厥阴、大敦丛毛，不可灸判（刺）伤之……月毁二十七日，兔省左肋，人气在内踝上交大（太）阴，不可灸判（刺）伤之……月毁二十八日，兔省右肩，人气在脚内廉，不可灸判（刺）伤之……月毁二十九日，兔省左股，人气在鼠仆、环阴、气街，皆不可灸判（刺）伤之……月毁三十日，兔省右股，身形都尽，人气阴阳气促，关元至阴孔，皆不可灸判（刺）伤之……"

原文的"刺"字皆误写为"判"，更正于括号之内。下将《黄帝虾蟆经》所述月相感应人体的部位及时间列表如下（表2-1），以供研究。

表 2-1 月之生毁与人体之感应

月之生毁	虾兔所在	人气所在，不可灸之处
月生一日	虾蟆生头喙	足小阴（少阴）至足心（涌泉）
月生二日	虾蟆生左肩	足内踝后足小阴（太溪）
月生三日	虾蟆生右肩	在股里
月生四日	虾蟆生左胁	在腰中输（肾俞）
月生五日	虾蟆生右胁	承浆、又悬痈、又舌本
月生六日	虾蟆生左股	太阴大指足白完节（本节）上
月生七日	虾蟆生右股	足内踝上（太冲）
月生八日	虾蟆生尻	鱼际、股内廉
月生九日	兔生头	阳明足跗交脉
月生十日	兔生左肩	阳明跗上五寸
月生十一日	兔生右肩	口齿鼻柱
月生十二日	兔生左胁	人迎、发际
月生十三日	兔生右胁	头，遂当两乳间（膻中）
月生十四日	兔生左股	阳陵泉，又胃脘，又手阳明
月生十五日	兔生右股尻	巨虚上下廉
月毁十六日	虾蟆始省头	足太阳、目眦、风府
月毁十七日	虾蟆省左肩	脊膂
月毁十八日	虾蟆省右肩	肾募，下髀股
月毁十九日	虾蟆省左胁	委阳
月毁二十日	虾蟆省右胁	外踝后京骨
月毁二十一日	虾蟆省左股	少阳目外眦及耳后
月毁二十二日	虾蟆省右股	缺盆、腋下
月毁二十三日	虾蟆省尻	髀厌中
月毁二十四日	兔始省头	足外踝陷者中
月毁二十五日	兔省左肩	大阴（太阴）至绝骨，又太陵（大陵）
月毁二十六日	兔省右肩	足厥阴，大敦丛毛
月毁二十七日	兔省左胁	内踝上交太阴
月毁二十八日	兔省右胁	脚内廉
月毁二十九日	兔省左股	鼠仆、环阴、气街
月毁三十日	兔省右股，身形都尽	人气阴阳气促，关元至阴孔（会阴）皆不可灸

其中"人气"，指人体之气与月相发生感应的部分，关于这一点，在《内经》中常能看到相同的说法。如前所引《灵枢·卫气行》"水下一刻，人气在太阳"，非谓此刻其他经脉以及全身各处无"人气"也，而是说此时人与太阳之同步感应发生在足太阳经，同样的道理，"月生一日，虾蟆生头喙，人气在足小阴（少阴）至足心"，是说根据这一天的月相，虾蟆与人气的感应发生在足少阴经。日月的不同之处在于：人气与太阳的感应有利于治疗，而与月相发生感应的部位则不宜灸刺。

《黄帝虾蟆经》列述了每月三十日的月相与人体部位的感应关系以及针灸禁忌。初一至十五，月亮由朔而望，谓之"月生"；十五至三十，月亮由望而晦，谓之"月毁"。医生治病应考察月亮上弦、望日、下弦、月晦之盈缺情况，根据月中虾蟆与玉兔之显现或消失以判断"人气"所在。

月亮从初一开始，虾蟆始生，随着月光的逐渐增长，虾蟆依头喙、左肩、右肩、左肋、右肋、尻的次序逐渐显露，至初八日，虾蟆毕现，"身形尽具"（图2-9）。虾蟆属阴，故感应发生在人体阴经，即少阴（足小阴、涌泉、太溪）、太阴（大趾足白完节、鱼际、股内廉）、厥阴（太冲、股里）、任脉（承浆、悬壅、舌本、腰中俞）等处，至"月生八日"，虾蟆显露完毕。上述部位的阴经在相应时日因"人气"所在，概不能针灸。

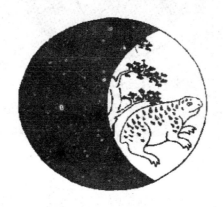

图2-9 "月生八日，虾蟆生尻，身形尽具。"

从初九日开始，兔始生，亦按头、左肩、右肩、左肋、右肋尻的次序，逐渐显露，至十五日，虾蟆、玉兔毕现，满月清辉（图2-10）。兔属阳，故与人体的阳经，即太阳（足太阳、目眦）、阳明（足跌交脉、跌上五寸、口齿鼻柱、人迎、胃脘、发际、巨虚上下廉）、少阳（阳陵泉）、督脉（风府）所在的部位发生感应，在这一段时间，"人气"所在的腧穴亦禁针灸。

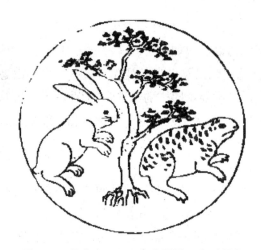

图 2-10 月生十五日，兔生股尻，身形尽俱

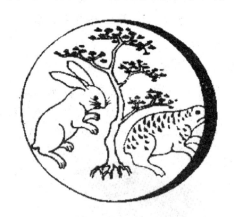

图 2-11 "月毁十六日，虾蟆始省头"

"月毁十六日，虾蟆始省头"（图 2-11），"省"，减少。《左传·僖二十一年》："贬食省用。"《礼·乡饮·酒义》："拜至献酬，辞让之节繁，及介省矣。"《注》："小减曰省。"

从十六日开始至二十三日，月亮由盈而缺，月光逐渐衰减，并按虾蟆之头、左肩、右肩、左肋、右肋、尻的先后次序逐渐减少，至二十三日虾蟆完全消失（图 2-12）。虽然虾蟆属阴，但此时却与阳经发生感应，《春秋元命苞》称此为"阴之倚阳"；所应阳经乃太阳（目眦、委阳、肾募、京骨）、阳明（下髀股、缺盆、腋下、髀厌中）、少阳（目外眦、耳后）、督脉（风府、脊膂）。在这一段时间，上述"人气"所在之处禁止针灸。

从二十四日开始，月视按兔之头、左肩、右肩、左肋、右肋、尻的次序逐渐减少，至三十日，兔之"身形全无"，其实也就是虾蟆与兔全都消失（图 2-

13）。兔属阳，此时却与阴经发生感应，《春秋元命苞》谓为"阳之制阴"，这就是所谓阴阳互制的道理。所感阴经为太阴（内踝上交太阴）、少阴（大陵）、厥阴（大敦丛毛、鼠仆、环阴）、任脉（关元至阴孔），其中间或有阳经所过的腧穴和部位，如气街、足外踝陷者等处，亦可视为"阳之制阴"之一律。同样，在这一段时间内，"人气"所在之处的腧穴禁止针灸。

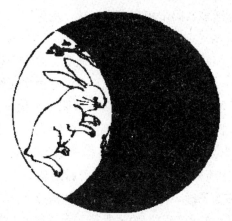

图 2-12　月毁二十三日，虾蟆省尻，身形尽

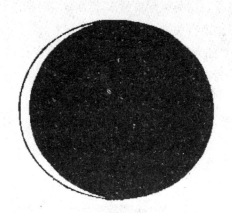

图 2-13　"月毁三十日，兔省右股，身形都尽。"

在表 2-1 中可以发现，当逢"虾蟆生"与"兔生"的时候，其所感应之人体部位会出现上下倒置的现象。如"月生一日，虾蟆生头喙"，感应于人之"足小阴（少阴）至足心（涌泉）"、"月生九日，兔生头"，感应于人之"阳明足跗交脉"，都是以头部对应足部；而当在"虾蟆省"或"兔省"的时候，则无倒置现象，头部对应头部，足部对应足部。如"月毁十六日，虾蟆始省头"感应于人之"足太阳、目眦、风府"。关于这一点，可能的解释是：虾蟆属阴，感应始于人体之下部，故看似倒置；而兔属阳，感应从头开始，故不见倒置也。

从表2-1还可以看出，在《黄帝虾蟆经》所列禁忌的经脉和腧穴与"生""毁"之间存在着阴阳消长、互制的关系。从"虾蟆生"之初一到初八，月光少时感应足少阴，月光多时感应足太阴，而与"兔生头"相交时则感应足厥阴，显然有阴气由少渐多及阴阳相交之意；从"兔生"之初九到十五，月相感应于足阳明经，阳明多气多血，这与《素问·八正神明论》"月廓满，则血气实，肌肉坚"之说正相符合；而月毁从"虾蟆省"之十六日到二十三日，分别感应于足太阳、少阳，随着月相由盈而缺，月光亦由多而渐少；从"兔省"之二十四日到三十日，感应于足太阴、厥阴，取阴尽阳生，月死即将复生之意。此时，"人气阴阳气促，关元至阴孔（会阴）皆不可灸"，也与《素问·八正神明论》"月廓空无治"之说相符合，丹波元胤或据此断为汉人所著欤。

《黄帝虾蟆经》中所列禁的腧穴以及针灸后出现的不良反应，经过两千多年的临床实践证明多为子虚，估计这与古代一些医疗事故未能得到合理的解释与总结有关。如将某次针灸后发生的"泄利、女子绝产"归咎于感应了初一的月相，将某次治疗发生了"足跌不仁，骨痹"解释为感应了初九的月相，等等。用今天的眼光来看，这类医疗事故多半与秦汉时期的针具普遍粗糙，没有无菌观念，常常继发感染有关。

在一般情况下，"日为德"，其与卫气之同步感应有利于针刺治疗，"月为刑"，其盈虚感应当为刺灸的禁忌，但是也有例外的情况，如《黄帝虾蟆经》曰：

"日斗者，色赤而无光，阳气大乱，右日不可灸判（刺），伤人诸阳经，终令人发狂也。"

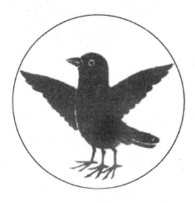

图2-14　《黄帝虾蟆经》所画日中三足乌

"日斗"，是古人关于太阳黑子活动的特别说法。《汉书·五行志下》载：成帝河平元年（公元 28 年）"三月乙未，日出黄，有黑气大如钱，居日中央。"这大约是世界上关于太阳黑子的最早记载了。古人将太阳之中出现的"黑气"想象成"三足乌"或"踆乌"（图 2-14），认为"日斗"之时乃是太阳受辱于"三足之乌"，每当此时，天地宇宙之间的"阳气大乱"，不宜进行针刺或灸疗。不过，这是一种极为罕见的情况。

另外，中国神话传说天有十日，如《山海经》中就有"十日并出"的记载①。据考"十日"之说其实是以十为月数的历法。上古的人们观测到一年四季的寒暖变化乃是由太阳在天空的位置变动形成的，因而太阳出现的方位，其在恒星间移动的情况可以作为确定节气的参照。吾乡（重庆）著名学者吕子方（1895—1964）就认为《山海经》关于太阳出入的记载"是远古的农人，每天观察太阳出入何处，用来定季节以便耕种的资料，这是历法的前身"，他说："一年四季气候不同，按天动学说，是由于太阳从极南到极北，又从极北走到极南，一年之间往返一周而来。太阳走到极南时叫冬至，到极北时叫夏至，到正东正西叫春分或秋分。当然这种认识是人类文化发达以后的事了。远古时代的人，只知道日出而作，日入而息，把太阳的出入当作生活作息的标准。"②

据近年学者考证，以太阳为作息的历法源自殷商，学术界称之为"十月太阳历"。当时的人们"把一年的周期，划分为十个等分，或者说，划分为十个太阳'月'，然后每月用十干中的一个字为其命名，如甲月，乙月，丙月……癸月，十干轮完，即度过一年……这种纪月方法的依据是这样一个观念：每年有十个不同的太阳在天空运行。古人用这个观点也就可以解释寒来暑往太阳热度的变化，这种十进的纪年方法，肯定是比较简便的，它也符合殷商人崇尚'十'的观念。"③ 学者陈久金从星象、北斗斗柄的指向、四季物候、农事等方面进行了考证，认为《夏小正》所载是"十月太阳历"④。这种十月历法亦可在《诗经》中找到证据。如《诗·七月》："十月蟋蟀，入我床下。穹室熏鼠，塞向墐户。嗟我妇子，曰为改岁，入此室处。"诗中将十月称为"改岁"，视为一年的岁末，就是"十月历"的方式。而据研究，彝族地区也曾经使用过"十月天枢历"，有的学者相信这与中原地区曾经使用过的十月历法存在一定

---

① 宋代类书《锦绣万花谷》前集卷一引《山海经》云："尧时十日并出，尧使羿射十日，落沃焦"。
② 吕子方. 中国科学技术史论文集·下册［M］. 成都：四川人民出版社，1984：28.
③ 何新. 诸神的起源——中国远古太阳神崇拜［M］. 北京：光明日报出版社，1996：230.
④ 陈久金. 论《夏小正》是十月太阳历［J］. 自然科学史研究，1982（4）：71-78.

联系①。

　　然而，在"十月太阳历"中每月有 36 天，一年下来会出现较大的差错，最终则会因差错的长期积累而陷入全面混乱。在这种情况下，古人不得不采用一种以十二月纪年的新历法，即以月亮圆缺的周期为一月，而十二地支极可能就是早期赋予每月的名称，如子月、丑月、寅月、卯月……到后来才将十天干与十二地支配合，成为六十甲子的纪日法。随着时间的流逝，"十月太阳历"逐渐淡出了人们的视野，此后天有十日，"生月十有二"（《山海经》）则永远成为了太阳与月亮的术数符号，作为文化的基质沉淀在我们民族的记忆中。有意思的是，今天我们尚能于《黄帝内经》中看到一些两种历法并用的遗迹。如《灵枢·阴阳系日月》就有类似的记载，全文不长，引之如下：

　　"黄帝曰：余闻天为阳，地为阴，日为阳，月为阴，其合之于人，奈何？岐伯曰：腰以上为天，腰以下为地，故天为阳，地为阴。足之十二经脉，以应十二月，月生于水，故在下者为阴。手之十指，以应十日，日生于火，故在上者为阳。

　　"黄帝曰：合之于脉，奈何？岐伯曰：寅者，正月之生阳也，主左足之少阳；未者，六月，主右足之少阳；卯者，二月，主左足之太阳；午者，五月，主右足之太阳；辰者，三月，主左足之阳明；巳者，四月，主右足之阳明，此两阳合于前，故曰阳明。申者，七月之生阴也，主右足之少阴；丑者，十二月，主左足之少阴；酉者，八月，主右足之太阴；子者，十一月，主左足之太阴；戌者，九月，主右足之厥阴；亥者，十月，主左足之厥阴，此两阴交尽，故曰厥阴。

　　"甲主左手之少阳，己主右手之少阳，乙主左手之太阳，戊主右手之太阳，丙主左手之阳明，丁主右手之阳明，此两火并合，故为阳明。庚主右手之少阴，癸主左手之少阴，辛主右手之太阴，壬主左手之太阴。

　　"故足之阳者，阴中之少阳也；足之阴者，阴中之太阴也；手之阳者，阳中之太阳也；手之阴者，阳中之少阴也。腰以上者为阳，腰以下者为阴。其于五脏也，心为阳中之太阳，肺为阳中之少阴，肝为阴中之少阳，脾为阴中之至阴，肾为阴中之太阴。

　　"黄帝曰：以治之奈何？岐伯曰：正月、二月、三月，人气在左，无刺左足之阳；四月、五月、六月，人气在右，无刺右足之阳；七月、八月、九月，人气在右，无刺右足之阴；十月、十一月、十二月，人气在左，无刺左足

① 李卿. 论彝族天文历法的独特性与汉族文化的共同性 [J]. 毕节学院学报, 2006, 24 (6): 18.

之阴。

"黄帝曰：五行以东方甲乙木王春，春者，苍色，主肝，肝者足厥阴也。今乃以甲为左手之少阳，不合于数，何也？岐伯曰：此天地之阴阳也，非四时五行之以次行也。且夫阴阳者，有名而无形，故数之可十，离之可百，散之可千，推之可万，此之谓也。"

为了便于陈述，特将"阴阳系日月"列表如下（表2-2）。

表2-2　阴阳系日月表

足之十二经脉以应十二月				手之十指，以应十日		
十二地支	十二月	足六经	备注	十天干	手五经	备注
子	11月	左足太阴		甲	左手少阳	
丑	12月	左足少阴		乙	左手太阳	
寅	正月	左足少阳		丙	左手阳明	两阳合明
卯	2月	左足太阳		丁	右手阳明	
辰	3月	左足阳明	两阳合明	戊	右手太阳	
巳	4月	右足阳明		己	右手少阳	
午	5月	右足太阳		庚	右手少阴	
未	6月	右足少阳		辛	右手太阴	
申	7月	右足少阴		壬	左手太阴	
酉	8月	右足太阴		癸	左手厥阴	
戌	9月	右足厥阴	两阴交尽	日生于火，故在上者为阳		
亥	10月	左足厥阴				
月生于水，在下者为阴						

从《灵枢·阴阳系日月》的时间逻辑上看，这篇文章应该是以年为单位，即十天干与十二地支所指的时间范围皆在一年以内，天干与地支并无六十甲子的配合，而是各行其是，各有所指；另外值得注意的是，文章既以经脉立论，根据古人"脉以应月"（《素问·移精变气论》）——经脉对应一年的月份——的观点，可以推知"十日"与"十二月"一样，都是指的月份。这极可能是"十月历法"与"十二月历法"并存的孓遗。从表（表2-2）上可以看到，"足之经脉，以应十二月"，十二地支分别对应子月、丑月、寅月、卯月等十二个月份，并分别对应足之十二经脉；同理，"手之十指，以应十日"，所指的"十

日"也应该是月份，即甲月、乙月、丙月、丁月等十个月份，其中时间对应空间，月份对应人体，后世不解这是两种历法并用以对应人体的阴阳经脉，故常致误读。

在十月历与十二月历之间曾经有个一段过渡时期，在这一时期，人们常将这两种历法混在一起使用，如前所引之《诗经·七月》就是这种情况：在十月"日为改岁"之后，即在"十月太阳历"结束之后，又继续使用"十二月历法"。诗云："一之日觱发，二之日栗烈。无衣无褐，何以卒岁？"这个"卒岁"，则是十二月历法的年底，而把十一月称为"一之日"，把十二月称为"二之日"，此或为历法过渡期之特点欤？《灵枢·阴阳系日月》的作者将两种历法同用，或为其时信而好古的风气使然？

另外，《灵枢·阴阳系日月》用所"系"之"日月"似在解决一个阴阳平衡的问题。因为在经脉与时间的关系上有一种"四经应四时，十二从应十二月，十二月应十二脉"（《素问·阴阳别论》）的说法，这种说法让经脉只与十二个月份相应，而"月生于水"，如此则阴气太过隆重，不符经脉有上有下、有阴有阳的实际情况，因此，《灵枢·阴阳系日月》则在"太阴十二月"的基础之上，参以"十月太阳历"，分别让手经与"十日"、足经与十二月进行联系，以使人体经脉的阴阳之气趋于平衡和协调。

虽然说"日生于火"、"月生于水"，但论中的"十日"已经不是太阳，十二月之"月"，也已经不是空间上盈虚圆缺的月亮，两者已经完全化为了一个时间的概念，尽管时空转换，但"日为德、月为刑"，即太阳属阳，有生生之德，月亮属阴，有刑杀之威之义却始终保持，毫不稍减。另外，在汉代"刑德是与阴阳概念有关的一种择日之术"①，并有一套颇为繁琐的推算方法，其术载于《汉书·艺文志》之《刑德》七卷，其书亡佚，其术不传，但其内容则于《灵枢·阴阳系日月》中可多少窥见："正月、二月、三月，人气在左，无刺左足之阳；四月、五月、六月，人气在右，无刺右足之阳；七月、八月、九月，人气在右，无刺右足之阴；十月、十一月、十二月，人气在左，无刺左足之阴"，这些"人气"所在之处对应者是"月"，则始终作为针灸的禁忌；与此相反，"日为德"，太阳为天地"生生之德"，其中蕴藏了造化的生机，蕴藏了生命的力量和节律，人的生活起居与之同步可以保持健康，因此"以应十日"的手经，它们感应于太阳，则没有类似的禁忌。

---

① 李零．中国方术正考［M］．北京：中华书局，2006：35.《汉书·术数略》五行类有《刑德》七卷就是讲这种术数，惜书已亡佚。

《灵枢·阴阳系日月》以"天为阳，地为阴，日为阳，月为阴"，划分了手足十一经脉的循行范围：足经走足不走手，手经走手不走足；另据"腰以上为天，腰以下为地"的分界，可能彼时的足经尚无胸腹躯干的部分。这一点与马王堆《足臂十一脉灸经》与《阴阳十一脉灸经》十分相似；另据，"其于五脏也，心为阳中之太阳，肺为阳中之少阴，肝为阴中之少阳，脾为阴中之至阴，肾为阴中之太阴"，则彼时的经脉似尚未与脏腑发生直接的联系，如心与经脉联系之后称"少阴"而不称"太阳"，肺与经脉发生联系后称"太阴"而不称"少阴"等，据此可见本篇所陈述的经脉更为古老。

篇中云："黄帝曰：五行以东方甲乙木王春，春者，苍色，主肝，肝者足厥阴也。今乃以甲为左手之少阳，不合于数，何也？岐伯曰：此天地之阴阳也，非四时五行之以次行也。"这句话的意思是：肝以四时五行而言，其数为八（见《素问·金匮真言论》），而此处肝属于"左手之少阳"或"阴中之少阳"所使用的不是五行之术数，即不是八（肝）、七（心）、五（脾）、九（肺）、六（肾）之河图数理，而是"天地阴阳之数"，即天五地六，"足之十二经脉以应十二月"、"手之十指，以应十日"的术数理论，也就是说，《灵枢·阴阳系日月》所论之感应对象是日月，而不是五行，因此不用河图数理。

本篇所载三阴三阳与《素问·六元正纪大论》所示之六气主气与月令的关系大不相同。在《素问·六元正纪大论》中，六气的主气是：初之气为厥阴风木，对应正月；二之气为少阴君火，对应二月、三月；三之气为少阳相火，对应五月、六月；四之气为太阴湿土，对应七月、八月；五之气为阳明燥金，对应九月、十月；终之气为太阳寒水，对应十一月、十二月（图2-15）。上半年属阳，厥阴在其中，下半年属阴，太阳在其中，似取阴阳互根之义，却与气候之寒暖相悖；反观《灵枢·阴阳系日月》阴阳消长的次序井然：一年之中，前六个月属阳，正月为少阳，二月为太阳，三、四月为阳明，五月为太阳，六月为少阳，阳气左右流转，由少渐多，由多渐少；后半年的六个月属阴，七月少阴，八月太阴，九、十月为厥阴，十一月为太阴，十二月为少阴，阴气亦左右流转，由少渐多，由多渐少，十二月的阴阳消长，似更符合气候变化的规律，这种将阴阳多少直接体现在气候变化之中的理论，是直接取法太阳、月亮，直接取法四季阴阳，气象古朴厚重，并且易知易懂，易于掌握。

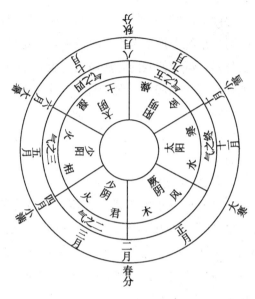

图 2-15　《素问·六元正纪大论》六气的主气

此外，关于厥阴与阳明。在《灵枢·阴阳系日月》中，太阴、少阴、厥阴与太阳、少阳、阳明相互对应，是对阴阳之气多少的说明，厥阴之阴气，尤如阳明之阳气，虽阴阳不同，但多少相当。《说文》："厥，发石也。"《荀子》："和之璧，井里之厥也，玉人琢之，为天子宝。""发石"就是从地下发掘石头。《素问·太阴阳明论》："阴者，地气。"阴指地气，厥阴乃地下之阴，谓阴气深藏，对应时间为九月、十月，即其宜也；厥阴之后尚有太阴，对应十一月、十二月，可见厥阴并非阴气之尽头。而《素问·六元正纪大论》让厥阴主气对应正月，具有阴尽阳生之义。

第三节　明堂——"色以应日"

明堂，是《黄帝内经》中常常提到的地方，后世注家多一笔带过，少有研究之兴趣。据《周礼·考工记·匠人》载："夏后氏世室……殷人重屋……周人明堂。度九尺之筵，南北七筵，堂崇一筵，五室，凡室二筵席。"传说中明堂渊源十分古老，可上溯于三代。学者叶舒宪认为明堂是一个具有象征性的建筑，与远古的太阳神崇拜有关。明堂取"天圆地方"之象，以太阳一年经历四方的阴阳变化作为基准建造而成，其设计原则与构造方式"与中国上古神话宇宙观的模型合若符契"①。如汉儒桓谭（23BC—50）《新论》曰：

"王者造明堂，上圆下方，以象天地。为四面堂，各从其色，以仿四方。天称明，故曰明堂。"

又如，东汉李尤《明堂铭》曰：

"布政之室，上圆下方。体则天地，在国之阳。窗达四设，流水洋洋。顺节行化，各居其房。春恤幼孤，夏进贤良。秋厉武人，冬谨关梁。"

明堂"在国之阳"，即在京城的南郊或南面，南面属阳，是祭祀太阳的地方；"上圆下方"取象于天圆地方；"为堂四面"，取象于东、南、西、北四方。明堂是一个时空合一的宇宙模型，四面代表春、夏、秋、冬四季，也就是太阳一年周行的方位，古人认为，国家的政策应该参照四季阳气的多少，如春天阳气初生宜于抚恤年幼的孤儿，夏天阳气盛大宜于荐举贤人，秋天阳气肃杀宜于秣马厉兵，冬天阳气潜藏宜于谨守城池、防止盗贼。

这个仿效宇宙模式的建筑极具神秘的力量。《淮南子·主术训》曰："明堂之制，有盖而无四方，风雨不能袭，寒暑不能伤。"明堂虽然四面无墙，但可使风雨远离，寒暑不侵。同一说法见于《淮南子·本经训》："是故古者明堂之制，下之润湿弗能及，上之雾露弗能入，四方之风弗能袭……堂大足以周旋理文，静洁足以享上帝，礼鬼神，以示民知俭节。"古人在明堂建设中暗藏数理作为感应天地阴阳之媒介。如《周礼·考工记·匠人》载："（明堂）度九尺之筵，南北七筵，堂崇一筵，五室，凡室二筵席。"明堂共五室，每室二筵，以符天数（5×2＝10。天有十日）。而《大戴礼记》载："明堂者，古有之也。凡九室，一室而有四户八牖。总三十六户，七十二牖。以茅盖屋，上圆下方，所以朝诸侯。其外有水，名曰辟雍。"这是另一种说法：明堂当有六六三十六户、八九七十二牖，这是六六、八九之数，也很符合"天以六为节，地以九制会"的术数原理。

明堂建制似并无统一的标准，古书所载在户型大小与室牖多少方面并不一致，所以"上（汉武帝）欲治明堂奉高旁，未晓其制度"（《汉书·郊祀志》）。虽然汉代的人已经不甚了然明堂具体的设计方案了，但总的原则是知道的，即以屋顶之圆盖来表现"天圆"，用屋的四面来体现四方，并且，"其外有水"，代表大地四方之外为海，受大水所环绕。

今天的学者认为，中国帝王主持的明堂其作用与埃及的金字塔十分相似，都与远古人类的太阳祭祀有关。帝王居于明堂之中，也就处于宇宙模型的中

---

① 叶舒宪. 中国神话哲学［M］. 北京：中国社会科学出版社，1992：150.

间，他的举止动静感应于天地，一体于阴阳。汉代佚名之《三辅黄图》曰："明堂者，天道之堂也，所以顺四时，行月令，宗祀先王，祭五帝，故谓之明堂。"帝王居于明堂之中，以天道的名义，制作礼乐，宣扬教化，朝会诸侯，祭祀祖先或崇拜鬼神，这是一个能使王道流转的地方，天子的举动得体，则一年风调雨顺，五谷丰登，国泰民安。正如李约瑟所说："祭天之时，皇帝位于'明堂'，身穿合于节令的礼服，面向某一固定的方向，然后在配合于当时之音乐声中举行仪式，这些仪式无不象征着天地一体的观念。"①

《黄帝内经》是以黄帝与岐伯、雷公、少俞等人问答的方式写成，而问答的地点则是明堂。

《素问·五运行大论》曰："黄帝坐明堂，始正天纲，临观八极，考建五常。"

《素问·著至教论》曰："黄帝坐明堂，召雷公而问之曰：子知医之道乎？雷公对曰：诵而颇能解，解而未能别，别而未能明，明而未能彰，足以治群僚，不足至侯王。愿得受树天之度，四时阴阳合之，别星辰与日月光，以彰经术，后世益明，上通神农，著至教，疑于二皇。帝曰：善。无失之，此皆阴阳表里上下雌雄相输应也，而道上知天文，下知地理，中知人事，可以长久，以教众庶，亦不疑殆，医道论篇，可传后世，可以为宝。"

在汉人的想象之中，黄帝坐在"四面无墙"的明堂之中，"临观八极"，考察日月的运行，目睹四时五行的变化，周知天文、地理、人事，因而是讨论医道的理想场所。

《孔子家语·观周》："孔子观乎明堂，睹四门墉，有尧舜之容、桀纣之象，而各有善恶之状、兴废之诫焉。"据此可见，孔子时代的明堂里画有历代圣贤和暴君的形象，予以褒功挞过，作为历代兴衰的鉴戒。据此推想，古人出于"正天纲"、"彰经术"的需要，明堂之中极可能陈列了一些能够体现当时科技最高成就的仪器或文献，如汉代则有地震仪、浑天仪之类。因此，据《内经》的作者想象，岐伯、雷公、少俞等人可以运用明堂里面陈设的仪器"受树天之度"，计算天度气数，观察、分辨"星辰与日月"的运行情况，根据人体与宇宙的同构原则，考察脏腑、气血、经脉的生理功能，讨论天人之间"阴阳表里上下雌雄相输应"的道理，据以建立藏象学说。"输应"，全应，指天人之间完全对应。《逸周书·大匡》曰："明堂所以明道，明道惟法。"即此之谓也。

天人同构就是将日月星辰、四时八风、江河湖海与人体组织进行比拟，找

---

① 李约瑟. 中国古代科学思想史［M］. 南昌：江西人民出版社，2000：360.

出其间的对应关系，如"天有阴阳，人有十二节。天有寒暑，人有虚实"（《素问·宝命全形论》）之类，而其中有一个值得特别注意的情况，那就是将明堂对应于人的鼻子，篇中明确指出："明堂者鼻也。"在天地间，明堂不是自然界的物象，而是一个人工建筑，将其对应鼻子似乎有点不同寻常。其说见于《灵枢·五色》：

"雷公问于黄帝曰：五色独决于明堂乎？小子未知其所谓也。黄帝曰：明堂者鼻也，阙者眉间也，庭者，颜也，蕃者颊侧也，蔽者耳门也，其间欲方大，去之十步，皆见于外，如是者，寿必中百岁。雷公曰：五官之辨奈何？黄帝曰：明堂骨高以起，平以直，五脏次于中央，六腑挟其两侧，首面上于阙庭，王宫在于下极，五脏安于胸中，真色以致，病色不见，明堂润泽以清，五官恶得无辨乎？雷公曰：其不辨者，可得闻乎？黄帝曰：五色之见也，各出其色部。（其）部骨陷者，必不免于病矣。其色部乘袭者，虽病甚，不死矣。雷公曰：官五色奈何？黄帝曰：青黑为痛，黄赤为热，白为寒，是谓五官。"

黄帝本身就是日神，就代表太阳（见本书"卫气与太阳的同步感应"），并在此祭祀太阳。这一点很像埃及法老所扮演的角色。"明堂者，鼻也"，在"平以直"的颜面之上，有"骨高以起"的鼻子。鼻子既为明堂，鼻子的四周就成为了太阳照耀物四方，也就是说，鼻子四周的色泽感应于四时，对应于脏腑："五脏次于中央，六腑挟其两侧"。另一方面，医道的疑惑须决于黄帝，也就是决于明堂。依据这样一个道理，面部五色的善恶，须取决于鼻子的气色；在疾病过程中，只要"明堂润泽以清"——鼻孔润泽——则"病色不见"，身体大致健康。

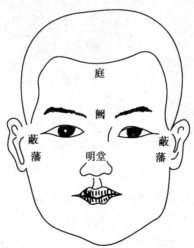

图 2-16　《灵枢·五色》面部明堂图

鼻子既为明堂，其四周皆以建筑物命名，因而推想这些建筑原本附属于明堂。这是很有意思的。

在人的颜面上（图 2-16），额头朝向南方，下巴朝向北方。明堂（鼻子）四周为庭，所谓庭，指的地坪。《诗·魏风·伐檀》："胡瞻尔庭有县狟兮。"陶渊明《归去来分辞》："眄庭柯以怡颜"，"庭者，颜也"，明堂之庭对应于圆形的面部；明堂的南面有"阙"。"阙"，是西汉时期的标志性建筑（图 2-17），对应于人面的"眉间"，这是两眉之间的位置。后世称其处为印堂，似仍多少残留有汉阙的影子；藩，《说文》："屏也。"指藩篱屏障，即用荆棘做成的篱笆，对应人之面颊；蔽，《说文》："小草。"据此，"庭"的边缘乃是野草和荆棘，取象于大地莽莽榛榛，天地初辟之象，对应于人面的"颊侧"与"耳门"，即两侧耳角的鬓发，有络腮胡子者更为形似。据此可见，"庭"之四面并无围墙，五代时期聂崇义《三礼图·明堂图》（图 2-18）在明堂四周画上围墙显然与明堂之原型不符，并且该图不见有汉阙的位置。但此图影响较大，后世之明堂图多以此为蓝本。另外，明堂原本"四面有水"，当然无法在颜面找到对应之处。

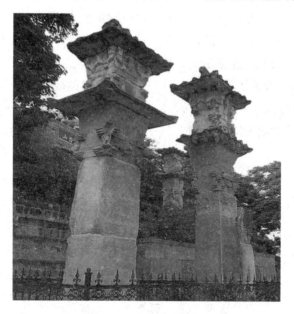

图 2-17　四川渠县汉阙

太阳随天道左转，其东南西北则对应于颜面——鼻子——之上下左右。"王宫在于下极，五脏安于胸中"，是说鼻子的"下极"（颜面之外下方）是"王宫"，亦即胸廓，五脏"安于"其中。这与汉代李尤《明堂铭》所云明堂"在国之阳"的说法即明堂位于都城的南面是一致的。另据"王宫"一词推测，

《灵枢·五色》所描述的明堂当在中国的帝制建立之前，也就是秦汉之前的春秋战国时期。

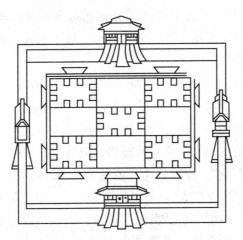

图 2-18　五代聂崇义《三礼图·明堂图》

　　颜面望诊是中医望诊的重要部分。太阳运行的色彩变幻以及赋予的生命信息分布于"明堂"的四周——东曰"青阳"、南有"朱明"、西曰"西颢"、北为"玄冥"，与之对应，脏腑的色泽同样分布在鼻子的四周，即整个颜面，据古人的方位划分就是：左东右西，上南下北，对应左肝右肺，上心下肾。这样，"五色之见也，各出其色部"，医生藉"色部"的色泽得知疾病部位，察看脏腑虚实，并由此推测疾病的性质。如果主病部位于五行的生克关系上有乘袭之色，如心部见黄，肝部见赤，肺部见黑，肾部见青等，此为子之气色，乘袭母部，症情虽重，预后尚好，如其部有"骨陷"的情况，则预后不良。

　　此外，明堂五色之说还见于《灵枢·五阅五使》，录之于此，以便与《灵枢·五色》作对照之研究。其词曰：

　　"黄帝问于岐伯曰：余闻刺有五官五阅，以观五气。五气者，五脏之使也，五时之付也。愿闻其五使当安出？岐伯曰：五官者，五脏之阅也。黄帝曰：愿闻其所出，令可为常。岐伯曰：脉出于气口，色见于明堂，五色更出，以应五时，各如其常，经气入脏，必当治里。

　　"帝曰：善。五色独决于明堂乎？岐伯曰：五官已辨，阙庭必张，乃立明堂。明堂广大，蕃蔽见外，方壁高基，引垂居外，五色乃治，平博广大，寿中百岁。见此者，刺之必已，如是之人者，血气有余，肌肉坚致，故可苦以针。

　　"黄帝曰：愿闻五官。岐伯曰：鼻者，肺之官也；目者，肝之官也；口唇者，脾之官也；舌者，心之官也；耳者，肾之官也。黄帝曰：以官何候？岐伯曰：以候五脏。故肺病者，喘息鼻张；肝病者，眦青；脾病者，唇黄；心病者，舌卷短，颧赤；肾病者，颧与颜黑。

"黄帝曰：五脉安出，五色安见，其常色殆者如何？岐伯曰：五官不辨，阙庭不张，小其明堂，蕃蔽不见，又埤其墙，墙下无基，垂角去外，如是者，虽平常殆，况加疾哉！

"黄帝曰：五色之见于明堂，以观五脏之气，左右高下，各有形乎？岐伯曰：腑脏之在中也，各以次舍，左右上下，各如其度也。"

本篇虽说"五色独决于明堂"，但明堂的意义与《灵枢·五色》稍有不同。明堂原指鼻子，此处的词义似乎有所转移，应该包括了鼻子在内的整个面部。此谓"五色之见于明堂"，应该是说五色见于鼻子的四周，如果仅指鼻子，则不可能有"五色"。"明堂广大"，是说脸庞阔大，而不是鼻子"广大"。因为面部阔大，所以"阙"（两眉间的部位）与"庭"（指阙以上的额部，因其在上，后世称为天庭）也不能小器，所谓"天庭饱满"是也。"阙庭必张"，张，《广雅》："大也。"《诗·大雅》："孔修且张。""蕃蔽"，明堂外的荆棘篱笆之类，对应于两颊及耳门。这部分应该"方大"突出，很显眼，"去之十步，皆见于外"。本篇较之《灵枢·五色》多了"方壁高基"和"引垂居外"等内容，据信这些都是明堂的附属建筑；壁与基，对应人之下颚部，是说肌肉方阔，下颚高厚隆满；"引垂居外"，谓下颚连接的耳垂，悬于面之两侧。本来耳为肾之官，篇中诊察肾病不在耳而在颧，大约因为耳朵悬垂于颜面之外，不在明堂五色的望诊范围之中吧。

修建明堂必然是先平地基，修筑周围的平地，然后再建明堂。这种先后秩序反映在面部就是"五官已辨，阙庭必张，乃立明堂"（此处明堂又指鼻子），因此，面部望诊的次序应该：先辨五官的色泽，其次看颜面，最后才对鼻子进行望诊，这才是"五色决于明堂"的正解。五官乃"五脏之阅"，一旦五官之色泽异常，对应的脏腑往往会出现各种症状：肺病"喘息鼻张"，脾病"唇黄"，肝病"眦青"，肾病"颧与颜黑"等。

五官的位置和气象还能反映人体的先天禀赋和后天的健康状况。一般说来，天庭饱满，地角方圆，耳垂较长的人，先天禀赋较好，身体较为健康，寿命也较长——"如是之人者，血气有余，肌肉坚致，故可苦以针"。这种面相的人体质壮实，能够承受针灸治疗（古代常用直接灸，即化脓灸，需要有良好的体质）；反之，如果"阙庭不张，小其明堂，蕃蔽不见，又埤其墙，墙下无基，垂角去外"，也就是说，头额低矮，五官之间的位置狭窄，鼻子不大，胡子头发稀疏，面部肌肉较少，下巴尖削，这种面相的人多半先天不足，身体素质较差，经受不起疾病的折磨。

"脉出于气口，色见于明堂"，生命的气息来自于"脉口"，来自于肺气的呼吸与吐故纳新，而生命之色泽则呈现于颜面，呈现于"明堂"之上。太阳幻化之五色，应于五季，人面则"五色更出，以应五时"，时空交相感通，天人彼此相应，于是青、赤、黄、白、黑，五色见于人之颜面，所以说五色为"五时之付也"。付，依附，附属。《管子·正第四十三》："致德，其民和平以静；致道，其民付而不争。"由于时空一体，五色与五时合而为一。从颜面所看到的不仅是五色，其中还蕴涵了大量的时空信息。

《灵枢·五阅五使》反复说到"以观五气"、"以观五脏之气"，似受汉代"形法"（通过人的外表气度判断其体质、性情的方法。见本书"秦汉术数概况"一节）望气相面的影响。与《灵枢·五色》相比，本篇的明堂扩大到面部，又增加了"基"、"墙"、"壁"等处，此或可说明本篇在时间上较为晚出。

中医之天地阴阳之说肇始于人类对于日光和月相的观察和体验，其结果分别成为了望诊和切诊的基础。《素问·移精变气论》曰：

"上古使僦贷季理色脉而通神明，合之金木水火土四时八风六合，不离其常，变化相移，以观其妙，以知其要，欲知其要，则色脉是矣。色以应日，脉以应月，常求其要，则其要也。夫色之变化，以应四时之脉，此上帝之所贵，以合于神明也。"

"色以应日"体现在面部的色泽上，"脉以应月"则反映在三部九候的脉象上，一者感应于太阳，一者感应于月相，阴阳交感能"合于神明"，并与宇宙精神相通应；"色脉"与日月之间的感应，一者望而得之，一者切而得之，因而中医诊病既在考察人体色脉，又在考察天地阴阳，既在考察"金木水火土四时八风六合"，又在考察五脏六腑经脉气血，既是黄帝在明堂之中考察天象，又是医生综合色脉的信息做出诊断，这是处于主客一体的境域之中才能体验到的一种特殊的表达方式。古人要求诊病治疗必须泯去人我的区别，入于心物一元之境，以此消除物我之界限，此之谓"得一"，只有在"得一"的境域中，才能够"合于神明"，因而在语言的表达上常具有亦此亦彼，物我兼及的特点。

明堂（颜面）的意义不仅在于察颜观色，而且还是一个生理病理信息的综合部，四时八风对于人体脏腑的感应情况，腧穴反映的证候、脉象的快慢、证情的真伪以及是否具有临床意义等均须一裁于"明堂"。

《灵枢·官能》曰："明于五腧，徐疾所在，屈伸出入，皆有条理。言阴与阳，合于五行，五脏六腑，亦有所藏，四时八风，尽有阴阳，各得其位，合于明堂，各处色部，五脏六腑。察其所痛，左右上下。知其寒温，何经所在。"

"五腧"，即五输穴，位于人体肘膝关节以下的井、荥、输、经、合五个穴位。其"合于明堂"云云，则五输穴不仅可用于治疗而且还具有诊断意义。其实，五输穴中的一些腧穴本身就是可以触及的动脉，如太渊、经渠、太冲之类，而一些腧穴在疾病时会出现明显按压痛，具有"应在中而痛解"（《灵枢·背腧》）的阳性反映。所以，当颜面的"色部"发现阳性体征时，即可对照腧穴的阳性反应，了解疾病之"何经所在"，既有益于诊断，又有益于治疗。这或者正是针灸古书常将明堂与孔穴联系起来称为"明堂孔穴"的原因吧①。

《素问·疏五过论》曰："治病之道，气内为宝，循求其理，求之不得，过在表里。守数据治，无失俞理，能行此术，终身不殆。不知俞理，五脏菀熟，痛发六腑。诊病不审，是谓失常，谨守此治，与经相明，《上经》、《下经》，揆度阴阳，奇恒五中，决以明堂，审于终始，可以横行。"

在针刺治病的过程中同时审视面部色泽的变化，是古代的常规诊疗方法。《灵枢·九针十二原》曰："方刺之时，必在悬阳，及与两衡。神属勿去。""悬阳"，指眼睛，谓两目高悬；"衡"，眉目之间。《蔡邕·释诲》："扬衡含笑。"《左思·魏都赋》："盱衡而诰。""两衡"指两目与眉毛之间的部位。也就是说，针刺尤须观察眼神及眉目之间的变化——此部位属于《灵枢·五阅五使》的明堂——这样才能随时把握针刺得气（"气内"）、气行的反映，才能够及时发现和处理晕针、滞针以及针灸发生的意外情况。

色脉合参，并求之于颜面之表与经脉之里，是谓表里相参，古人称之为"揆度阴阳"，而揆度之结果须一裁于"明堂"，即一裁于面部色泽的情况。此外，针刺中病与否，中病的程度如何，亦须"决于明堂"。明堂既是黄帝探究医道的场所，其所对应的颜面也应该是一个伺望健康、诊断疾病、观察病情以及评估针刺效应的综合去处。

大约古人认为，明堂五色包含了脏腑、经脉、气血以及人体健康状况等多个方面的信息，因而望色是较切脉更为直接的诊断方法。《难经·六十一难》云："望而知之谓之神。"这句话说明了明堂伺望的重要作用，同时，望之以神才能"知之"如神，据此推测，古代那些好的医生应更多地受益于望诊。《素问·玉版论要》曰：

"黄帝问曰：余闻《揆度》《奇恒》，所指不同，用之奈何？岐伯对曰：《揆度》者，度病之浅深也。《奇恒》者，言奇病也。请言道之至数，《五色》《脉变》，《揆度》《奇恒》，道在于一，神转不回，回则不转，乃失其机。至数之

---

① 皇甫谧《黄帝针灸甲乙经序》："又有《明堂孔穴针灸治要》，皆黄帝、岐伯选事也。"其书已佚。

要，迫近以微，著之玉版，命曰合玉机。"

揆度，意谓揣测。"奇恒"为一偏义复词，偏义于"奇"，即异常的情况，即所谓"言奇病也"。"揆度奇恒"意谓综合色脉的反常情况以便对疾病做出正确诊断。在诊断上，古人强调"道在于一"，医生须入于心物合一之境，因而这种诊断在思维层面上不是分析性的，而是在综合色脉资料的基础之上，发挥悟性，而悟性全在于神气的运转，其机之来也，有如电光石火，一闪即过，因而有"神转不回，回则不转，乃失其机"之语。这是古人对于感悟思维大有体味之谈。

历代注家对于"神转不回"不得确解，不知此语表达了神气运行具有的圆转之象。《易·系辞》上："著之德，圆而神。"神气之用，与道相合常呈圆象。钱钟书在《管锥编》"喻圆之多义"中指出，古人"以圆转形容天运、道心之周流灵活"①。对于神气具有圆转之象，古人论述较多，应该是一种较为普遍的观点。摘引如下：

《文子·自然》："天道默默……智不能得，轮转无端……惟道无胜……轮转无穷。"

《鹖冠子·环流》："物极必反，命曰环流。"

《荀子·王制》："始则终，终则始，若环之无端也。"

《吕氏春秋·大乐》："天地车轮，终则复始，极则复反"，又《圆道》："圆周复杂，无所稽留"，又《博志》："全则必缺，极则必反，盈则必亏"。

《淮南子·主术训》："智欲圆者，环复转运，终始无端。"

古人喜欢用圆形以喻道，天道如"轮转"之圆，事物终始如"车轮"之圆，智者的思想如"环复"之圆，并且，这种"圆象思维"似乎中外一理，在人类思维中具有共通性。钱钟书说："黑格尔之以圆形拟状也。柏拉图早谓理智之运转（la révolution de l'Intellect）作圆相（une image des cercles）。"②中医认为人体经脉的构造上应天道，同步于天体的运行，其"流行不止，环周不休"（《素问·举痛论》），亦呈圆转之象。不仅如此，上工之诊疾刺病，"法天则地，随应而动"（《素问·宝命全形论》）皆如道之周流而呈圆象。

神之转圆还见于《素问·遗篇·刺法论》曰："十二脏之相使，神失位，使神彩之不圆。"《素问·遗篇·本病论》也说："人犯五神易位，即神光不圆也。"圆转出自于天心道机之用，是古人诊疾视病的特别体验，非个中人难以

---

① 钱钟书.管锥篇-第三册［M］.北京：中华书局，1999：921.

② 钱钟书.管锥编-第三册［M］.北京：中华书局，1999：447.

评说，但就其浅易的层次上看，"色见于明堂，五色更出"，"容色见上下左右"（《素问·玉版论要》）等，均可视为感应太阳运动而呈现出来的转圆之象。不过，有望诊经验的人都知道，面部色泽多从整体上掌握，所以后世的中医只撷取其中具有临床意义的部分，这部分内容不多，那就是："青黑为痛，黄赤为热，白为寒。"

将明堂对应于鼻子，又将颜面对应于明堂，其旨皆在考察太阳之运行四方与颜面五色的关系，从中可以看到中医望诊取象于太阳、感应于太阳，而后世医家则昧于感通之理，不知明堂的深刻含意，因而只知色脉，不知蕴藏其后的太阳运行之象，是不明世界生命之本源也。清代学者徐发在所著《天元历理》中云："古人观象以立法，后人为法以求象。"今人本末倒置，诚然有之也。

第四节　音声共振——直观之感应

古代的中国人很早就注意到音声的共振现象了。两千多年前的庄子（369BC—286BC）就说："于是，为之调瑟，废（放置）于一堂，废于一室，鼓宫宫动，鼓角角动，音律同也。"（《庄子·徐无鬼》）鼓，动词，意谓弹奏。瑟，是古代的一种乐器，上有二十五弦。古人发现，在客厅和内室分别放上两张瑟，如果拨动其中一张的宫弦，另一张的宫弦亦会随之振动；拨动角弦或其他五音弦时也会发生类似的现象。

音声共振非常直观，不但能听到，如果用手指触及琴弦还能切实地感受到振动。古人认为这一现象十分神奇，经常将其作为感应存在于天地之间真实不虚之典型事例。音声共振的原理是同气相感，是气类相同的事物之间所具有的互渗、趋同作用所致。如《吕氏春秋·有始》曰：

"类固相召，气同则合，声比则应。鼓宫而宫动，鼓角而角动。平地注水，水流湿；均薪施火，火就燥；山云草莽，水云鱼鳞，旱云烟火，雨云水波，无不皆类其所生以示人。"

比，和也。《周礼·春官》："人辨九巫之名……六曰巫比。"《注》："巫读为筮，比谓筮与民和比也。""声比"，指音声相和，即产生共振。音声共振之于同气相应，其情形就如水流湿、火就燥一样的自然。

西汉大儒董仲舒在其所著《春秋繁露·同类相动》中也对音声相感这一现象做了专门的阐述，他说：

"今平地注水，去燥就湿；均薪施火，去湿就燥；百物去其所与异，而从其所与同。故气同则会，声比则应，其验皦然也。试调琴瑟而错之，鼓其宫，则他宫应之，鼓其商，而他商应之，五音比而自鸣，非有神，其数然也。美事召美类，恶事召恶类，类之相应而起也，如马鸣则马应之，牛鸣则牛应之。"

董氏在前人的基础上指出了形成音声共振的原因乃是"其数然也"，即在共振音声的内部具有相同数字的规定性。这一点非常重要。数，即术数。术数之学盛行于汉代，董氏将音声共振归之于"数"显然受到其时学术氛围的影响。

宋代科学家沈括（1031—1095）曾用实验的方法以验证音声共振的真伪，结果真实不虚。这个实验载于所著的《梦溪笔谈·补笔谈·卷一》中：

"琴瑟弦皆有应声：宫弦则应少宫，商弦则应少商，其余皆隔四相应。今曲中有（应）声者，须依次用之。欲知其应者，先调诸弦令和，乃翦纸人加弦上，鼓其应弦，则纸人跃，他弦即不动。声律高下苟同，虽在他琴鼓之，应弦亦震，此之谓'正声'。"

音声共振发生在互成高低八度的两根琴弦之间，而瑟的八度相距四弦，即所谓"隔四相应"。由于音声的振动或不易观察，沈括剪纸成人形，缚于弦上，当共振发生时，纸人就会跳跃。他在实验中看到，角、徵、宫、商、羽五音之间并不相互感应，共振发生于间隔的四弦之上，即发生在同一音律之内的宫与少宫、商与少商之间，这与同气相感的原理正相符合①。

这个实验使音声共振现象非常具有直观性，使人对于感应发生的原理深信不疑。大约因此之故，《内经》常将五音置于五行所属的事象之首——此常为注家忽视者，用以强调音声感应在藏象学说中的重要作用。

《灵枢·经别》曰："余闻人之合于天道也，内有五脏，以应五音、五色、五时、五味、五位也。"

《素问·脉要精微论》："补泻勿失，与天地如一，得一之情，以知死生。是故声合五音，色合五行，脉合阴阳。"

《素问·针解》："夫一天、二地、三人、四时、五音、六律、七星、八风、九野，身形亦应之。"

《灵枢·邪客》："天有五音，人有五脏；天有六律，人有六腑。"

其中的"应"与"合"皆指感应。五行事物以五音为始，依次而及于五

---

① 《淮南子·齐俗训》："故叩宫而宫应，弹角而角动，此同音之相应也。其于五音无所比，而二十五弦皆应，此不传之道也。"今天的学者发现："如果改调五音之外的某一根弦，它发出的声音、除基音之外还有若干泛音组成，如果泛音的数量很多，分别与瑟上的25根弦的固有频率相等，那么这根弦被拨动以后，其余的25根弦都会震动。"张娟．伟大的音乐科学家——沈括［J］．黄河之声，2004，216（3）：12.

色、五时、五味、五位、五脏、五体、五官等，如此安排可以视为人体生理的本质是以感通为用，脏腑、经脉、气血、组织之间的功能联系始悟于音声之相感，后得之于生命的体验。藏象以五脏为核心，五脏应五方，上应河图之数，分别为八（肝）、七（心）、脾（五）、九（肺）、六（肾），如此则肝与所属之筋、目、爪等组织皆为八数，应于角音；心与所属之脉等组织皆为七数，应于徵音；脾与所属之口、肌肉皆为五数，应于宫音；肺与所属之皮毛、鼻孔皆为九数，皆应于商音；肾与所属组织皆为六数，应于羽音。应数，是说组织形态不同，功能作用不同，但其内部所具有的数字的规定性却是一样的。如肝之于筋，心之于脉，肺之于皮毛等，其间因同气而共振；而肝、心、脾、肺、肾之间虽然气数不同，不能共振，却能和谐齐鸣，"和则生物"（《国语·郑语》），因五音的齐奏而形成了生命的交响乐。

五音与五脏之间的感应听不到、看不到、摸不到，但古人却能"意识"到这一现象的存在，甚是值得注意。《素问·五脏生成》曰：

"五脏之象，可以类推；五脏相音，可以意识；五色微诊，可以目察；能合脉色，可以万全。"

《灵枢·本神》："心有所忆谓之意。"据此，"意识"就是心志的感觉活动，也就是说，通过内观反视可以体验到五脏与五音的感应，不过这种体验非"治神"有得者不可轻言，一般的人很难领会和了解。另一方面，疾病可以从音声上反映出来，此人所共知，也是中医闻诊的理论基础。《素问·玉机真脏论》曰："上气见血，下闻病音。"中医诊断不仅要求"合脉色"，结合望诊与切脉，而且还要参照闻诊之所得，综合各方面信息而得出结论。

古时声与音不同。《礼记·乐记》说："情动于中，故形于声。声成文，谓之音。"凡振荡空气即可发而为"声"，而"音"则不同，它是有"文"之声，音之振动具有一定的规律性。因此，古人将呼、笑、歌、哭、呻称为五声，而将角、徵、宫、商、羽称为五音，可见音乃为乐音，乐音可以"意识"，声则否。不仅如此，古人还认为通过五音可以"意识"到一些社会、人事的重大事象。如《礼记·乐记》曰：

"宫为君，商为臣，角为民，徵为事，羽为物。五者不乱，则无怙懘之音矣。"

五音的频率取决于其中的数理。数多者为浊，少者为清；浊者尊，清者卑。五音始于宫，为数八十一，属土，其音最浊，数亦最尊，应于九九，为君之象。商数七十二，属金，商音次浊，数应九八，故为臣之象。角数六十四，属木，其音清浊适中，数应八八，为民之象。徵数五十四，属火，其音微清，数应六九,为事之象。羽数四十八,属水,其音最清,数应六八,是为物之象(参见《礼记·月令》郑玄注)。

音本无形,古人将其拟于事象,转化为"音象",以易于识别,盖音声难于比况,事象易于明白。由于"意识"不同,五音形成的物象亦因事因时因人而异。如《礼记》将五音拟象为儒家的君臣,而中医学则将五音拟象于不同型类的人体和经脉。如《灵枢·阴阳二十五人》:"火形之人,比于上徵";《灵枢·本输》曰:"肺出于少商,少商者,手大指端内侧也,为井木。"

古代音乐是一个非常复杂的系统,而五音对应五脏只是其中最为基本的形式。音与律应才能构成旋律,也就是"乐",今天叫作乐章,只有乐章才堪与人体的动态生命发生感应。

《礼记·乐记》曰:"凡音之起,由人心生也。人心之动,物使之然也。感于物而动,故形于声。声相应。故生变;变成方,谓之音。比音而乐之,及干戚羽旄,谓之乐。"

乐乃心之所由,出于人的"意识"。虽乐出于心,但"人心之动,物使之然",心识的旋律会受到天地、时序等外部环境的影响。如《素问·刺法论》曰:"天地不合,即律吕音异……时序不令,即音律非从,如此三年,变大疫也……天地不合,即律吕音异……欲至将合,音律先同。"从总体上看,礼贵于序,乐贵于和①。天人相应,因而正常的人体,必然是一个有序的生命,有序的生命必然阴平阳秘、气血流畅宁静,应于音律必然和谐动听。大约出于这种考虑,《灵枢·五音五味》将手足十二经脉与音律进行了对应,似乎是想让人们一听生命的旋律。摘其要者曰:

"右徵与少徵,调右手太阳上。左商与左徵,调左手阳明上。少徵与大宫,调左手阳明上。右角与大角,调右足少阳下。大徵与少徵,调左手太阳上。众羽与少羽,调右足太阳下。少商与右商,调右手太阳下。桎羽与众羽,调右足太阳下。少宫与大宫,调右足阳明下。判角与少角,调右足少阳下。钛商与上商,调右足阳明下。钛商与上角,调左足太阳下。

"上徵与右徵同,谷麦,畜羊,果杏,手少阴,脏心,色赤,味苦,时夏。上羽与大羽同,谷大豆,畜彘,果栗,足少阴,脏肾,色黑,味咸,时冬。上宫与大宫同,谷稷,畜牛,果枣,足太阴,脏脾,色黄,味甘,时季夏。上商与右商同,谷黍,畜鸡,果桃,手太阴,脏肺,色白,味辛,时秋。上角与大角同,谷麻,畜犬,果李,足厥阴,脏肝,色青,味酸,时春。

---

① 儒家认为音乐贵和,如《礼记·乐记》:"乐者天地之和也。"

"大宫与上角同，右足阳明上。左角与大角同，左足阳明上。少羽与大羽同，右足太阳下。左商与右商同，左手阳明上。加宫与大宫同，左足少阳上。质判与大宫同，左手太阳下。判角与大角同，左足少阳下。大羽与大角同，右足太阳上。大角与大宫同，右足少阳上。"

秦汉时期最具代表性的乐器是瑟与筑篌。相传远古的瑟是五十弦，《汉书·郊祀记》载："太帝命素女鼓五十弦瑟，悲，帝禁不能止，故破其瑟为二十五弦。"大约因此之故，汉瑟设为二十五弦（图 2-19）。《史记·孝武本纪》："于是塞南越，祷祠太一，后土，始用乐舞，益召歌儿，作二十五弦及筑篌琴瑟自此起。"从术数上看，将瑟制成二十五弦的目的是为了与天数相符。《易·系辞上》曰："天数二十有五。"因而不仅瑟为二十五弦，筑篌、琴等古代乐器皆由二十五弦构成。

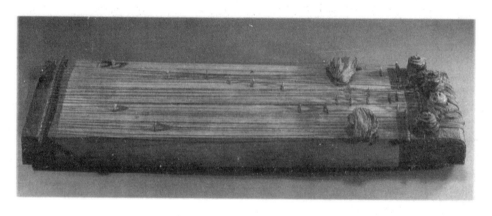

图 2-19 西汉黑漆二十五弦瑟（藏于湖南长沙博物馆）

文中谓"右徵与少徵，调右手太阳上。左商与左徵，调左手阳明上……"云云，"调"，《说文》："和也。"《礼·月令》："仲夏调竽笙筑篌。"音乐能与经脉相和，相和的基础就是感应。全句意思是说，在五音相感的作用中，右徵、少徵之音能够调和右手太阳经脉上部的气血，左商、左徵之音能够调和左手阳明经脉上部的气血。古乐中的"左""右"往往与弹奏乐器的左右手有关，故左右的琴弦能分别对应人体经脉，二十五弦能够分别感应十二经脉的对应部分。

学者李纯一先生对长沙马王堆出土的西汉古瑟进行了研究，经测量发现，"马王堆一号汉墓出土的瑟，全长 115 厘米，具一条首岳、三条尾岳、二十五弦及四个拴弦的柄。二十五弦被外、中、内尾岳分成 9、7、9 三组，中间 7 根，弦径较粗，由 1.9 毫米递减到 1.2 毫米，内、外各 9 根，弦径渐细，由

1.2毫米递减到0.6毫米或0.5毫米，弦由尾岳弦孔穿出尾越，绕过瑟尾，拴于尾面的四个弦枘上，（图2-20）"①。

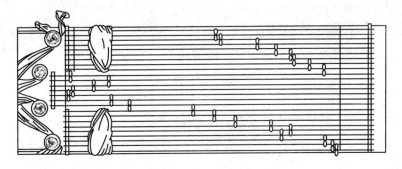

图2-20　马王堆西汉古瑟俯视图

学者丁承运在李纯一的研究基础之上，认为"根据内十六弦弦径的配置来看，由粗弦1.9毫米，到最细弦0.5毫米，基本是以0.1毫米的差数递减的。很显然，内、外九弦弦径的差异绝不会是偶然地疏忽，而是刻意地安排，弦音越低，弦径越粗，外九弦弦径大多略粗于内九弦相应的瑟弦，显示着它的调弦是低于相应的内九弦的。"②（图2-21）

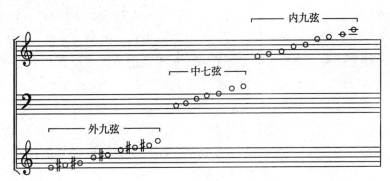

图2-21　古瑟弦径差异

从乐理的角度上考察，乐音无论古今就12个音，它们分别是：C、C♯、D、D♯、E、F、F♯、G、G♯、A、A♯、B，然后以它们的高低八度不断重复，使得音乐的变化，不可胜穷。现据图2-21所列马王堆汉瑟二十五弦之排列，用以对照《灵枢·五音五味》所载之二十五音，将其填入外、中、内三个组中，结果如下：

---

① 李纯一. 汉瑟和楚瑟调弦的探索［J］. 考古，1974（1）：22.

② 丁承运. 古瑟调弦与旋宫法钩沉［J］. 音乐研究，2002，12（4）：47.

1. 内九弦（由下往上）

以上宫 D（re 简谱的 2）为轴，上面的 4、5、6、1 重复下面的 4、5、6、i，此即所谓阴阳相生，左右旋转。

上商 F（fa 简谱的 4）、少羽 G（sol 简谱的 5）、左角宫 A（la 简谱的 6）；少宫 C（dol 简谱的 1）、上宫 D（re 简谱的 2）、上商 F（fa 简谱的 4）、少羽 G（sol 简谱的 5）、左角宫 A（la 简谱的 6）；少宫 C（dol 简谱的 1）；

2. 中七弦（由下往上）

少宫 C（dol 简谱的 1）、上宫 D（re 简谱的 2）、大宫 F（fa 简谱的 4）、加宫 G（sol 简谱的 5）、左角宫 A（la 简谱的 6）；少宫 C（dol 简谱的 1）、上宫 D（re 简谱的 2）；

3. 外九弦（任然是由下往上）以柽羽 C♯（简谱的♯1）为轴，上面的 3、♯4、♯5、7 重复下面的 3、♯4、♯5、7。亦具阴阳相生之义。

判徵 E（mi 简谱的 3）、右角 F♯（简谱的♯4）、钛角♯G（简谱的♯5）、右商 B（ti 简谱的 7）、柽羽 C♯（简谱的♯1）判徵 E（mi 简谱的 3）、右角 F♯（简谱的♯4）、钛角♯G（简谱的♯5）、右商 B（ti 简谱的 7）。

在秦汉的乐器里，箜篌与瑟同为二十五弦，两者的制作原理大致相仿，只不过瑟在演奏时平放于几上，用两手抚弦，而箜篌则是竖抱于怀中，两手拨弦（图 2-22，书末彩图）。当人体站立，经脉竖向纵行，因而《灵枢·五音五味》所载似更接近箜篌二十五弦之竖立样式。如果我们将汉瑟以首朝下直立起来，则成为了箜篌的二十五弦，这样，瑟之内九弦全在于箜篌的左侧，外九弦则到了右侧，然后按左、中、右的形式重新排列：

重新排列之后应该就是箜篌二十五弦的竖立样式了（表 2-3），其中位于左侧的琴弦称为"左"、"少"、"上"，估计与用左手弹拨这组琴弦有关，另外，"少"有小的意思，对应汉瑟之内九弦较细，此亦与箜篌的情况相符；而"中间 7 根，弦径较粗"[①]，皆为宫调，如结合五行五方考察，则宫调属土，瑟与箜篌的安排都符合古人土居中央，化生万物的思考方式；位于右侧的九弦名为"右"，应与右手弹拨有关；而右侧之"角"、"羽"、"判"等则如宋代姜夔（1154—1208）所说："其二变之声，则柱后抑角、羽而取之。"（《宋史·乐志》）"判"，《说文》："从刀，半声。"姜夔（1154—1221?）说"羽"、"角"、"判"等半声或半音在瑟或箜篌的右手一侧。因此可以肯定，《灵枢·五音五味》所示的乐器应该是汉代箜篌的布局而不是汉瑟。

---

① 李纯一学术论文集. 困知选录 [M]. 上海：上海音乐学院出版社，2004：32.

表 2-3　筌篌琴弦的排列

左侧（瑟之内九弦）	中间（瑟之中七弦）	右侧（瑟之外九弦）
上商 F	少宫 C	判徵 E
少羽 G	上宫 D	右角 F#
左角宫 A	大宫 F	钛角 ♯G
少宫 C	加宫 G	右商 B
上宫 D	左角宫 A	桎羽 C#
上商 F	少宫 C	判徵 E
少羽 G	上宫 D	右角 F#
左角宫 A		钛角 ♯G
少宫 C		右商 B

在古瑟或筌篌的二十五弦中尚未能包括《灵枢·五音五味》中的以下音调："右徵 la（简谱的 6）、少徵 sol（简谱的 5）、质徵、上徵、上角、大角、判角；少商 re（简谱的 2）、钛商、左商 A（la 简谱的 6）；众羽、上羽、大羽。"这是因为二十五音五五相生，是集理论音调之大全者，而乐音十二已足，所以实际上任何一种乐器不可能完全用尽二十五音，而采用二十五弦对应五脏十二经脉的思考仅仅是那时人们"意识"中的完美形式。

琴弦的弦调亦常因琴师、地区、时代不同而取用不同，即使在今天，古筝与扬琴的调弦也因人而异，在中国的南方与北方亦有不同。乐器不同，取用的音调也不相同，如被马王堆古瑟所弃用的"上角"、"上徵"、"上羽"，则可能被其他的乐器所取用，只是从古人看来，筌篌之二十五弦能在最大程度上体现五音相生的原理，并且在事象上也能最大程度地体现五音与经脉之间存在的感应联系。

《灵枢·五音五味》还载有两段关于音声与阳经的对应情况。一般认为这段经文错简较多，"义多难晓"，尽管如此，亦不防对之进行大体之研究。兹将两段阳经的文字列表于前，将阴经列表于后，以资对照（表 2-4～表 2-6）。

表2-4 《灵枢·五音五味》音调与阳经感应之一

	音声	感应左侧经脉	音声	感应右侧经脉
太阳	少徵、大徵	左手太阳上	右徵、少徵	右手太阳上
	右商、少商	右手太阳下	桎羽、众羽	右足太阳下
	钛商、上角	左足太阳下	众羽、少羽	右足太阳下
阳明	左商（左徵）	左手阳明上	少宫、大宫	右足阳明下
	大宫（少徵）	左手阳明上	钛商、上商	右足阳明下
少阳			右角、大角	右足少阳下
			判角、少角	右足少阳下

表2-5 《灵枢·五音五味》音调与阳经感应之二

	音声	应左侧经脉	音声	应右侧经脉
太阳	质判与大宫	左手太阳下	大羽与大角	右足太阳上
			少羽与大羽	右足太阳下
阳明	左角与大角	左足阳明上	大宫与上角	右足阳明上
	左商与右商	左手阳明上		
少阳	加宫与大宫	左足少阳上		
	判角与大角	左足少阳下	大角与大宫	右足少阳上

表2-6 《灵枢·五音五味》音调与阴经感应

	音声	手阴经	音声	足阴经
少阴	上徵（与右徵同）	手少阴	上羽（与大羽同）	足少阴
太阴	上商（与右商同）	手太阴	上宫（与大宫同）	足太阴
厥阴			上角（与大角同）	足厥阴

从表2-4、表2-5、表2-6中可以看到：①称为"左商"、"左徵"、"少徵"者，基本是对应箜篌左侧的琴弦；称为"右商"、"右角"和"羽"类者，基本上对应于箜篌右侧的琴弦，其左右对应情况大致相符；并且，羽、角多在于右侧，与前面的研究亦相符。②大角、大宫同时见于左右两侧，似可说明大宫在

于箜篌的中间。此亦与前面研究相符。③瑟之内弦，即演奏者之外侧，弦细、取象于手三阳经上段；瑟之外弦，演奏者的内侧，弦粗，取象于足三阳之下段。似可说明箜篌弦之粗细与瑟弦的分布相似，其手经用细弦，足经用粗弦以对应人体经脉亦有似于人体上肢较细下肢较粗的实际情况。④手阳经多对应于箜篌左侧、中间，亦即瑟之远端，足阳经对应于箜篌的右侧、中间，即瑟之近端；阴经则相反：手阴经在于右侧、中间；足阴经于左侧、中间。产生此现象的原因不详。此外，经脉之中，何以缺少"手少阳"与"手厥阴"对应的音符？此或与手厥阴之后出有关，因其后出而影响到与之互为表里之手少阳经；另外，何以与《灵枢·阴阳系日月》一样，将同一手经或足经分为"上""下"两段？尚有待于进一步之研究①。

据上述分析可以看到，在箜篌的二十五弦之中蕴藏了古人"意识"中的生命旋律，据《灵枢·五音五味》所载推测，这一旋律必然古朴庄严、不同凡响，惜乎吾人不懂音乐，此将有俟于大方之家，有俟于精研医理而又能深谙乐律之研究者作进一步之揭示。

第五节　比象从容，感应其中

在这个气所构成的宇宙里，同气者相感而相通，异气者交感而相应，世界的一切事物总是处于普遍的感应联系之中。感应虽然无形可见，但却有迹可求，这是因为气类相同的事物之间常具有"象"上的相似性，此为踪迹事象感应之依据。象，一方面是指事物的表面现象，大小、形状、颜色、气度等，一般而言，同气的事物在其形象方面多有相似之处。如丹皮、红花与人的血液都是红色，可能气类相同或相似，在进一步的考察中，古人发现丹皮、红花入药有活血化瘀的功效；又如白及色白，与肺之色相类，能入肺止咳；桑椹色黑，与肾之色相类，能入肾填精，以及核桃形似大脑而能补脑、葛根蔓延似筋而能舒筋等，都是采用了先象其形类、后验之实效的方法，取象而类比之，乃是寻求同气事物的向导，推源物性之基础，但须注意，如果以为取象只不过是根据事物的表面现象而进行的直观类比，那就太过浅乎言之了。

古人取象乃是用"象"来表达事物给人的感受，人们将曾经有过的感受和体验用象的形式整合起来说明对象世界的意义，这才是比象的重要部分。

---

① 《灵枢·阴阳二十五人》亦有类似论述，它以五行特性为基础，将人分为二十五类，并用二十五音对应人体经脉的上下部分，以此说明经脉气血的盛衰情况。

《易·系辞上》曰："圣人立象以尽意。"可见古人是通过"象"来表达物我互渗的内心呈现。王充《论衡·乱龙篇》曰："虽知非真，示当感动，立意于象。"内心呈现之"象"是人类在漫长生活中的精神积淀，即使心中的意象可能"非真"，可能与客观的对象世界存在着较大的差距，但却是物我之间以及事象之间发生"感动"①的结果，所以，虽然"象"因物而生，拟物而成，模拟了事物的某些形貌特征，但它却已超脱于事物的本身，是由心意造就的世界，它来源于对象，又高出于对象。例如，五行之木，其"象"并非某种具体的植物，甚至不限于植物，如果它不能感应于天上的木星，不能感应春天的气息以及人体的肝脏也就失去了木作为事象的意义，也就不再是"象"中之木了。

因而象既在外物，也在内心。《素问·五脏生成》曰："五脏之象，可以类推；五脏相音，可以意识。"五脏藏于体腔之内，其象不得而见，却可以通过五音产生的"音象"，即通过给人的音声感受而意识之，使其象如见。从"医者意也"的角度考察，中医取象的方法应该多为"意识"，即通过心志的感受或物我的感应来实现。如我们感到温暖，将暖气比象于春天或者太阳，如我们感到寒冷，则将寒气比象于冬天或者月亮；如本书前面所述，中医将卫气比象于太阳，一为无形，一为有形，其间并无表面的相似性可以比类，全然出于自我的感受，出于物我的感应。

比象是心的作用。《灵枢·本神》曰："所以任物者谓之心，心有所忆谓之意"，忆，记忆，对于生活中的经验和感受的记忆。如我们有过风吹草动或大风拔木的经验，于是既可将抽搐、振颤、瞤动视为风象，又可将"有风不动，无风反摇"（《本草纲目》）的独活视为祛风之要药；又如有过水气阴冷潮湿的感受，遂以此去定义恶寒、身重、苔白等症状。

《素问·气交变大论》曰："有喜有怒，有忧有丧，有泽有燥，此象之常也，必谨察之。"

喜、怒、忧、丧之象，融入了情感；寒、热、燥、湿之象皆来自于感受。由此可见，"象之常也"皆由心意所造成，心意形成了事象，又由心意回转去体验所形成之事象，于是而有藏象。如《素问·举痛论》曰：

"帝曰：善。余知百病生于气也，怒则气上，喜则气缓，悲则气消，恐则气下，寒则气收，炅则气泄，惊则气乱，劳则气耗，思则气结，九气不同，何病之生？岐伯曰：怒则气逆，甚则呕血及飧泄，故气上矣……"

---

① "感动"，多指感应，语出于《淮南子》："感而应，迫而动，不得已而后往。"

以怒为例。怒有象可征。《灵枢·论勇》曰："怒则气盛而胸张，肝举而胆横，眦裂而目扬，毛起而面苍"，此为怒之象。并且，凡情志皆具有感染之力量，我们常见一人向隅，满堂不乐，或悲哀涕泣，感动路人，而怒气亦能以感应的方式形成同仇之敌忾，这就是"象"所具有的感应作用。而中医再于其中体验到情志会导致人体之气产生不同的运动。怒气使气机上逆，喜气使气机弛缓，悲哀使气机消减，恐怖使气机下行，寒气使气机收敛，热气使气机开泄等，当气的运动影响到脏腑功能时则会产生疾病，形成怒气伤肝、大喜伤心、悲忧伤肺、恐怖伤肾等病理反映。古人将此视为"象之常也"，将疾病的病机纳入事象和感应的范畴来理解。

在中医理论构建之初，辨证论治思想尚处于未萌或初萌的阶段，如何辨识疾病的性质，如何分析复杂的证候，如何确定疾病的部位及其影响范围？这是关乎治疗成败的大事，所以必须找到一种分析证候的方法，使之能有效地应用于临床。据文献所载，那时候的医生最常运用的一种方法，就是取类比象，他们从象的角度来认识疾病、分析症状、得出结论，其法在《素问·示从容论》有详细的论述。其词曰：

"黄帝燕坐，召雷公而问之曰：汝受术诵书者，若能览观杂学，及于比类，通合道理，为余言子所长。五脏六腑，胆胃大小肠脾胞膀胱。脑髓涕唾，哭泣悲哀，水所从行。此皆人之所生，治之过失，子务明之，可以十全。即不能知，为世所怨。雷公曰：臣请诵《脉经·上下篇》甚众多矣，别异比类，犹未能以十全，又安足以明之？帝曰：子别试通五脏之过，六腑之所不和，针石之败，毒药所宜，汤液滋味，具言其状，悉言以对，请问不知。雷公曰：肝虚肾虚脾虚，皆令人体重烦冤，当投毒药刺灸砭石汤液，或已或不已，愿闻其解。帝曰：公何年之长而问之少，余真问以自谬也。吾问子窈冥，子言《上下篇》以对，何也？夫脾虚浮似肺，肾小浮似脾，肝急沉散似肾，此皆工之所时乱也，然从容得之。若夫三脏，土木水参居，此童子之所知，问之何也？

"雷公曰：于此有人，头痛，筋挛骨重，怯然少气，哕噫腹满，时惊，不嗜卧，此何脏之发也？脉浮而弦，切之石坚，不知其解，复问所以三脏者，以知其比类也。帝曰：夫从容之谓也。夫年长则求之于腑，年少则求之于经，年壮则求之于脏。今子所言皆失，八风菀热，五脏消烁，传邪相受。夫浮而弦者，是肾不足也。沉而石者，是肾气内著也。怯然少气者，是水道不行，形气消索也。咳嗽烦冤者，是肾气之逆也。一人之气，病在一脏也。若言三脏俱行，不在法也。

"雷公曰：于此有人，四肢懈惰，喘咳血泄；而愚诊之，以为伤肺，切脉浮大而紧，愚不敢治。粗工下砭石，病愈多出血，血止身轻，此何物也？帝曰：子所能治，知亦众多，与此病失矣。譬以鸿飞，亦冲于天。夫圣人之治病，循法守度，援物比类，化之冥冥，循上及下，何必守经。今夫脉浮大虚者，是脾气之外绝，去胃外归阳明也。夫二火不胜三水，是以脉乱而无常也。四肢懈惰，此脾精之不行也。喘咳者，是水气并阳明也。血泄者，脉急血无所行也。若夫以为伤肺者，由失以狂也。不引比类，是知不明也。夫伤肺者，脾气不守，胃气不清，经气不为使，真脏坏决，经脉傍绝，五脏漏泄，不衄则呕，此二者不相类也。譬如天之无形，地之无理，白与黑相去远矣。是失，吾过矣。以子知之，故不告子。明引比类从容，是以名曰《诊经》，是谓至道也。”

“从容”一词是解读本篇的关键。检阅历代医家所注：一种是将“从容”释为一种诊病的态度。如张志聪曰：“得天之道。出于自然。不待勉强。即孔氏之所谓从容中道。”又如高士宗曰：“圣人治病，循法守度，援物比类，从容中道，帝以此理，示诸雷公，故曰示从容。”另一些注家认为“从容”是古代医经的名称。如张景岳说：“从容，古经篇名，盖法在安详静察也。”马莳亦持此说。今天的学者多倾向于前者，将“从容”解作“从容不迫，沉着细致地观察病人，分析病情，从不容易辨别的症候当中找出它的区别来。”[①] 这些说法皆有望文生义、以今解昔之嫌，与原义甚不相符。“从容”不得确解，本篇之义不彰。

考“从容”一词。《礼记·缁衣》：“长民者衣服不贰，从容有常。”孔颖达疏曰：“从容有常者，从容，谓举动有其常度。”《楚辞·九章·怀沙》：“重华不可遌兮，孰知余之从容！”王逸注：“从容，举动也。”清代王念孙《广雅疏证·释训》：“从容，举动也”；又说：“自动谓之从容，动人谓之怂恿，声义竝相近，故怂恿或作从容。”据此可知，“从容”，当释为举动、表现，尤其是自身的感受。换言之，就是在疾病过程中的自主表现，也就是自我感到的不适，今天称为自主症状或主述。考《黄帝内经》无一“症”字，更无症状一词，作为一本论述人体生理病理的医学全书而言，缺乏症状的概念是不可思议的。据上所考，《内经》表达症状之义的词就是“从容”。文中所谓“示从容”者，示之以临床症状也；“从容得之”者，得之于临床症状也。如《素问·疏五过论》曰：“善为脉者，必以比类奇恒从容知之。”是说将正常脉象和异常的表现相对照，也就是说将脉象与临床症状进行对照。据此，《示从容论》之篇名的意思是“示人以疾病的症状”。

---

① 南京中医学院教研组．黄帝内经素问译释［M］．上海：上海科学技术出版社，1981：728.

《素问·示从容论》中"比类"一词凡六见，旨在说明医生应当使用"援物比类"的方法去认识疾病的症状，然后通过脉象和症状去寻获病本之所在。

那么，究竟如何进行比类呢？篇中列举了两个病例予以说明。第一例的症状是："肝虚肾虚脾虚，皆令人体重烦冤"，肝、肾、脾三脏的虚证都会出现"体重烦冤"的相似症状。如何辨别病在何脏呢？如果从脉象上看，"脾虚浮似肺，肾小浮似脾，肝急沉散似肾，此皆工之所时乱也"，肝、脾、肾三脏的虚证在脉象上极为相似，容易引起医生的误诊，故此症不可单凭脉象，所以，如果要弄清病本在于三脏中之何脏，必须"从容得之"，也就是说需要分析症状才能得出结论。这应该是脉症合参的最早表述。

分析本证的症状：头痛，筋挛骨重，怯然少气，哕噫腹满，时惊，不嗜卧，脉浮而弦，切之石坚。其中虽然涉及了与肝有关的"脉弦"和"筋"，又涉及了与脾有关的"哕噫"和"少气"，还涉及与肾有关的"骨"和"脉石坚"，仿佛与肝、脾、肾三脏都存在联系，但是其实不然。因为脏腑疾病必须考察五行之间"传邪相受"的情况，而肝、脾、肾的病邪"相受"往往是由肝气乘脾（木克土）、脾气乘肾（土克水），最后留于肾脏，这是长期慢性虚损的结果。本病表面上似乎涉及三个脏器，实际上为肾病的表现。脉浮而弦，浮者虚阳上浮，弦者水饮；脉沉而石，乃肾气不足，水气不化；少气乃肾不化气，上凌于肺；形瘦、咳喘、心悸皆为水气上逆所致。这里运用的就是"别异比类"的分析方法。肾脏、骨重、脉石、心悸、少气皆与水同类，而筋挛、腹满与水非类，应该是受水气影响而产生出来的兼症。

对于症状的理解不在于表面，而是医生内心对于水气的感受和生活经验。水气清冽、寒冷、重坠、阴浸，能损伤人体的阳气，因而人体的肾阳受损，寒气内生，水气失制才是本病的关键。这是"援物比类"的方法，此法之用，离不开生活的感受以及临症时对于物情的体验。

第二个病证是四肢懈惰，喘咳痰多，衄血，脉浮大而紧，但颇散乱。对此，"粗工"以为是伤肺咳血，用"比类从容"的方法进行分析：四肢懈惰是脾气不足，水谷之精不行，以致"水气并阳明"，胃中虚弱，水气不化，上逆于肺而见痰喘。脉象之浮大是胃阳将绝。脉以胃气为本，"今二火不胜三水"①，脾胃气乱，土不制水，故脉乱无常。至于衄血，是"脾气不守"、脾不摄血，血不归经所致，这与"五脏漏泄"所致的呕血大不相同。所以脾之与

---

① 《素问·阴阳类论》："所谓二阳者，阳明也。"火属阳，故称二火；《素问·太阴阳明论》："足太阴者三阴也。"三阴指脾，水属阴，故称三水。

肺，一者属金，金性坚韧、清肃；一者属土，土性厚重、敦实（图 2-23），一者色白，一者色黄，故"此二者不相类也"，比类时容易区分。

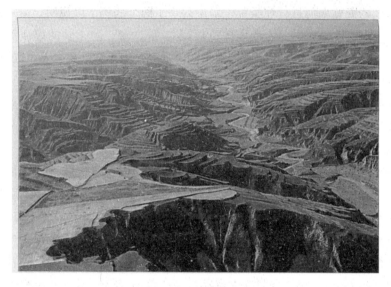

图 2-23　关中黄土颇具敦厚之象

《灵枢·五音五味》："黄帝曰：善乎哉！圣人之通万物也，若日月之光影，音声鼓响，闻其声而知其形，其非夫子，孰能明万物之精。"

古人将最好的医生称为圣人，圣人能感通万物，周知物情，能于望闻之中得知四肢乏力不思饮食之症与土同类，骨重心悸脉石咯血之症与水同类等，不仅如此，还能"闻其声而知其形"，根据病人的音声表现判断疾病的传变情况。如，《素问·阳明脉解》曰："黄帝问曰：足阳明之脉病，恶人与火，闻木音则惕然而惊，钟鼓不为动，闻木音而惊何也？愿闻其故。岐伯对曰：阳明者胃脉也，胃者土也，故闻木音而惊者，土恶木也。"古人认为，医生如果不能洞悉物理，不能"比类从容"，不能依据五行特性而穷神极变，则不能做一个好的医生。

从《素问·示从容论》所示病例可以看到以下几点：①《内经》时代没有固定证型可以遵循，医生需要根据自己对于五行特性的认识和理解，根据自己对于事物的体验和感悟，运用"援物比类"的方法去对照证候、认识疾病，由于每个医生的生活感受与学术背景不尽相同，因而难免意见不一，故黄帝"示"人以"从容"之道，即用临床实例讲解证候比类的方法。②这种方法常因一隅之见而存在一定的局限性。所以雷公说："别异比类，犹未能以十全"，但是，它能使医生根据临床症象最大程度地发挥悟性、想象力和创造力，这是今天的中医临证思维最为缺乏的元素。③"比类"建立在五行属性的纵轴上，所以，运用五行的特性来比类症状，能从一行一脏上解释所有的症状似最为理想，如文中将肝、脾、肾三脏之症状归为"病在一脏"。④对于症状的比类分析确有一定难度，所以，《素问·征四失论》说"不知比类足以自乱，不足以自明，此治之三失也"，将其列入治病最容易发生的错误之一。因此想到，今天中医运用的辨证方法是千百年来经过了无数医家的艰辛努力、长期经验积累的结晶，利用前人的成果虽然省事省心，但却逐渐失去了由"援物比类"而成就的开拓和创造的精神，此或为现代中医学术活力不足的原因。

古人以五行为纵轴，将宇宙间的事物分为了五个系统，在各个系统之内事象相类，感应相通。如春天、青色、风气、肝脏、酸味、角音、愤怒、东方、眼睛、筋、惊呼、鸡、麦等，其中有季节、物候、脏腑、颜色、音声、情志、方位、谷物、家禽以及人体器官等，包罗甚广，这样的天人感应不仅超越了时间和空间，而且还超越了动物和植物，从今天观念来看或者真不可思议，但在《内经》时代，人们并不将"象"看成是由因果关系彼此联系起来的东西，他们的空间和时间以及物种的观念也不是我们今天所理解的那样，具有无法跨越的稳定形式。列维·布留尔评论古代人类的感应思想时说道：

"与其说他们在思维，还不如说他们在感觉和体验。这些印象的内涵和它们的联想都不是严格服从于矛盾律的……不管我们怎样努力，我们的思维总是不能使它们与它所知的'普通的'客体同化。因而，我们的思维剥夺了它们里面的基本上具体的、情感的和有生命力的东西。这也使得那些表现了原始人的神秘的和极少逻辑性的思维的制度如此难于被理解，如此常常被理解得似是而非。"①

庄子说："机心存于胸中，则纯白不备"（《庄子·天地》）。今天中医之弊在于医生总是离不开由于现代教育形成的数、理、化的分析思维模式，总是离不开事物间的因果观念，机心已具，因而失去了物我合一的纯粹心境；今天的中医研究者亦总是从所谓科学的角度来看待古人创造的一切，并予取舍，结果"剥夺了它们里面的基本上具体的、情感的和有生命力的东西"，使得中医从此不再重视"感觉和体验"，不再重视生活的赐予和经验的积累，不再重视心志通于万物、民胞物与的人文情怀，医生因此而失去了大悲恻隐之心；当中医失去了感应，中医的世界也就失去了色彩，也就失去了天籁、地籁、人籁的美妙音声，失去了与天地互动、日月相应的生命节律，天人合一、物我交融的境界随之迷失，万物从此而失去了主体性，古老的医学也就从此失去了自身发展的能力！当一切皆成为了科学的附庸，一个平淡无奇的世界将使现代中医变得丑陋不堪！

① 列维·布留尔. 原始思维 [M]. 北京：商务印书馆，2004：427.

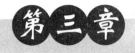

感应与发病

"人类从错误的前提出发，经常可以获得正确的结论，例如从一种空想的理论中，他们会演绎出具有治疗作用的方法。"①

—— （英）J.G 弗雷泽.

第一节　从九宫八风看发病原理

《黄帝内经》认为，远古时代的"真人"、"至人"生活在天人合一的境域之中，他们的神气合于天地，动静同于阴阳，因而没有疾病和死亡，寿数不可限量。疾病和死亡是由于后世人们的生活方式与天道睽违，失去原初的存在状态的缘故。这是中医关于疾病产生的最为基本的观念。其说见于《素问·上古天真论》：

"黄帝曰：余闻上古有真人者，提挈天地，把握阴阳，呼吸精气，独立守神，肌肉若一，故能寿敝天地，无有终时，此其道生。

"中古之时，有至人者，淳德全道，和于阴阳，调于四时，去世离俗，积精全神，游行天地之间，视听八达之外，此盖益其寿命而强者也，亦归于真人。

"其次有圣人者，处天地之和，从八风之理，适嗜欲于世俗之间，无恚嗔之心，行不欲离于世，被服章，举不欲观于俗，外不劳形于事，内无思想之患，以恬愉为务，以自得为功，形体不敝，精神不散，亦可以百数。

"其次有贤人者，法则天地，象似日月，辩列星辰，逆从阴阳，分别四时，将从上古合同于道，亦可使益寿而有极时。"

"真人"、"至人"与道共生，与天地同朽②，而"圣人"、"贤人"就不同了，"圣人"的世界已然主客分离，物我一体的存在境域早已消失，他们与我们普通人

---

① J.G 弗雷泽. 为迷信辩护·序言 [M]. 北京：东方出版社，1988：1.

② 关于远古人类与天地同寿的说法亦见于古希伯来文明。《旧约·创世纪》说，人类原本能够与上帝同寿，但因亚当、夏娃吃了分别善恶树上的果子，才有了死亡，即使人类被逐出伊甸园，亚当仍然活了"九百三十岁"（Gen 5：5），此后的挪亚活了"九百五十岁"（Gen 9：29）。

一样，"行不欲离于世，被服章"，必须穿衣戴帽，过世俗生活，所以，圣人会死亡，年寿有限，但是他们懂得"逆从阴阳，分别四时"的道理，懂得与天地日月维持感应的同步性，懂得"处天地之和，从八风之理"，选择生活在天地和气汇聚的地方，懂得在天地阴阳发生急剧变化的时候做出及时的调整和适应，他们外不劳于形役，注重心理健康，能够通过主观的努力与道相合，从而活到一百多岁。

物我合一，淳德全道是古人理想的存在境域，然而，"真人"渺矣，不可追攀，而圣人尚能"合同于道"，所以后世之人主张学习圣人之所为，中医多以"圣人"作为效法的对象，养生防病多以圣人说事。例如，《灵枢·九宫八风》就是从圣人避风的角度，对"八风之理"做了颇为详细的阐述。这是一篇研究中医发病原理的重要文献。引之如下：

立夏	四	阴洛	夏至	九	上天	立秋	二	玄委
		东南方			南方			北方
春分	三	仓门	招摇	五	中央	秋分	七	仓果
		东方						西方
立春	八	天留	冬至	一	叶蛰	立冬	六	新洛
		东北方			北方			西北方

"太一常以冬至之日，居叶蛰之宫四十六日，明日居天留四十六日，明日居仓门四十六日，明日居阴洛四十五日，明日居上天四十六日，明日居玄委四十六日，明日居仓果四十六日，明日居新洛四十五日，明日复居叶蛰之宫，曰冬至矣。"

"太一日游，以冬至之日，居叶蛰之宫，数所在日，从一处，至九日，复反于一，常如是无已，终而复始……（图 3-1）

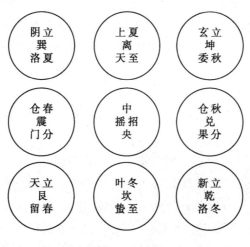

图 3-1　九宫图

"风从其所居之乡来为实风，主生长养万物；从其冲后来为虚风，伤人者也，主杀，主害者。谨候虚风而避之，故圣人日避虚邪之道，如避矢石然，邪弗能害，此之谓也。

"是故太一入徙立于中宫，乃朝八风，以占吉凶也。风从南方来，名曰大弱风，其伤人也，内舍于心，外在于脉，其气主为热。风从西南方来，名曰谋风，其伤人也，内舍于脾，外在于肌，其气主为弱。风从西方来，名曰刚风，其伤人也，内舍于肺，外在于皮肤，其气主为燥。风从西北方来，名曰折风，其伤人也，内舍于小肠，外在于手太阳脉，脉绝则溢，脉闭则结不通，善暴死。风从北方来，名曰大刚风，其伤人也，内舍于肾，外在于骨与肩背之膂筋，其气主为寒也。风从东北方来，名曰凶风，其伤人也，内舍于大肠，外在于两胁腋骨下及肢节。风从东方来，名曰婴儿风，其伤人也，内舍于肝，外在于筋纽，其气主为身湿。风从东南方来，名曰弱风，其伤人也，内舍于胃，外在肌肉，其气主体重。此八风皆从其虚之乡来，乃能病人，三虚相抟，则为暴病卒死。两实一虚，病则为淋露寒热。犯其雨湿之地，则为痿。故圣人避风，如避矢石焉。其有三虚而偏中于邪风，则为击仆偏枯矣。"

秦汉时期的人们发现，北极星恒居北方，诸恒星绕之旋转，因而产生了天圆并且旋转的观念，而旋转的中心点或曰轴点就是北极星。另据伏羲的先天八卦将天空分为乾宫、坎宫、艮宫、震宫、中宫、巽宫、离宫、坤宫、兑宫九个等份，并将"天中"即北极星之所在的位置定为九宫的"中宫"。"中宫"又称"太一"。"太一"乃北极之别名。《春秋纬元命苞》曰："北者，极也；极者，藏也。言太一之星高居深藏，故云北极。"这种说法有将其神化的意思。东汉郑玄注："太一者，北辰之神名也。居其所曰太一。"古人将"太一"作为方位的坐标。正如清代学者黄鼎（？—1876）说："北极星名中宫，实居子（北）位对于午（南）方。"（《天文大成管窥辑要》）然后下北、上南、左东、右西及于四隅，形成一个天地四方、时空统一的模式。人们根据太一的位置，观察天空的七曜与星宿的移动情况，了解方向和季节。

所谓"太一游宫"，实际上就是北斗斗柄的指向。天体的旋转以年为周期，先秦著作《鹖冠子·环流篇》曰："斗柄东指，天下皆春；斗柄南指，天下皆夏；斗柄西指，天下皆秋；斗柄北指，天下皆冬。"太一自东向西依此次序环天一周。张景岳说："太一即北极也，盖中不立，则方隅气候，皆不得其正，故大一立于中官，而斗建其外，然后可以朝八风，占吉凶，所谓北辰北极，天之枢纽者以此。"（《类经·二十七卷》）太一（北极星）居中，为天之枢纽，北斗星围绕北极星旋转，以斗柄为指针，一年之中，依次移行，从冬至开始，斗柄指向正北方叶蛰宫（主冬至、小寒、大寒三个节气），计四十六天。期满之后的下一天，就是立春，于是斗柄指向东北方天留宫（主立春、雨水、惊蛰三个节气）、计四十六天。期满之后的下一天，即是春分。斗柄指向正东方仓门宫（主春分、清明、谷雨三个节气），计四十六天。期满的下一天，即是立夏。于是斗柄指向东南方阴洛宫（主立夏、小满、芒种三个节气），计四十六天。期满的下一天，即是夏至。斗柄指向正南方上天宫（主夏至、小暑、大暑三个节气），计四十五天。期满后的下一天，即是立秋。斗柄指向西南方的玄委宫（主立秋、处暑、白露三个节气），计四十六天。期满的下一天，就是秋分。斗柄指向正西方仓果宫（主秋分、寒露、霜降三个节气），计四十六天。期满的下一天，就是立冬。斗柄指向西北方新洛宫（主立冬、小雪、大雪三个节气），计四十五天。期满后的下一天，其指向重又回到叶蛰宫，回到冬至（图 3-2）。每年如此，终而复始。从九宫模式可以看到，时间在空间中运转，古人据以了

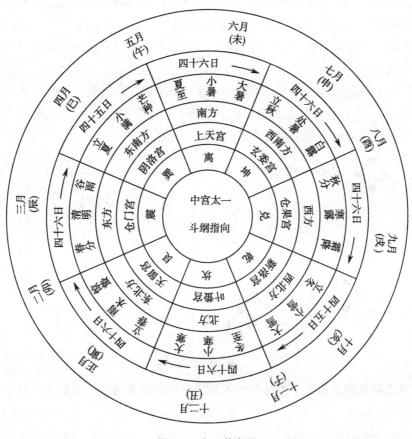

图 3-2　太一游宫图

解一年之中四时阴阳对于人体的影响以及与疾病的关系。[①]

中宫周围的八宫，以《周易》八卦为名：乾、坎、艮、震、巽、离、坤、兑，分别与立冬、冬至、立春、春分、立夏、夏至、立秋、秋分相对应，以此标明一年四季气候变迁、阴阳消长的情况。八卦又与五行结合：坎属水，位居北方；离属火，位于南方；震属木，位居东方；巽属木，位于东南方；兑属金，位于西方；乾属金，位居西北方；坤属土，位居西南方；艮亦属土，位于西北方。至于"阴洛"、"仓门"等名称的意义，应与其所主的时序有关。《张志聪马元台合注素问灵枢》引倪仲玉曰："坎宫名叶蛰者。冬令主蛰封藏。至一阳初动之时。蛰虫始振。故名曰叶蛰。艮宫名天留者。艮为山。正而不动。因以为名。震宫名仓门者。仓、藏也。天地万物之气收藏。至东方春令而始震动开辟。故名仓门。巽宫名阴洛者。洛书以二四为肩。巽宫位居东南而主四月。因以为名。离宫名天宫者。日月丽天。主离明在上之象。因以为名。坤宫名玄委者。坤为地。玄、幽远也。之、随顺也。地道幽远柔顺。是以名之。兑宫名仓果者。果、实也。万物至秋而收藏成实。是以名之。干宫名新洛者。新、始也。洛书戴九履一。一乃干之始也。此九宫之位。应于八方。四时各随时而命名也。"

原文于每宫之傍各标有一个数字，这是洛书的九宫之数。汉代徐岳《术数记遗》曰："九宫算，五行参数，犹如循环。"北周甄鸾注曰："九宫者，即二四为肩，六八为足，左三右七，戴九履一，五居中央。"

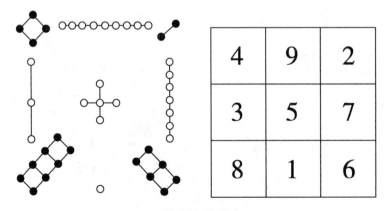

4	9	2
3	5	7
8	1	6

图 3-3 洛书

洛书的九宫之数是一组神奇的术数。它以奇数为白点、偶数为黑点，共计

[①] 据此一年为366天（46×6＋45×2＝366），这与"五五二十五""六六三十六"（《灵枢·九针十二原》）结合"六六之节"的推算一致。详见本书"腧穴的数理与针灸治疗"一节。

45 个点所组成。中心五点排列成"十"字形，图中将九以内的偶数分别置于四角，奇数居于中心"十"字所指向的四方（图 3-3），中心的 5 正好居于从 1 到 9 的自然数的中间，而最有趣的是，图中任何一行三个数的和（包括两条斜行在内）均是 15。《周易·乾凿度卷下》曰："故太一取其数，以行九宫，四正四维，皆合于十五。"九宫就是近代数学所说的"魔方"（magic square）。即 n^2 个自然数排列在每边 n 格的方图里，纵横斜 n 数相加都得相同的和数。这个魔方让古往今来的无数学人迷失于其中，认为此乃天地之至数，蕴含了神秘力量，藉此可以洞察幽明，了解鬼神之情状，探知天地宇宙的秘密[1]。

《灵枢·九宫八风》的"太一游宫"源于北斗斗柄的旋转。汉代的经学家将九宫八卦神秘化，使这一理论变得十分复杂，游宫的次序亦有变化。如东汉郑玄（127—200）注《易乾凿度》曰："太一者，北辰之神名也。居其所曰太一。常行于八卦日辰之间……太一下行八卦之宫，每四乃还于中宫。中央者北辰之所居，故因谓之九宫。天数大分，以阳出，以阴入。阳起于子，阴起于午，是以太一下九宫，从坎宫始。坎中男，始以言无偏也。自此而从坤宫。坤，母也。又自此而从震宫。震，长男也。又自此而从巽宫。巽，长女也。所行者半矣。还息于中央之宫。既又自此而从乾宫。乾，父也。自此而从兑宫。兑，少女也。又自此从于艮宫。艮，少男也。又自此从于离宫。离，中女也。行则周矣。"郑玄的游宫的次序是：一（坎）、二（坤）、三（震）、四（巽）、五（中宫）、六（乾）、七（兑）、八（艮）、九（离），后世的道士称之为"禹步"，因所踏乃北斗的方位，故又叫作"步罡踏斗"，其"游宫"与斗柄旋转的指向完全不同。与之对照，《灵枢·九宫八风》直接取象于天地，简单明了，与安徽阜阳双古堆西汉汝阴侯墓出土的"太一九宫占盘"颇为相似，其写作时间应该与其稍早或同时。

在九宫八风的时空模式中，风在一年四季从四面八方吹来，如一二月从艮宫来的东北风、三月从辰宫来的东风、四月从巽宫来的东南风、五六月从离宫来的南风、七月从坤宫来的西南风、八九月从兑宫来的西风、十月从乾宫来的西北风、十一二月从坎宫来的北风，共有八风，因风来自于东、南、西、北、东北、东南、西北、西南等正方，所以都是"正风"（图 3-2）。

正风，又名"实风"，因为"风从其所居之乡来为实风，主生长养万物"；《说文》："实，富也。"富，充足、繁荣。实风与"太一"（即北极）的指向一致，故能促进万物的生长，使世界繁荣。张景岳注曰："所居者，太一所居之

---

[1] 战国之《大戴礼》中用九宫之数二九四、七五三、六一八以表示明堂九室的方位。

乡也，如月建居子，风从北方来，冬气之正也，月建居卯，风从东方来，春气之正也，月建居午，风从南方来，夏气之正也，月建居酉，风从西方来，秋气之正也，四隅十二建，其气皆然，气得其正者，正气王也，故曰实风，所以能生长养万物。"（《类经·二十七卷》）人处于实风之下，则能"处天地之和"，等同于生活在天地的"和气"之中，不易患病。

虚风指四时八方不正的风邪，非其时而有其气，因与"正"相反，故称之为"虚邪"，古人认为这是危害健康的主要因素。《素问·八正神明论》曰："八正者，所以候八风之虚邪以时至者也。"古人确定八方正位是为了判断虚风自来的方向和时间，虚风的方向与正风正好相反。"风……从其冲后来为虚风，伤人者也，主杀，主害者。"冲，冲击，与时令方位相冲突。据十二地支的方位，相冲共有六对（图3-4）：

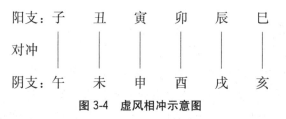

图 3-4 虚风相冲示意图

例如，十一月，当太一居北方子位，有从南方午位刮来南风，形成子午相冲；二月太一居东方卯位，有从西方酉位刮来西风，形成卯酉相冲。其他虚风以此类推。在此，张景岳注曰："冲者，对冲也，后者，言其来之远，远则气盛也，如太一居子，风从南方来，火胜也，太一居卯，风从西方来，金胜木也，太一居午，风从北方来，水胜火也，太一居酉，风从东方来，木反胜也，气失其正者，正气不足，故曰虚风，所以能伤人，而主杀主害，最当避也。"由于虚风来非其时，又来自相冲的方向，能伤人致病，故被称为"贼风"。《灵枢·刺节真邪》所云："邪气者，虚风也，虚风之贼伤人也，其中人也深，不能自去。"贼风可以出现在一年四季，没有一定时期，其来有强有弱，弱者似有如无，强者飞砂走石，折树毁屋，但其无论强弱，均能伤人而致病。

在太一移宫的那一天，"天必应之以风雨"（《灵枢·岁露》），这是说如果风雨来自太一所在的方向，则不易致病，反之，如果移宫之日风雨来自与太一相冲的方向，叫作"遇岁露"，这样的虚风是最易伤人的。一般来说，风调雨顺的年岁，"岁露"不多，贼风亦少，人们患病也少；反之，如遇多灾之年，阴阳不调，"岁多贼风邪气，寒温不和，则民多病而多死矣"（《灵枢·岁露》）。

《灵枢·九宫八风》载有八种虚风的方向、病机和主症，为便于研究，列表如下（表3-1）：

表 3-1　八方虚风与病变部位表

风名与来路				对人体的影响		
宫位	五行	风向	风名	内舍	外在	病气所主
离	火	南风	大弱风	心	脉	热
坤	土	西南风	谋风	脾	肌	弱
兑	金	西风	刚风	肺	皮肤	燥
乾	金	西北风	折风	小肠	手太阳脉	脉绝则溢 脉闭则结不通 善暴死
坎	水	北风	大刚风	肾	骨与肩背之膂筋	寒
艮	土	东北风	凶风	大肠	两胁腋骨下及肢节	
震	木	东风	婴儿风	肝	筋纽	身湿
巽	木	东南风	弱风	胃	肌肉	体重

此表摘自河北医学院校释.《灵枢经校释》（下册）. 北京：人民卫生出版社，1982：390. ①

将图3-5与表3-1对照可以看出，八卦配五行，五行配四方，震木在东，离火在南，兑金居西，坎水居北，东、南、西、北之风分别内应于肝、心、肺、肾四脏；由于太一居于中宫，所以中宫并不属于脾土，属土者乃西南之坤土与东北之艮土，分别对应于脾与大肠；八卦生于易术，《易·系辞上》曰："易与天地准，故能弥纶天地之道。"但在这个用八卦方位与脏腑配合形成的"天地之道"之中，并无六腑之中的三焦、胆和膀胱；在八卦方位中，东南巽木，内应于胃；西北乾金，内应于小肠。而《内经》成熟的理论是：小肠属火，与心互为表里；胃属于土，与脾互为表里。因此胃与小肠的五行属性与藏象学说并不符合，因而此篇或能反映脏腑理论较为原始的面貌，其时六腑的内

————————

①《灵枢·岁露》所论虚风的名称不同，但意义相同。录此以为参考："正月朔日，太一居天留之宫，其日西北风，不雨，人多死矣。正月朔日，平旦北风，春，民多死。正月朔日，平旦北风行，民病多者，十有三也。正月朔日，日中北风，夏，民多死。正月朔日，夕时北风，秋，民多死。终日北风，大病死者十有六。正月朔日，风从南方来，命曰旱乡；从西方来，命曰白骨，将国有殃，人多死亡。正月朔日，风从东方来，发屋，扬沙石，国有大灾也。正月朔日，风从东南方行，春有死亡。正月朔日，天和温不风，籴贱，民不病；天寒而风，籴贵，民多病。此所谓候岁之风，伤人者也。二月丑不风，民多心腹病；三月戌不温，民多寒热；四月巳不暑，民多瘅病；十月申不寒，民多暴死。诸所谓风者，皆发屋，折树木，扬沙石，起毫毛，发腠理者也。"

容尚未完全形成。据此推测，《灵枢·九宫八风》的写作时间或早于《内经》中那些关于藏象理论较为成熟的篇什。

巽 木胃	离 火	坤 脾土
震 木	中央	兑 金
艮 土大肠	坎 水	乾 金小肠

图 3-5　九宫八卦图

又于表 3-1 中可见："虚邪"的形类因方位不同而不同，而天人感应乃是沿着五行各行之内而发生。南方主热的"大弱风"通过血脉感应于心，西南之"谋风"与东南的"弱风"通过肌肉感应于脾胃，西方主燥的"刚风"通过皮肤感应于肺脏，东方主湿的"婴儿风"通过"筋纽"感应于肝脏，北方主寒的"大刚风"则通过"骨与肩背之膂筋"感应于肾脏等。从论中的东方主湿、西南主弱、东南主体重等说法推测这种四方主气之说亦早于五运六气的理论。

值得一提的是，《灵枢·九宫八风》所论正风与虚风之说包含了中医关于发病学说的重要思想，包含了天人感应与发病关系的原理。现予检出，使之呈现。

在研究发病原理之前，需要对《内经》中的"人气"这个概念予以说明。"人气"，即人体之气与天地时空的运行节律保持一致的那个部分。《素问·针解》谓"人气应天"，就是对人气的准确说明。

"人气"之说广泛见于《内经》的篇什中。如《素问·诊要经终论》曰：

"正月二月，天气始方，地气始发，人气在肝。三月四月，天气正方，地气定发，人气在脾。五月六月，天气盛，地气高，人气在头。七月八月，阴气始杀，人气在肺。九月十月，阴气始冰，地气始闭，人气在心。十一月十二月，冰复，地气合，人气在肾。"

又如《素问·四时刺逆从论》曰：

"春者，天气始开，地气始泄，冻解冰释，水行经通，故人气在脉。长夏者，经络皆盛，内复者，经满气溢，入孙络受血，皮肤充实。溢肌中。秋者，天气始收，腠理闭塞，皮肤引急。冬者盖藏，血气在中，内著骨髓，通于五脏。"

春天"人气"在肝、秋天"人气"在肺，非谓春天秋天人体之气仅在于肝肺而不在于其他脏腑也，而是说春季之天人感应发生在肝，秋季之天人感应发生在肺，同样，"人气在脉"，也是说春季的天人感应发生在血脉。有时，古人所称之"气"，其实是指的"人气"。

例如，《素问·四时刺逆从论》曰：

"春气在经脉，夏气在孙络，长夏气在肌肉，秋气在皮肤，冬气在骨髓中。"

又如《灵枢·终始》曰：

"春气在毫毛，夏气在皮肤，秋气在分肉，冬气在筋骨。"

上述的"气在"均为"人气"所"在"，即为天地之气与人体发生感应的部分，将"人气"所在与太一运转相对照，则可以发现，"人气"常因季节时日而有不同，可以出现在身体的不同部位，其所在的时空范围，正好与《灵枢·九宫八风》太一游宫的时间相对应，也就是说，"人气"所在与太一游宫之间存在着同步的感应联系[①]。

太一游宫是以"四时"环绕"八正"的空间，天人之间，气同则应。太一所在，人体应之以正气，亦即应之以"人气"；太一所在之处有风，是为正风。《灵枢·刺节真邪》曰："正气者，正风也。"正风之来徐而和缓，一般不会致病，即使偶有致病者，也被称为"正邪"，症情极其轻微，或稍有不适，往往不需治疗即可自愈。如《灵枢·官能》曰：

"正邪之中人也，微先见于色，不知于其身，若有若无，若亡若存，有形无形，莫知其情。"

亦如《灵枢·刺节真邪》云：

"正风者，其中人也浅，合而自去，其气来柔弱，不能胜真气，故自去。"

据此，临床上一些自愈性倾向明显的疾病，如轻微感冒、偶有清涕、头身稍觉重滞等都可认为是正邪致病。而虚风则不同了，它来自"太一"不居、正气不在之处，感人之虚而发病。因此养生者当慎起居，谨以避之。

---

① 从"小之则无内，大之则无外"上考察，有一年之人气，亦有一日之人气。《灵枢·顺气一日分为四时》："朝则人气始生，病气衰，故旦慧；日中人气长，长则胜邪，故安；夕则人气始衰，邪气始生，故加；夜半人气入脏，邪气独居于身，故甚也。"

由此可见，"正气"就来自正位的正风之气，也就是"日月星辰四时八正之气"（《素问·八正神明论》），它随四时而不断运转，感应天地阴阳的变化。太一居震，天之正气在春，此时"人气在肝"；太一居离，天之正气在夏，此时"人气在心"；太一居兑，天之正气在秋，此时"人气在肺"；太一居坎，天之正气在冬，此时"人气在肾"。因而"人气"就是正气感应于人体，存留于人体的反映，故而不会引起疾病，这才应该是古人"正气存内，邪不可干"（《素问·遗篇·刺法论》）的本义。现代中医将其释为"内脏功能正常，正气旺盛，气血充盈，卫外固密，病邪难于侵入，疾病无从发生"[①]，显然只是望文生训，与原义相去甚远。

今天学术界对于"正气存内"所做的想当然的解释，并被普遍接受，考其原因在于现代中医完全没有感应的观念，其实，感应导致发病的观念贯串于《内经》发病学说之始终，奈学人视而不见何！现予逐一检出，并予说明。

如《素问·八正神明论》载：

"帝曰：星辰八正何候？岐伯曰：星辰者，所以制日月之行也。八正者，所以候八风之虚邪以时至者也。四时者，所以分春秋冬夏之气所在，以时调之也，八正之虚邪，而避之勿犯也。以身之虚，而逢天之虚，两虚相感，其气至骨，入则伤五脏，工候救之，弗能伤也，故曰：天忌不可不知也……虚邪者，八正之虚邪气也。正邪者，身形若用力，汗出腠理开，逢虚风，其中人也微，故莫知其情，莫见其形。上工救其萌芽，必先见三部九候之气，尽调不败而救之，故曰上工。下工救其已成，救其已败。救其已成者，言不知三部九候之相失，因病而败之也。知其所在者，知诊三部九候之病脉处而治之，故曰守其门户焉，莫知其情而见邪形也。"

又如《灵枢·百病始生》载：

"风雨寒热，不得虚，邪不能独伤人。卒然逢疾风暴雨而不病者，盖无虚，故邪不能独伤人。此必因虚邪之风，与其身形，两虚相得，乃客其形，两实相逢，众人肉坚。其中于虚邪也，因于天时，与其身形，参以虚实，大病乃成。"

由于时空运动，风气所致的方位不同，使得正邪与虚邪的发病机制完全不同。实邪来自实风，太一所居，其位为正，"人气"所在，故而"两实相逢，众人肉坚"，一般不会发病，即使发病亦甚轻微，前已叙及；所以正气与正风之间称为"相逢"，《说文》"逢，遇也"，谓"人气"在正位遇到了适时的风雨。因此，如果正气感应于"人气"，天人之间的关系正常，气血充盈，腠理

① 印会河. 中医基础理论［M］. 上海：上海科学技术出版社，2006：102.

固密，即使"卒然逢疾风暴雨"，邪气亦无虚可乘，不致患病。另有值得一叙者：在"人气"与天地正气保持正常感应的情况下，即使"身形若用力，汗出腠理开"，在劳累之后受到不正风气的侵袭，"莫知其情，莫见其形"，虽有外感，却应于无形，其人毫无知觉，不会出现症状。

而虚邪发病就不同了，它需要两个条件：一是形体脏腑之内存在着"虚"的因素，二是有来自于"虚乡"的风气。杨上善说："八虚之风，从虚乡来，伤损于物，故曰虚风。"（《太素·卷第十五》）"乡"，向也，方向。从虚向来的风气称为虚风。当体内之虚与虚风感应就会患病。因此，"两虚相感"是疾病发生的形式，古人谓"以身之虚，而逢天之虚，两虚相感，其气至骨，入则伤五脏"，指此。因此，疾病的发生可以没有前驱症状，可以不经经脉传变，以如山倒堤崩之势而发病。

《素问·评热病论》曰："邪之所凑，其气必虚，阴虚者阳必凑之，故少气时热而汗出也。"这段经文是对"两虚相感"发病的进一步阐释。凑，《淮南子·精神训》："衰世凑学。"高诱注曰："趋也。"这是说邪气奔向的地方其处必然有虚的因素与之相应。"阴""阳"指内外，内有虚的因素，外界的虚邪趋之，两相感应才发生了"少气时热汗出"的症状。这才是"邪之所凑，其气必虚"之的诂。现代中医将此解作"在人体正气相对虚弱，卫外不固，抗邪无力的情况下，邪气方能乘虚而入"[1]，此与原义不符。在古人的观念里，没有"正气相对虚弱"一说，他们只关心体内之气如何与天气发生感应。

《素问·遗篇·本病论》载："黄帝曰：人气不足，天气如虚，人神失守，神光不聚，邪鬼干人，致有天亡，可得闻乎？岐伯曰：人之五脏，一脏不足，又会天虚，感邪之至也。人忧愁思虑即伤心，又或遇少阴司天，天数不及，太阴作接间至，即谓天虚也，此即人气天气同虚也。"

"天虚"不仅指虚风相冲，而且六气失位，即天气太过或不及亦为"天虚"[2]。例如六气之中，少阴君火之后当为太阴湿土，如果少阴司天的天数不足，则会影响到太阴的接替，因而也就影响到正气之与人气同步，这也是自然界中"虚"的因素之一种，它能与脏腑之虚发生感应而致病；另一方面，"身之虚"则有形神两个方面，既有脏腑之气不足，也有情志变化的造成的危害。

---

① 印会河. 中医基础理论 ［M］. 上海：上海科学技术出版社，2006：102.

② 六气非其时而有其气，亦当归入此类。如《素问·六节藏象论》所曰："未至而至，此谓太过，则薄所不胜，而乘所胜也，命曰气淫……至而不至，此谓不及，则所胜妄行，而所生受病，所不胜薄之也，命曰气迫。所谓求其至者，气至之时也……苍天之气，不得无常也。气之不袭，是谓非常，非常则变矣……变至则病。"

五脏藏五志，五志过激或不足可致脏腑之虚。"人忧愁思虑即伤心"，五志之病取决于心，脏腑疾病既有情志的因素，又有心的因素，即心对情志变化的反映。这一思想对于认识脏腑疾病有较为重要的临床意义。

尽管"人气不足"是感虚的内在因素，但是，只要正气尚能与天气同步，或天气并无重大变化亦不一定致病。疾病发生乃是"一脏不足，又会天虚"，两虚相感的结果，例如"人气肝虚，感天重虚"（《素问·遗篇·刺法论》），肝气不足，又在春天受到虚风的侵袭而发病。

因此可以看到，"两虚相感"是中医发病的主要形式，贼风能否伤人须视其人的体内是否存在"虚"的因素，也就是说，外邪相感是否存在内应。《灵枢·岁露》曰："贼风邪气之中人也，不得以时，然必因其开也，其入深，其内极病，其病人也，卒暴；因其闭也，其入浅以留，其病也，徐以迟。"内虚所形成的腠理疏松，尤如门户不守，邪气得以乘机而入，如果内应之部位较浅，邪入则较浅，内应之部位较深，邪入则较深，内应是发病的主要方面，也是发病与否的决定因素。

此外尚须注意，当气候发生急剧变化的时候，天人之间的感应联系会突然中断，此时，人体气血常会出现突发性逆乱，从而导致人体的整个正气系统发生紊乱，邪气得以乘机中人，此乃"两虚相感"的极端情况。诚如《素问·四气调神大论》所说："贼风数至，暴雨数起，天地四时不相保，与道相失，则未央绝灭。惟圣人从之，故身无奇病。"在这种情况下，只有"圣人"才能及时做出自我调整而免于邪气的侵害。

另外，"太一"游宫尚有"天忌"之说。遇到这些日子不可针灸。其说见于《灵枢·九针论》：

"黄帝曰：愿闻身形应九野奈何？岐伯曰：请言身形之应九野也，左足应立春，其日戊寅己丑；左胁应春分，其日乙卯；左手应立夏，其日戊辰己巳；膺喉首头应夏至，其日丙午；右手应立秋，其日戊申己未；右胁应秋分，其日辛酉；右足应立冬，其日戊戌己亥；腰尻下窍应冬至，其日壬子。六腑及膈下三脏应中州，其大禁，大禁太一所在之日，及诸戊己。凡此九者，善候八正所在之处。所主左右上下身体有痈肿者，欲治之，无以其所直之日溃治之，是谓天忌日也。"

这段经文从两个方面论及了时日的禁忌。一是与九野对应的身形。所禁部位的次序是从下到上，从左至右，其次序为：左足、左胁、左手、膺喉、头部、右手、右胁、右足、腰尻，正好九处，以应九野；时间则是立春、春分、立夏、夏至、立秋、秋分、立冬、冬至，加上中宫以应四时，亦为九数。有些日子干支同气，五行之气过重，视为禁忌。这些日子是：春天属木，春分之后的乙卯日，干支皆属于木；夏天属火，夏至后的丙午日，干支皆属于火；秋天属金，秋分的辛酉日，干支皆属于金；冬天属水，冬至后有壬子日，干支皆属于水。上述日子不可"溃治"，即禁用切开引流的治疗。

二是"太一"的"天忌日"。太一治中宫，中央属土，也就是说，凡是属土的日子——"诸戊己"之日，都是"天忌日"。由于"土寄旺于四寄之末"，所以具体说来，立春之后的戊寅、己丑，立夏之后的戊辰、己巳，立秋之后的戊申、己未，立冬后的戊戌、己亥，都是干犯"太一"之日。正如张景岳所说："盖戊己属土，虽寄旺于四季，而实为中宫之辰，故其气应亦如太一。"（《类经·九卷第三十五注》）"天忌日"不可溃治，在这些日子里同样禁止对痈肿进行切开引流治疗。据推测，汉代的人视太一所在为大禁的原因或者与其时流行的"太一避兵"之说有关。

1973年湖南长沙马王堆3号汉墓出土了帛画"太一避兵图"（图3-6，书末彩图），图中有文曰："百兵莫敢我伤。"兵，兵器。百兵，各种类型的兵器。《史记·封禅书》载："其秋，为伐南越，告祷太一。以牡荆画幡日月北斗登龙，以像太一三星，为'太一锋'，命曰'灵旗'。为兵祷，则太史奉以指所伐国。"从这里可以看到，汉代军人在征战之前要"告祷太一"，祈求在战争中避免受到兵器的伤害。因此，《灵枢·九针论》"大禁"的原因应该是：既云"太一"可以"避兵"，可以免受刀兵的伤害，如果在太一所在之日进行"溃治"，则是其人未能避免兵器（切开引流用铍针，其针形如剑锋，类同于兵器）的伤害了，故此设为禁忌，否则人们将视"太一避兵"之说无灵验也！

在中医理论中，"虚"字既与发病有关，又常被用来说明生理和病理，因而这一概念颇为复杂，现予梳理。据考：虚或源于"无"。在先秦哲学里，"道"是世界的本源。无形之道产生了宇宙，产生了有形的物质世界。《老子·第四十章》曰："天下万物生于有，有生于无。""有"与"无"是一对范畴。"虚"义近于"无"，称为"虚无"，虚无是道的存在形式，凡事近于虚无则近于道，完全虚无则全合于道。《淮南子·精神训》："虚无者，道之所居也。"虚无有时就是道之互词。

古人在认识论上采取了心物合一的形式，时空的观念都具有主观的色彩，因而空间之"虚"很容易转换为心境之虚，虚静、虚心、恬淡、空明、恬澹等皆近于道。《庄子·天道》曰："夫虚静恬淡寂漠无为者，天地之平而道德之至，故帝王圣人休焉……夫虚静恬淡寂漠无为者，万物之本也。"又，《庄子·刻意》："夫恬淡寂漠，虚无无为，此天地之平而道德之质也。故曰：圣人休休焉则平易矣。平易则恬淡矣。平易恬淡，则忧患不能入，邪气不能袭，故其德全而神不亏……虚无恬淡，乃合天德。"中医养生亦崇尚于"虚"，心境之虚乃能与"道"相契而永葆健康。《素问·上古天真论》曰："恬淡虚无，真气从之，精神内守，病安从来。"《素问·阴阳应象大论》也说："是以圣人为无为之事，乐恬愉之能，从欲快志于虚无之守，故寿命无穷，与天地终，此圣人之治身也。"中医关于虚无的思想与庄子之"虚"的指向是一样的。

虚无只存留在心中，存留在无形的精神层面，而在中医脏腑经络气血等有形组织的生理中，则没有全然的虚无，为此，藏象理论的构建者采用了"虚实"的观念以取代"有无"，用"虚实相应"取代了"有无相生"（《老子·第二章》），这一取代既是认知方式的深入，也是思维方式之演进，因为在藏象生理病理的表述上，"有无"之说大而无当，感应无从发生，而虚实就不同了，虚实相生、虚中涵实则有阴阳感通生乎其间。吾乡（四川）著名学者唐君毅先生说："盖物皆由其与他物感通之德以见性，是一物之本性，能涵摄他物，即物中有虚也。物之与他物感通，而能生起事象，依于生生不息之理以开新，即不全受过去之习惯所机械支配，亦不全受外力所机械决定，亦无一超越之特殊形式，以限定其所生起之事为某一特殊之形式之事，皆实中有虚也。"[1] 中医藏象学说也是这样，虚实既立，则能"涵摄"脏腑、气血、经络、营卫、表里、阴阳诸生理，从此中医藏象学说不再受外力之"机械决定"，而是虚实相感以"生起事象，依于生生不息之理以开新"，用以阐述脏腑生理新陈代谢诸现象，使藏象学说成为了最能体现生命"本性"的一个部分。

"虚实"作为一对思辨范畴偶尔见于先秦的著作，而与"有无"并举似只见于汉代文献。如，《淮南子·原道训》："是故有生于无，实出于虚。"又如，《淮南子·精神训》："是故圣人以无应有，必究其理；以虚受实，必穷其节；恬愉虚静，以终其命。"虚实源于有无，其逐渐替代有无的地位甚有利于感应之阐述，因此推测，《内经》的虚实理论应该与《淮南子》产生于同一时期。

中医的虚实观念有几层含义，且颇为交错，须予注意。在致病因素方面，有实邪和虚邪，致病以虚邪为主，前已论及，这是发病学方面的概念；而在中医藏象的组织结构方面，虚实常常作为一个生理概念，虚实相生、虚实互济是脏腑气血的功能状态。如"阳道实，阴道虚"（《素问·太阴阳明论》），胃肠消化功能之虚实交替[2]，皆为机体功能的体现。

① 唐君毅. 中国文化之精神价值［M］. 南京：江苏教育出版社，2006：63.
② 《素问·五脏别论》"水谷入口，则胃实而肠虚，食下则肠实而胃虚。"就是一种虚实交替。

当人正气不足，"天气如虚"，人体中那些具有"虚"的因素的组织则易于感虚而发病。所以，发病与否在很大程度上取决于组织的生理性状。就人体四肢而言，四肢的外侧、背部、头项部，即阳经分布的部位，组织较为致密，腠理较为稳固，卫气分布较多，防御能力较强，属于"实"的部分，虚邪不易与之感应；而四肢的内侧、胸腹部为阴经分布的地方，腠理较为疏松，卫气较少，防御较为薄弱，是相对较"虚"的部分，较易感虚而发病。其情形正如《灵枢·邪气脏腑病形》所说："邪之中人也，无有常……中于阴者，常从臂胻始。夫臂与胻，其阴皮薄，其肉淖泽，故俱受于风，独伤其阴……身之中于风也，不必动脏，故邪入于阴经，则其脏气实，邪气入而不能客，故还之于腑。故中阳则溜于经，中阴则溜于腑。"

然而，虚邪致病之后的病理又会有虚有实，所谓"百病之生，皆有虚实"（《素问·调经论》），此虚实则是一个病理学的概念。如《素问·通评虚实论》曰："黄帝问曰：何谓虚实？岐伯对曰：邪气盛则实，精气夺则虚。"当人体感应虚邪发病之后，表现为邪气亢盛者为实症，表现为精气不足者为虚证，虚实病理交错纠结，甚为复杂，现代中医论述较多，此不多赘。

第二节　形气相感——中医的发病形式

形气相感是事物感通的基本形式之一。形，有形之物，气，无形之气，从阴阳学说看来，气属阳，形属阴，形气的关系有似于阴阳，形气相感有似于阴阳之交感，是这个世界万化繁荣的不竭源头。《素问·天元纪大论》曰：

"夫变化之为用也，在天为玄，在人为道，在地为化，化生五味，道生智，玄生神。神在天为风，在地为木，在天为热，在地为火，在天为湿，在地为土，在天为燥，在地为金，在天为寒，在地为水，故在天为气，在地成形，形气相感而化生万物矣。"

天为阳，地为阴，有形为阳，无形为阴。天之"玄"、"道"、"智"、"神"、"风"、"热"、"湿"、"燥"、"寒"等无形之气，感应于地上的"木"、"火"、"土"、"金"、"水"等有形之质，阴阳化为五行，就是无形化为有形，以气感于形的形式而生成万类。感应以形气的方式将天地宇宙、世间万象、动物植物、人体脏腑联系起来，同时也将人体的多个组织器官整合为一，现代中医称其为"整体观念"，而不知为形气感应所由然也。

形气相感是万物生化的基本形式，也是感应学说的一个重要组成部分，而后世医家鲜有对之进行系统揭示者，考其原因，可能与感应的发生没有过程只有结果有关。如，《淮南子·天文训》曰："阳燧见日则燃而为火，方诸见月则津而为水"，常被引为感应现象的典型事例，在这一感应过程中，人们见到的只有"火"与"水"的结果，而见不到阳光和月光是如何穿越天体而发生感应的过程，因无过程，故无迹可稽，无从拟象和描述。对此，唐君毅指出："老子曰：'反者道之动'、'有无相生'。此诸义亦易中所有。然道家只言相对之两端，而不重其中间一段过渡，则生化历程之义不显。"① 由于看不到事物变化的"生化历程"，故形气相感之义不彰。

中医形气之说似源于道家哲学的"有无"之辩。《老子·第十一章》说："三十辐，共一毂，当其无，有车之用。埏埴以为器，当其无，有器之用。凿户牖以为室，当其无，有室之用。故有之以为利，无之以为用。"在"有""无"两者之间以"无"为主导，无中生有，无中涵有，车轮、器皿、屋舍皆因其中之"无"而显得有用。形气相感也是如此，气感于形，形应于气，以无形之气为主导。

世界的一切都是气所构成，所谓"有形"者，乃"气合而有形"（《素问·六节藏象论》），由气之抟结、集聚而成；而谓之"无形"者，即使一派虚空，也是由气所充满和弥散。北宋理学家张载（1020—1078）说"太虚无形，气之本华"（《正蒙·太和》），即指此；因此可见，"有形"，指肉眼可以看见的事物，而"无形"的事物虽然肉眼看不到，却能感受到它的存在，一如寒暑之切肤，真实不虚。所以，无论有形或无形，都如明代学者王廷相（1474—1544）所云："有形亦是气，无形亦是气，道寓其中矣"（《慎言·道体篇》），形气乃为阴阳之变幻，而阴阳趋同为一乃是道合为一的体现。

形气之说在先秦两汉似颇流行。《吕氏春秋·纪春》曰："流水不腐，户枢不蝼，动也。形气亦然。形不动则精不流，精不流则气郁。"这是关于形气之说的著名论述，其中"形气"已然成为生命机能的代词。形气就是生命，神气与之同在，生命蕴含于形气之中，构成形神合一的人体，生命在于运动，运动使气血流通，一如流水不腐，不易患病。

就人体生理和组织结构而言，形指身形、脏腑、经脉、骨骼、肌肉、器官、皮肤等组织，气则指这些组织的功能。由形气所构成的人体是生命存在的基本形式，就整体生命而言，形气臻于合一，两者密不可分；从生理学的角度上考察，人的形气两者可以表现为相得、不相得、相任、不相任等不同情况。其说见于《灵枢·寿夭刚柔》，其词曰：

---

① 唐君毅. 中国文化之精神价值［M］. 南京：江苏教育出版社，2006：79.

"黄帝问于伯高曰：余闻形有缓急，气有盛衰，骨有大小，肉有坚脆，皮有厚薄，其以立寿夭奈何？伯高答曰：形与气相任则寿，不相任则夭。皮与肉相裹则寿，不相裹则夭。血气经络，胜形则寿，不胜形则夭。黄帝曰：何谓形之缓急？伯高答曰：形充而皮肤缓者则寿，形充而皮肤急者则夭，形充而脉坚大者顺也，形充而脉小以弱者气衰，衰则危矣。若形充而颧不起者骨小，骨小则夭矣。形充而大肉䐃坚而有分者肉坚，肉坚则寿矣；形充而大肉无分理不坚者肉脆，肉脆则夭矣。此天之生命，所以立形定气而视寿夭者。必明乎此，立形定气，而后以临病人，决死生。黄帝曰：余闻寿夭，无以度之。伯高答曰：墙基卑，高不及其地者，不满三十而死，其有因加疾者，不及二十而死也。黄帝曰：形气之相胜，以立寿夭奈何？伯高答曰：平人而气胜形者寿，病而形肉脱，气胜形者死，形胜气者危矣。"

"形有缓急"，缓急，可训为强弱、大小。《汉书·地理志下》："凡民函五常之性，而其刚柔缓急，音声不同，系水土之风气。故谓之风。"形有缓急，是说人的形体有大有小，有强有弱。从外观看来，正常人的形态应该协调、匀称，就是所谓"形气相任"。一般来说，肌肉与皮肤缠裹致密，形体强壮，肌肉坚实，皮肤柔软者，皆为形气相任，如此之人多寿；反之，形态臃肿，皮肤坚硬，或松软、脆弱者为形气不相任，如此之人多夭。以临床表现而言，形体强壮，脉搏洪大者为形气相任，多见于实证，多为顺证；反之，形态臃肿，脉搏小弱者为形气不相任，多见于气衰，虚证，多为逆证。就面部望诊而言，形气是否"相任"似较容易掌握，以"墙基"（面部四旁的骨骼）为例，如果"高不及地"（地，面部之肉）——下颌尖刻，皮包骨头，是形气不相任，其人活不过三十岁；如果加上有病，更活不过二十岁。"形气相任"又称为"形气相得"，如《素问·三部九候论》曰："形盛脉细，少气不足以息者危。形瘦脉大，胸中多气者死。形气相得者生。参伍不调者病。"

有一点值得注意：在古人的意识中，"形气相任"并非形气两者占有的比例平均、相等，而是以气能胜形者为相任，也就是生命之气能够驾驭形体、控制形体者，这样的人精神抖擞，思维敏捷，动作轻劲有力，所谓"血气经络，胜形则寿"；反之，如果其人少气懒言，动辄气累，则是气不胜形（"形胜气"）的表现，多见于身体极度虚弱或重危证候。另外还须注意，如果患者长期卧床，通身大肉脱尽，突然精神转好，目光清亮，言语不休，这是一种"气胜形"的假神，乃虚阳外越，残灯复明，预后极为恶劣。

另一方面，即使身体健康，形气相任、相得，人体也会由于先天禀赋的因素而存在气血多少的个体差异。例如，《灵枢·阴阳二十五人》曰：

"黄帝曰：夫子之言，脉之上下，血气之候，以知形气奈何？岐伯曰：足阳明之上，血气盛则髯美长；血少气多则髯短；故气少血多则髯少，血气皆少则无髯，两吻多画。足阳明之下，血气盛则下毛美长至胸；血多气少则下毛美短至脐，行则善高举足，足指少肉，足善寒；血少气多则肉而善瘃；血气皆少则无毛，有则稀枯悴，善痿厥足痹……审察其形气有余不足而调之，可以知逆顺矣。"

人的遗传不同，先天禀赋各异，或髯美而长，至于胸脐，或髯短而少，或无髯而吻多纵纹（"画痕"），或体多汗毛，或毛发稀疏，体态或胖或瘦，步态或低或高，或下肢常冷，等等，这一类形气有余不足的情况，如果皆在生理差异的许可范围之内，是脏腑经脉气血多少的反映，不可视为疾病，诊此可以了解形气的禀赋情况，作为治疗疾病之参考。

另须注意中医的形气之说是一个相对的概念，所表达的内涵需要根据具体的情况才能做出界定。在生理学方面，形气常指组织器官与功能之间、身体与神气之间的关系，而在外感疾病的发病方面，则指六淫邪气与人体组织之间所发生的病理变化。

《灵枢·寿夭刚柔》曰："黄帝问于伯高曰：余闻形气病之先后，外内之应奈何？伯高答曰：风寒伤形，忧恐忿怒伤气。气伤脏，乃病脏；寒伤形，乃应形；风伤筋脉，筋脉乃应。此形气外内之相应也。"

据此，形气相感学说也是中医发病的机制之一，风寒无形，人体有形，风寒感冒乃无形感于有形，是典型的"形气外内之应"。在内伤脏腑方面，五志藏于五脏，一旦因于"忧恐忿怒"等情志变化可以感应五脏之形而发病，也属于无形感应于有形的范畴。

从今天人们思维形式的因果律来看，外邪为因，致病为果，风寒为因，症状为果，"忧恐仇怒"为因，情志致病为果，一定的原因产生一定的结果，疾病的发生与致病因素存在因果关系，为此，现代中医专门设立了病因之学，将六淫、疫疠、七情内伤、瘀血痰饮、跌打损伤悉数纳归其中，这样的做法是将现代人的因果观念强行塞入古人头脑之中，而我们长期浸渍其中，安而习之，不觉得有什么不妥。其实，中医原创时期并无因果的观念，并无某种原因导致某种结果的思维形式。因，《说文》："就也。"因乃"茵"之古字，清代学者江氏永曰："象茵褥之形，中象缝线文理"，后被引申为依靠，凭借。《韩非子·五蠹》："论世之事，因为之备。"又，《史记·平原君虞卿列传》："因人成事者。"是说借助别人的力量以成就自己的事情。据此可见，《黄帝内经》中的"因"字并非今天人们所说的原因，乃为凭借、根据之义。如《素问·阴阳应象大论》曰："因其轻而扬之，因其重而减之"，意谓借助或利用病理病位的轻、重、上、下之势以疗疾病，使治疗起到事半功倍的效果，其中并无原因的意思。

因果之说不见于秦汉，因果律的思维方式亦不见于古代之中国当为今天的学术常识。日本学者山田庆儿（1932—）在其所著之*中國醫學の思想的風土*中说："由于因果律是在近代始确立起来的思考方式，故当然不存在于往昔之中国。那么是怎么一种关系，相当于原因—结果之关系，被设定在于两个事象之间呢？这就是感应。"① 传统的中医没有病因的观念，有之，就是感应。列维·布留尔所说："我们叫作事件和现象之间的自然的因果关系的那种东西，或者根本不为原始意识所觉察，或者对它只有微不足道的意义。各种神秘的互渗在他的意识中占首位，而且还常常占据他的整个意识。"② 感应被列维·布留尔称为"神秘的互渗"，在古人的"整个意识"中，感应之双方（或各方）皆处于一种平等并置的地位，所以既无原因也无结果。

对此，李约瑟曾指出，在中国古人的思想中，在涉及两个事象之间的关系时并非运用了因果律，而是一种他所称为的"关联式思考"。这种思考建立在世界的等级和秩序上，凡所关联的事物都能在循环不已的宇宙秩序中找到自己的位置和价值，世界万象因感应而共鸣，产生相互影响。他说："在'关联式的思考'，概念与概念之间并不互相隶属或包涵，它们只在一个'图样（pattern）'中平等并置；至于事物之相互影响，亦非由于机械的因之作用，而是由于一种'感应'（induction）……万物之活动皆以一特殊的方式进行，它们不必是因为前此的行为如何，或由于他物之影响；而是由于其在循环不已之宇宙中的地位，被赋予与某种内在的性质，使它们的行为，身不由己。……它们之间的相互作用，并非由于机械性的刺激或机械的因，而是出于一种神秘的共鸣。"③

《素问·评热病论》曰："邪之所凑，其气必虚。"疾病的发生乃是人体之"虚"感应了天地之虚使然，这种两虚相感的发病理论有如列维·布留尔所说的那样："他们不是在事实本身中去找解释，而是用现成的解释去套事实……这种解释已经包含在他们的集体表象的神秘因素中了。"④ 在这种固有的思维

---

① 山田庆儿. 中國醫學の思想的風土［M］. 東京：潮出版社，1995：114.

② 列维·布留尔. 原始思维［M］. 北京：商务印书馆，2004：71.

③ 李约瑟. 中国古代科学思想史［M］. 南昌：江西人民出版社，2000：352.

④ 列维·布留尔. 原始思维［M］. 北京：商务印书馆，2004：9.

模式中，古人思考的是，"现象是怎样渐渐地从那个以前包括着它的复合体中脱离出来，它是怎样开始单独地被感知，那个起初作为组成因素的东西怎样在以后变成了'解释'"①。具体就发病而言，六气中的风气、寒气、湿气、燥气、暑气，如何"脱离"六淫这个复合体，而"单独地"与人体中的某些组织发生感应，这个预设的答案是："风者百病之长"（《素问·玉机真藏论》），各种虚邪常与风邪结合而感人致病。

因此可见，中医的"病因"观念与后世大异。张仲景说："千般疢难，不越三条：一者，经络受邪，入脏腑，为内所因也；二者，四肢九窍，血脉相传，壅塞不通，为外皮肤所中也；三者，房室、金刃、虫兽所伤。以此详之，病由都尽。"（《金匮要略·脏腑经络先后病脉证》）由，经也。《论语·为政》："视其所以，观其所由。""病由"，致病的途径，并非疾病的原因，这途径就是感应。"内所因"，因，根据、凭藉，体内有虚的因素为凭藉、为内应，所谓病因为本是也。先有人体之虚，感应虚邪而受之，于是才使"经络受邪入脏腑"；或先有九窍不通，血脉壅塞为其内应，才有外邪与之相感而发病。据此可见，张仲景并不以六淫为病因（当时就没有这个概念），而是在人体体内去寻找引发感应的依据，藉以探索病理途径。这种发病观念常被现代中医所误读。

《素问·至真要大论》云："必伏其所主，而先其所因。"这是传统中医的治病原则之一。因，依据、根据。虚邪普遍存在于天地之间，并非人人皆会患病，发病只针对那些内有虚损的人群，疾病发生的缘由在于人体之内。张景岳所说："先其所因者，求病之由也，必伏所主者，制病之本也。"脏腑虚损为"因"，为疾病产生的根据，于此可以看出张仲景"病由"之说与《素问·至真要大论》的"所因"是一致的，他们关于感应发病的观点是相同的。

古人的世界正如日本学者山田庆儿描述的那样，是一个"充满了连续性之流体——气的大宇宙，是一个感应场。'有感必有应。凡有动皆为感'的运动，尤是适合流体之感应场的。而且流体，特别是被流体所浸泡的人体这一小宇宙，亦是一个感应物，而且不是闭锁系，只能是与外界亦相感应的开放系。"②揆之中医形气之说，这种说法是颇为恰当的。在这个"气的大宇宙"中，天人感应只发生在人体的正气与正风这"两个事象之间"，但一旦体内有虚，就会与藏在暗处的虚邪发生感应而发病。

在这个"感应场"中，人体致病之由乃是虚邪感人之虚，属于这个世界的

① 列维·布留尔. 原始思维 [M]. 北京：商务印书馆，2004：36.
② 山田庆儿. 中國醫學の思想の風土 [M] 東京：潮出版社，1995：115.

神秘共鸣现象的一个部分。虽然说，感应的双方平等并置，但其中仍有主次之分，用古人的话来说，叫作"本末"，发病以人之内虚为本，是主要方面，虚邪为末，是次要的方面。因此，疾病之所以发生，疾病所由的途径，首需求诸于内，考察其人脏腑气血的虚实状态，这才是"形气病之先后，外内之应"的临床意义，才是对于《黄帝内经》发病学的正解。

《素问·阴阳应象大论》曰："天气通于肺，地气通于嗌，风气通于肝，雷气通于心，谷气通于脾，雨气通于肾。"通，感通，因感应而相通。我们生活在天气地气的交感之中，脏腑之气数与自然界的六气相通应，以此获取天地精气，维持脏腑功能的正常运转，所谓"天食人以五气"（《素问·六节藏象论》），当为一种感应的形式；而当脏腑内虚，尤其当其虚的气数或与六淫之气相应，这时，风气入肝而见抽搐震颤，湿气入脾而见腹泻便溏，寒气入肺而见咳嗽气喘，暑气入心则见心烦瞀乱，等等。所以，从中医看来，消除脏腑之内虚，保持身体健康，才能免于虚邪侵袭，免于感染疾病。

现代中医在临床上采取"审症求因"或叫"辨证求因"的方法进行治病，这种方法原本是建立在"因果律的思考方式"之上，它假设事出有因，主张从疾病的表现上去推求原因，其法是"根据病人一系列的具体证候（包括病人自觉症状和四诊检查所得），加以分析、综合，求得疾病的本质和症结所在，为临床治疗提供确切的依据"[①]。这也是用今天人们的思考方式去解释古人的行为，而不知道在没有因果观念的时代古人所使用的却是一种完全不同的思维形式。

《素问·玉版论要》曰："五色脉变，揆度奇恒，道在于一，神转不回，回则不转，乃失其机。"

这里所谈的揆度色脉，是古人临床认症的思维形式，值得注意。由于"相当于原因—结果之关系"的感应的双方，其表现总是在身体方面。这种表现虽云双方，其实一也。如病人出现了恶寒的症状，那是寒邪与体内阳气不足的部分发生了感应，寒证表现出来的面黑脉紧等症与天地间的寒象是一致的。中医脉诊"得一之情"（《素问·脉要精微论》）就是这个意思。可见古人审症并不求因，由于感应双方之"平等并置"的缘故，这个"因"已经预设在症状之中了，问题在于医生能否看得到，能否意识得到和诊断得到。"机"，微小的变化。《周易正义》孔颖达疏曰："几，微也……事物初动之时，其理未著，唯纤微而已。""神"，指色脉中的神气。"机之动"（《灵枢·九针十二原》），出现

---

① 邓铁涛.中医诊断学［M］.上海：上海科技出版社，1991：6.

于色脉的神气之中，倏忽而过。而好的医生则能通过"揆度色脉"，发现色脉的细微变化，察微知著，为治疗争得先机。

"机"之事象极微，"其来不可逢，其往不可追"（《灵枢·九针十二原》），所以，看病如同见道，直下便是，拟思即差，这需要熟读典坟的心得，需要格物致知的素养和洞悉物理的功夫，需要临证决脉的丰富经验，揆之于病人形气的整体感受，发挥悟性，抓住一两个具有根本意义的症状，诊病得之于当下，得之于形神之间，这才是古人诊病视疾的不传之秘。今人不解张仲景《伤寒论》何以采取条文式阐述，常苦其过于简略，不得要领，殊不知此乃专为直觉感悟的思维形式而设，甚无所谓分析、综合也。

从"脏腑为内所因"的角度上看，疾病之"因"在内不在外也，正因如此，将脉诊建立在形气之上才有意义。《素问·玉机真脏论》："黄帝曰：凡治病，察其形气色泽，脉之盛衰，病之新故，乃治之，无后其时。形气相得，谓之可治……形气相失，谓之难治。"脉诊不仅能对形气做出总体判断，还能根据形气来判断疾病的预后。如，《素问·八正神明论》说："观其冥冥者，言形气荣卫之不形于外，而工独知之，以日之寒温，月之虚盛，四时气之浮沉，参伍相合而调之，工常先见之，然而不形于外，故曰观于冥冥焉。"冥冥，幽深貌。营卫气血虽然不形之于外，但医生可以于闭目切脉中，运用神气去考察患者的营卫形气等情况，继而做出符合病情的诊断。

与形气相对者为病气，在疾病发生、发展的过程中，形气与病气之间彼此消长则是病理变化的基本形式之一。《灵枢·根结》曰：

"黄帝曰：形气之逆顺奈何？岐伯曰：形气不足，病气有余，是邪胜也，急泻之。形气有余，病气不足，急补之。形气不足，病气不足，此阴阳气俱不足也，不可刺之，刺之则重不足，重不足则阴阳俱竭，血气皆尽，五脏空虚，筋骨髓枯，老者绝灭，壮者不复矣。形气有余，病气有余，此谓阴阳俱有余也，急泻其邪，调其虚实。故曰：有余者泻之，不足者补之，此之谓也……故曰用针之要，在于知调，调阴与阳，精气乃光，合形与气，使神内藏。"

形气，指身体的精神、饮食、行为、语言的综合状态，病气乃指症状。病气加诸人体，与形气彼此消长乃是病机的基本状态，在双方相互消长的过程中，有顺证，也有逆证。

一般来说，能用"有余泻之，不足补之"的方法来治疗者皆为顺证，反之则为逆证。例如，"形气不足，病气有余，急泻之"。病人高热、口渴、头痛、心烦，小便黄灼，大便燥结，一派邪实有余之症，当无视其所伴有的精神欠佳，身体困倦，不思饮食等"形气不足"的兼证，急予泻邪，邪去则形气恢复，此为顺证；又如，"形气不足，病气不足，此阴阳气俱不足也"。病人表现为一派虚象，或身体瘦削，少气懒言，动辄气累，咳喘声微，对此不足者采取补法，也是顺证。但注意对于全身性虚损较为严重的病人则不宜针灸治疗，而应治之以甘味的补益药物，所谓"阴阳形气俱不足，勿取以针，而调以甘药也"（《灵枢·形气脏腑病形》）；而对于一些重笃的虚弱患者还当补以血肉有情之品。再如，"形气有余，病气有余，此阴阳俱有余也"。阴阳，就形气与病气而言，形气在内为阴，病气在外为阳，阴阳有余之证见有打人骂人、不避亲疏，或登高而歌、弃衣而走，或自高贤、自辩智、自尊贵，或少卧不饥、妄行不休等，邪实当泻，仍为顺证。此时应当急泻其邪，然后调平阴阳，使形气恢复正常。

"形气有余，病气不足，急补之"，这句话则是针对逆证而言了，所谓至虚有盛候也。虚弱之症发展到一定阶段常会出现类似强盛的假象。如久病卧床之人，突然目光转亮，精神转佳，言语不休；或四肢不温，面现红妆等，在一派虚羸症象的基础上突然出现形气似乎有余之症，此时须急予回阳救逆以治之。判断神气真假的方法最好是切脉，《素问·方盛衰论》曰："形气有余，脉气不足死。脉气有余，形气不足生"，假神虽然形气有余，但是脉气不足，常伴有浮芤微弱的脉象。

内伤脏腑的情志疾病同样表现为形气相感的形式。在正常情况下，肝在志为怒，心在志为喜，脾在志为思，肺在志为悲，肾在志为恐，五志感应五脏乃是藏象生理的一个部分，但"忧恐忿怒"等过激之气常会感应自身脏腑而形成疾病。此乃气感于形，这种感应能使脏腑之气紊乱，多为形气有余之症，其病理表现为气之逆行、气滞、经脉阻塞和气机紊乱。如《素问·举痛论》曰：

"怒则气逆，甚则呕血及飧泄，故气上矣。喜则气和志达，荣卫通利，故气缓矣。悲则心系急，肺布叶举，而上焦不通，荣卫不散，热气在中，故气消矣。恐则精却，却则上焦闭，闭则气还，还则下焦胀，故气不行矣……惊则心无所倚，神无所归，虑无所定，故气乱矣。劳则喘息汗出，外内皆越，故气耗矣。思则心有所存，神有所归，正气留而不行，故气结矣。"

其中只有"喜"可使营卫通利，气血畅行，属于良性情绪，其余皆为不良情绪。不良情绪造成形气失调的机制各不相同：怒使肝气上逆，横逆及脾，症见呕血腹泻；悲使肺气内郁，荣卫不散，郁久生热；恐使肾气下陷，气不得行；惊使心气散乱，神无所归；思使气结于内，阻滞气机。有时在受到严重情志刺激的时候，会致形气相失而成危候。如《素问·生气通天论》曰："阳气者，大怒则形气绝而血菀于上，使人薄厥。"薄厥乃逆气上冲于脑，气血（形气）相失，突然发生昏迷甚至死亡。

针灸具有"合形与气，使神内藏"（《灵枢·根结》）的功效，颇为擅长于治疗形气失调、五志失守的情志病症，较之药物更具优势，已为今天的临床疗效所证实。《灵枢·官能》有论及如何运用针刺来调理形气，其词曰：

"黄帝曰：用针之理，必知形气之所在，左右上下，阴阳表里，血气多少，行之逆顺，出入之合。谋伐有过。知解结，知补虚泻实，上下气门，明通于四海，审其所在，寒热淋露，荣输异处，审于调气，明于经隧，左右支络，尽知其会。寒与热争，能合而调之；虚与实邻，知决而通之；左右不调，把而行之；明于逆顺，乃知可治。阴阳不奇，故知起时，审于本末，察其寒热，得邪所在，万刺不殆。"

概括起来，调合形气的方法当有如下几个方面：一是"知形气之所在"，即必须知道形气失调发生在何脏、何腑或何处组织。二是"审于本末"，知道卫气标本（本末）的分布情况（卫气标本之说请参照拙著《营卫学说与针灸临床》）①。三是"明于经隧"，知道荣腧的位置、经络与腧穴的汇通之处，如"上下气门"、"四海"等处。"上下气门"当指标部（上部）与本部（下部）的腧穴。四是"明于逆顺"，知道形气之逆顺，顺证有余泻之，不足补之，采取反治的方法，逆证则用塞因塞用一类的正治方法。五是"审于调气"，懂得针刺得气、行气、"解结"、补泻的方法。五是"得邪所在"，通过寒热虚实等证候，了解邪气所在的脏腑或部位，予以祛逐。上述方法综合运用，谓能收到调和形气的效果。

"解结"，是一种用锋针刺血以破散其结的方法，有调和形气的作用。《灵枢经·刺节真邪》曰："一经上实下虚而不通者，此必有横络盛加于大经，令之不通。视而泻之，此所谓解结也。"瘀血结聚，气滞不通，可致形气相失，因而解结能调和形气，治疗疾病，其法颇受古人的重视。"解结"属于刺营法，古人有针刺"先去血脉"（《灵枢·五乱》）的说法，如见体表瘀血结聚，先予解结，再施刺卫之法予以调治。此法的疗效会受天气冷热的影响。如，《灵枢·刺节真邪》曰：

"请言解论，与天地相应，与四时相副，人参天地，故可为解。下有渐洳，上生苇蒲，此所以知形气之多少也。阴阳者，寒暑也，热则滋雨而在上，根荄少汁。人气在外，皮肤缓，腠理开，血气减，汗大泄，肉淖泽。寒则地冻水冰，人气在中，皮肤致，腠理闭，汗不出，血气强，肉坚涩。当是之时，善行

---

① 卓廉士. 营卫学说与针灸临床［M］. 北京：人民卫生出版社，2013：63.

水者，不能往冰；善穿地者，不能凿冻。善用针者，亦不能取四厥。血脉凝结，坚搏不往来者，亦未可即柔。故行水者，必待天温冰释，冻解，而后水可行，地可穿也。人脉犹是也。治厥者，必先熨调和其经，掌与腋、肘与脚、项与脊以调之，火气已通，血脉乃行，然后视其病，脉淖泽者，刺而平之，坚紧者，破而散之，气下乃止，此所谓以解结者也。"

所谓"解论"，即"解结"的理论。解结刺法虽然属于刺营法，但气为血帅，须于气盛于脉之时用之。形之与气有如渐洳生苇蒲，相感而然。渐洳，《集韵》："湿貌也。"指低湿之地。"苇蒲"，就是芦苇。芦苇长在低凹的地方，由湿气感应而生。热气熏蒸，湿气上行，所以芦苇的根荄部分汁水不多。荄，《说文》"草根也。"以苇蒲而言，上部气多，下部气少；"形气之多少"，指气所聚集、充满的地方。人体也是如此。"解结"刺法须施于气盛之处或气盛之时。暑天天气炎热，体热发散在外，其时人体"汗大泄，肉淖泽"，气盛于表，"解结"易于见功。

但是，冬天就不同了。这个季节天寒地冻，水冰地坼，人体的阳气内敛，气聚于里，肌肉坚紧，腠理闭塞，这时运用"解结"的刺法就难于见功了。所以说，"善行水者，不能往冰；善穿地者，不能凿冻"，冬天"血脉凝结"，毫针难以行气，所以疗效较差。如果冬天要用针刺的方法进行解结，则须稍予变通，先以艾灸温通经脉。尤其需要灸焫两掌、两腋、两肘、两脚、颈项以及脊柱的两侧等处，这些部位乃为"四肢八溪之朝夕"（《素问·五藏生成》），可以达到温通血脉、增强阳气的作用。当阳气回环，全身温暖，气行经通，一如"天温冰释，冻解，而后水可行，地可穿也"，此时解结即可收到"刺而平之"、"破而散之"的效果。因此，"用针之理，必知形气之所在"，针刺治病需要了解形气之虚实，了解气所聚集的部位，以及天气情况等因素，刺营如此，刺卫亦是如此。

在古人看来，针灸治病的效应属于形气感应的一个方面。如艾火灸焫，人体之阳气应之，艾火温通经脉之效乃是火气感应体内之阳气，形气相感使然。针刺也是如此，由针激发的卫气能使气数相同的组织在共振状态下，经气趋向于病患部位并按其中所规定的"数"进行重新排列、整合，从而起到"通其经脉，调其血气"（《灵枢·九针十二原》）的治疗作用。

中医所设的刺法亦常出于形气方面的考虑。如《灵枢·终始》曰："凡刺之法，必察其形气。形肉未脱，少气而脉又躁，躁厥者，必为缪刺之，散气可收，聚气可布。"气与形的关系失调可以表现为气散、脉躁、四肢不温，用缪刺、刺络、多针浅刺的方法可以起到收拾散失之气、调和形气的效果。

第三节　感应与病机——消解斗争哲学

现代中医受到西方医学的影响，而将"俱感于邪"（《素问·阴阳应象大论》）之"感"字释为感染，是很不正确的。虽然，古代的"感"与"染"都与发病有关，却是两个不同的概念。感，意谓感而受之，感而应之，"两虚相感"；染，是染丝。《周礼·天官》："染人掌染帛。"《素问·刺法论》："余闻五疫之至，皆相染易，无问大小，病状相似。"这是说疫毒流行之际患者的症状有如染帛，全成一个样式。"染"是特指"五疫"一类烈性染病的发病形式，因而"感"字没有"染"的意思，"虚邪"乃感而应之；"染"字却隐涵"感"的意义，疫毒乃感而染之。中医病理以虚邪致病为核心，以感应立说。

现代中医没有感应的观念，常将疾病的发生视为一个感染邪气、邪正斗争的过程，他们认为，"疾病的发生和变化，即是在一定条件下邪正斗争的反映"，而"正邪斗争的胜负，决定发病与不发病"[①]，这种说法显然是受到 20世纪 50～60 年代所倡的斗争哲学的影响，并非传统中医固有的认识论，且大有舶来之嫌，细考古代文献，从"两虚相感"的发病机制上看，似乎没有什么斗争的迹象。

众所周知，《黄帝内经》乃秦汉道家学说的流裔，总体上禀呈了道家的主要思想，这种思想不尚争斗，主张遇事退让，主张像水一样总是处于下流、下方，崇尚恬静、安时、处顺、不争以及无为的态度。

《老子·第八章》："上善若水。水善利万物而不争，处众人之所恶，故几于道。"

《老子·三十九章》："故贵以贱为本，高以下为基。"

《老子·三十八章》："上德无为而无以为……上仁为之而无以为。"

《老子·四十八章》："无为而无不为。取天下常以无事。"

考《黄帝内经》所载，人体的防御形式总体上处于颇为消极的状态，对于虚邪侵入的反应最多的说法并不是"斗争"，而是"感"、"受"或"受邪"。

《素问·阴阳应象大论》曰："天之邪气，感则害人五脏；水谷之寒热，感则害于六腑；地之湿气，感则害皮肉筋脉。"

《素问·生气通天论》："受如持虚。"

《素问·太阴阳明论》："故阳受风气，阴受湿气……阳受之则入六腑，阴

---

① 印会河．中医基础理论［M］．上海：上海科学技术出版社，2006：102.

受之则入五脏。"

《素问·热论》："伤寒一日，巨阳受之……二日阳明受之……三日少阳受之……四日太阴受之……五日少阴受之……六日厥阴受之……三阴三阳，五脏六腑皆受病，荣卫不行，五脏不通，则死矣。"

《素问·咳论》："乘秋则肺先受邪，乘春则肝先受之，乘夏则心先受之，乘至阴则脾先受之，乘冬则肾先受之。"

受，接受。《周礼·天官·司书》："受其币。"用"受"字来表达人体在感应虚邪时的反应，在这样的反应下正气似无多少主动抗击、斗争的作用。"受"乃因感而受，六腑有虚则风邪感虚而入于六腑，五脏有虚则湿邪感虚而入于五脏；肺气不足感应秋季之虚邪而受之，肝气不足感应春季之虚邪而受之，受邪乃是"邪气以从其合也"（《素问·咳论》），虚邪与人体之虚具有一定气数的符合度乃是发病的主要原因。

邪气因感而合入了相应组织。所以，从感应学说上看，发病与否似并不取决于所谓"正邪斗争的胜负"，而是取决于"两虚"之间是否出现了相得、相合的机会。考"受如持虚"。持，通植。如《老子·九章》："持而盈之，不如其已。"马王堆乙本作"植而盈之，不若其已。"植，《说文》："户植也。"按：古门外闭，中竖直木，以铁了鸟关之，可加锁者。据此，"受如持虚"者，谓如门无直木关锁，形同虚设，易受虚邪之感应也。汉儒董仲舒云："天将阴雨，人之病故为之先动，是阴相应而起也"（《春秋繁露·同类相动》），这是汉代人们对于疾病发生的普遍认识。因此可见，"发病与不发病"当取决于感应是否发生，取决于形气是否相感，而不取决于所谓邪正斗争的胜负结果。

现代中医崇尚邪正斗争之说，考其原因还与误读经典有关。古人对于病机的一些阐述，容易使得那些具有斗争哲学的头脑产生出斗争的联想，从而认为疾病发生存在一个斗争的过程。下面这两段经文常被现代中医引述为疾病的基本病理，现予捡出，并予分析：

《素问·阴阳应象大论》："阴胜则阳病，阳胜则阴病。阳胜则热，阴胜则寒。重寒则热，重热则寒。"

《素问·疟论》："阴虚而阳盛，阳盛则热。"

这里的"胜"字值得注意，常使人想到战争的胜负。其实"胜"字有统治、控制之义。如董仲舒曰："今求财不足，行罚如将不胜，杀戮如屠，仇雠其民，鱼烂而亡，国中尽空。"（《春秋繁露·王道》）又说："国无道，虽杀之，不可胜也。"（《春秋繁露·身之养重于义》）是说刑罚失去了尊严，不能控制犯罪，处重典以滥杀，只能增加人民的仇恨，不能起到统治的作用。又如《吕氏春秋·季春纪》："无为之道曰胜天。"意谓统治天下应该采用无为之道。在阴阳双方的关系中，有互根互用，有消长转化，而无斗争；人体也是如此。气属阳，血属阴，气血两者没有斗争，只有互根互用，生命物质相互消长转化，从而形成生命之和谐。因此，"阴胜"、"阳胜"云云，皆谓阴气或阳气一方过亢，占据了绝对的优势，会使得两者关系失和，而非斗而胜之也。

在正常情况下，阴平阳秘，"动极者镇之以静，阴亢者胜之以阳"（《类经图翼》），阴阳双方彼此消长，维持生理的动态平衡。但是，如果人体感应了寒邪、湿邪一类的阴邪，导致"阴胜则阳病"，偏胜的阴气会损伤阳气。例如寒邪占据了体表，体表阴气偏胜，卫气郁闭于内而"不得泄越"（《素问·调经论》）而见恶寒、发热之症；如果感应了暑邪、燥邪等阳邪，导致"阳胜则阴病"，偏胜的阳气会损伤人体的阴液。例如感受风热，热邪发泄，使腠理开放，汗出津液外越，而见发热、口渴之症。"阴胜"、"阳胜"指病机，"阳病"、"阴病"为症状。此乃实证的病理；如为虚证，阴虚或阳虚都会同样会使阴阳失调，阴虚则相对阳亢，会出现虚热的证候，所谓"阴虚则热"；同样，阳虚相对阴盛，会出现寒冷的证候，亦所谓"阳虚则阴盛"。其中的阴阳双方此消彼长，此起彼伏，其状有如太极之推手，盈虚变化，摩荡倚伏，全成自然之势，并无丝毫斗争的迹象。这才是古人看待病理的主要思想。

在古人的观念里，人体之"虚"是一个广义的概念，非仅限于气血之不足，举凡脏腑受损，新陈代谢失常，湿、痰、瘀血积聚，甚或脏腑功能亢盛，情志过激等内部机能失调、失眠嗜睡、时间倒错等皆为"不正"，皆属于广义之"虚"的范畴。发病是虚邪与正虚之间的同气相感或阴阳交感所致，有时邪气可以通过感应的方式直接趋向于机体的某处，形成病灶。如《灵枢·邪气脏腑病形》谈到咳嗽和中风时说：

"黄帝曰：邪之中人脏奈何？岐伯曰：愁忧恐惧则伤心，形寒寒饮则伤肺，以其两寒相感，中外皆伤，故气逆而上行。有所堕坠，恶血留内，若有所大怒，气上而不下，积于胁下，则伤肝。有所击仆，若醉入房，汗出当风，则伤脾。有所用力举重，若入房过度，汗出浴水，则伤肾。黄帝曰：五脏之中风奈何？岐伯曰：阴阳俱感，邪乃得往。黄帝曰：善哉！"

这段文字所述的病理在表面看似邪气"中人"，其实其中早有内应。"形寒"以"寒饮"为内应；大怒以"恶血"为内应；风气以"击仆"损伤或入房汗出为内应；水气以"入房过度"精气亏损为内应，皆是五脏先虚于内，虚邪感之于外，故"五脏之中风"皆为"阴阳相感"的结果。这里的"阴阳"指内外，与"阴虚者阳必凑之"（《素问·评热病论》）之说相符。而五脏感虚在症状上各具其脏腑的特性，正如《素问·风论》所说："肺风之状，多汗恶风，色皏然白，时咳短气，昼日则瘥，暮则甚，诊在眉上，其色白。心风之状，多汗恶风，焦绝善怒吓，赤色，病甚则言不可快，诊在口，其色赤。肝风之状，多汗恶风，善悲，色微苍，嗌干善怒，时憎女子，诊在目下，其色青。脾风之状，多汗恶风，身体怠堕，四肢不欲动，色薄微黄，不嗜食，诊在鼻上，其色黄。肾风之状，多汗恶风，面庞然浮肿，脊痛不能正立，其色炲，隐曲不利，诊在肌上，其色黑……"

五行纵向的事象皆具有相同的气数，故寒、风、热、湿、燥，与内虚的五脏各有所应，其病为同气感应。如虚邪为寒，则内应于肾与骨；虚邪为风，则内应于肝与筋；虚邪为热，则内应于心与脉；虚为湿邪，则内应于脾与肌肉；如为燥邪，则内应于肺与皮毛。而所谓"应"者，就是人体组织因虚邪之感而产生的病理变化。如，"人气肝虚，感天重虚"（《素问·遗篇·刺法论》），肝属木，天地中属于风类的物象以彼之"虚"感应"肝虚"而发为肝病，同时，"肝虚"还会与自然界中的风、方位的东方、五星的岁星、五音之角、五稻之麦、五畜之鸡产生感应，同时"肝虚"还会与五味之酸、五色之青、五官之目、五体之筋、五志之怒等人体组织及情志产生感应。关于感应的病理，《内经》有颇为系统的阐述，奈现代中医视而不见何！

现代中医将病理建立在斗争哲学之上，并认为，"这种斗争，不仅关系着疾病的发生，而且直接影响着疾病的发展和转归，同时也影响着疾病的虚实变化。"[1] 这种将所有疾病的病理变化全归于斗争胜负的思想缺乏传统理论的支持，或与误读典有关。例如，现代中医基础教材就常引《灵枢·刺节真邪》中的一经文以张大其说[2]。为便于分析，引之如下：

"虚邪之中人也，洒淅动形，起毫毛而发腠理。其入深，内搏于骨，则为骨痹。搏于筋，则为筋挛。搏于脉中，则为血闭不通，则为痈。搏于肉，与卫气相搏，阳胜者则为热，阴胜者则为寒，寒则真气去，去则虚，虚则寒。搏于皮肤之间，其气外发，腠理开，毫毛摇，气往来行，则为痒。留而不去，则为痹。卫气不行，则为不仁。虚邪偏客于身半，其入深，内居荣卫，荣卫稍衰，则真气去，邪气独留。发为偏枯。其邪气浅者，脉偏痛。"

这段经文中反复出现多个"搏"字，常会引起今人关于斗争的联想，但实际情况并非如此。据考，搏，《说文》："索持也。一曰至也。"搏字有两个含

① 印会河. 中医基础理论［M］. 上海：上海科学技术出版社，2006：106.
② 印会河. 中医基础理论［M］. 上海：上海科学技术出版社，2006：103.

义：对于前一义清代段玉裁《说文解字注》曰："索持，谓摸索而持之。"此义引申为捕捉。

"搏"字的第二义："至也"，常被忽视。"至"，可训"来"。《礼·乐记》："物至知知，然后好恶形焉。"郑玄注："至，来也。"疾病乃感虚所致，并无搏斗之迹象，因此，"搏于骨"、"搏于筋"、"搏于脉中"，并无捕捉之义，亦无搏斗之形，故将经文中的"搏"字训为"至"或"来"，方为原义。"搏"之此义还见于《内经》的其他篇什，可以相互发明。如《素问·脉要精微论》："心脉搏坚而长……肺脉搏坚而长……肝脉搏坚而长……胃脉搏坚而长……脾脉搏，坚而长……肾脉搏坚而长……"脉之应于指下有来有去，脉来之时叫作"搏"。

据此，"搏于骨"谓邪至于骨，"搏于筋"谓邪至于筋，"搏于脉"乃邪至于血脉，"搏于皮肤之间"，谓邪气至于皮肤之间。特别值得一提的是"搏于肉，与卫气相搏"，今天的中医将这两个"搏"字皆均训为搏斗，显然犯了重复，所以前一"搏"当释为"至"义，后一"搏"疑为"抟"字，因形似而误。抟，气团聚之状。如，《汉书·天文志》："凡望云气，仰而望之……车气乍高乍下，往往而聚。骑气卑而布。卒气抟。"

据考，《内经》中之凡"相搏"两字合用之处皆可训为"相抟"。例如，《灵枢·本神》："两精相搏谓之神。"又如，《灵枢·决气》："两神相搏，合而成形，常先身生，是谓精"，谓男女双方之精气抟聚、结合而有新的生命（"神"），非谓男女相互搏击斗争也。后世有些注家也看出了"搏"字中的结聚之义。如张景岳就将"搏"以"抟"义作解。张景岳说："两精者，阴阳之精也。抟者，交结也，凡万物生长之道，莫不阴阳交而后神明见，故人之生也，必合阴阳之气，构父母之精，两精相抟，形神乃成。所谓天地合气，命之曰人也。"（《类经》三卷第九注）又如，《灵枢·邪气脏腑病形》："黄帝曰：刺之有道乎？岐伯答曰：刺此者，必中气穴，无中肉节。中气穴则针游于巷，中肉节即皮肤痛，补泻反则病益笃。中筋则筋缓，邪气不出，与其真相搏，乱而不去，反还内著。用针不审，以顺为逆也。"这是说如果针刺未入腧穴之中，不能得气，徒然损伤筋肉组织，会形成肿痛，而肿痛乃因邪不得出，与"真气"相互搏聚而成；又如，《灵枢·贼风》："因而志有所恶，及有所慕，血气内乱，两气相搏。""相搏"亦训为"相抟"。这是说气血因"内乱"而相互聚积，如释为搏斗则为内斗矣；再如，《灵枢·水胀》："肠覃何如？岐伯曰：寒气客于肠外，与卫气相搏，气不得荣，因有所系，癖而内著，恶气乃起，瘜肉乃生。"此处的"相搏"还是训为"相抟"，谓肠外的寒气与卫气结合、聚集在一起而形成了瘜肉。

据引述可见，《灵枢·刺节真邪》之"与卫气相搏"义同于《灵枢·水胀》，这是说邪气到达于肌肉，与卫气相遇而发生"气搏"、结聚的现象，导致"卫气不行"，失去了温养肌肉的功能，从而出现恶寒的症状。在这一过程中，当寒气侵入，正气（"真气"）去之，并非迎而与之斗争也，这很符合道家的遇事态度和精神。

现代中医坚持斗争之说，认为邪气由浅入深是正气与之斗争失败的结果，而不知这是一个反复感应的过程。在关于疾病的发生和发展方面，《内经》有"复感"、"重感"、"感虚陷下"等说法，古人言之谆谆，何今人听之藐藐也！现引《素问·皮部论》、《灵枢·百病始生》的有关章节与前所引述之《灵枢·刺节真邪》相对照，以发明其义：

《素问·皮部论》曰："是故百病之始生也，必先于皮毛，邪中之则腠理开，开则入客于络脉，留而不去，传入于经，留而不去，传入于腑，廪于肠胃。邪之始入于皮也，泝然起毫毛，开腠理；其入于络也，则络脉盛色变；其入客于经也，则感虚乃陷下。"

《灵枢·百病始生》："是故虚邪之中人也，始于皮肤，皮肤缓则腠理开，开则邪从毛发入，入则抵深，深则毛发立，毛发立则淅然，故皮肤痛。留而不去，则传舍于络脉，在络之时，痛于肌肉，其病时痛时息，大经乃代。留而不去，传舍于经，在经之时，洒淅喜惊。留而不去，传舍于输，在输之时，六经不通，四肢则肢节痛，腰脊乃强。留而不去，传舍于伏冲之脉，在伏冲之时，体重身痛。留而不去，传舍于肠胃，在肠胃之时，贲响腹胀，多寒则肠鸣飧泄，食不化，多热则溏出糜。留而不去，传舍于肠胃之外、募原之间，留著于脉，稽留而不去，息而成积。或著孙脉，或著络脉，或著经脉，或著输脉，或著于伏冲之脉，或著于膂筋，或著于肠胃之募原，上连于缓筋，邪气淫泆，不可胜论。"

疾病初起，先有表证，然后症状逐渐加重，这是机体受到虚邪感应之后所呈现出来的一系列病理变化。其中有三个环节常被忽视：一是"淅然"或"洒淅动形"——这是当人感虚之时，机体发生震撼，卫外功能于焉消解的反映，这一反映使得"皮肤缓而腠理开"，邪气得以"传舍"而入。二是"感虚乃陷下"。谓疾病的深入需要存在再次发生感应的条件。也就是说，如果内虚止于皮毛、腠理，虚邪感应所致之病位也就止于皮毛、腠理；如果邪气要进一步深入，必须与深层组织中那些"虚"的因素发生再次感应。例如，腠理之邪须与经脉之虚发生感应，才得以进入经脉；经脉之邪须与脏腑之虚发生感应才得以进入脏腑。三是"留而不去"。邪气留滞会以感应的形式对机体深部那些气数相同的组织造成影响和损害，促使其进一步发生"虚"的改变。所谓"传舍"，就是指留止的邪气进一步"感虚"深入的病理变化。因此可见，邪气由浅入深的机制，显然与斗争无关。

上述看到的是体表、阳经与六腑疾病的病理情况，而关于五脏疾病的"传舍"则见于下面两段经文：

《素问·阴阳应象大论》曰："故邪风之至，疾如风雨。故善治者治皮毛，其次治肌肤，其次治筋脉，其次治六腑，其次治五脏。治五脏者，半死半生也。故天之邪气，感则害人五脏；水谷之寒热，感则害于六腑；地之湿气，感则害皮肉筋脉。"

《素问·缪刺论》曰："夫邪之客于形也，必先舍于皮毛，留而不去入舍于孙脉，留而不去入舍于络脉，留而不去入舍于经脉，内连五脏，散于肠胃，阴阳俱感，五脏乃伤，此邪之从皮毛而入，极于五脏之次也，如此则治其经焉。"

据这两段经文，引发五脏疾病的病机有两个方面：一是"天之邪气，感则害人五脏"，当五脏内伤，自然界的虚邪可以与其直接发生感应；二是"阴阳俱感，五脏乃伤"，即五脏有虚，留于阳经或六腑之邪气与之感应而发病。

从表面上看，邪气侵入虽然有一个从皮毛、肌肤、孙脉、络脉、经脉、六腑、五脏的先后次序，但原因各不相同：脾主湿，肌肉属之，故"地之湿气"感应于皮肉筋脉；六腑传化物，消化饮食，故"水谷之寒热"感应于六腑；五脏对应五行，故自然界的风、热、湿、燥、寒能感应于同气之五脏。另据经云："邪风之至，疾如风雨。"感应之速常使病来如山倒也①，此亦非邪正斗争进退之说所能解释者！而"善治者治皮毛"，予以及时治疗，或因其轻而扬之，或因其重而减之，或因其衰而彰之，或因在下而泻之，因势利导，及时调治，以此杜绝和消除虚邪与体内组织发生进一步感应之机会。

从经脉的表里关系上看，六腑之邪进入五脏常常是阳经之邪与阴经之虚发生交互感应的结果，古人称之为"两感"。其说见于《素问·热论》：

"人之伤于寒也，则为病热，热虽甚不死；其两感于寒而病者，必不免于死……帝曰：其病两感于寒者，其脉应与其病形何如？岐伯曰：两感于寒者，病一日则巨阳与少阴俱病，则头痛口干而烦满；二日则阳明与太阴俱病，则腹满身热，不欲食谵言；三日则少阳与厥阴俱病，则耳聋囊缩而厥，水浆不入，不知人，六日死。"

"两感"是中医的一种常见病理，表面上看是邪气从太阳、阳明、少阳分

---

① 民间有谚云："病来如山倒，病去如抽丝。"说明感应发病之速。

别内陷于少阴、太阳、厥阴，而实质则是人体的阴经与五脏本来存在着明显的虚损和不足，使阳经之邪气得以"感虚乃陷下"。如太阳病人伴有心肾功能不足易使邪气内陷少阴，阳明之疾伴有肺脾功能不足易使邪气内陷于太阴，等等。"两感"为临床之危重病症，张仲景《伤寒论》在三阴病中有颇为详尽的发挥，此不多赘。

"两感"病情重笃，发病较急，与"两感"类似者还有"复感"，此证的发病则较缓。《素问·痹论》载：

"五脏皆有合，病久而不去者，内舍于其合也。故骨痹不已，复感于邪，内舍于肾；筋痹不已，复感于邪，内舍于肝；脉痹不已，复感于邪，内舍于心；肌痹不已，复感于邪，内舍于脾；皮痹不已，复感于邪，内舍于肺。所谓痹者，各以其时重感于风寒湿之气也。"

由于人体邪气未能消除，稽留日久，五脏正气不支，虚邪与五脏之"虚"再度发生感应，致使五脏的气血阻滞，而成痹证。这里的痹证不似今天理解的痹证其范围仅限于肌肉关节，《痹论》之痹证是一个更加广义的气血流通受到阻滞的病理概念，也是五脏疾病的常见病理。痹证初起症情或者较轻，后来逐渐加重，此症常因脏腑而异，如肺痹表现为咳嗽、喘息，心痹为心悸、心痛，肝痹为胸胁胀满，等等。这种再度感虚的病理又称为"重感"，常与气候的变化有关，如脉痹、皮痹之人在气温骤降时会突发心痛、咳喘即是。

"重感"会使本来已虚的正气更趋于虚弱，盖机体不堪感应造成的反复震撼也。如《灵枢·邪气脏腑病形》曰：

"大肠病者，肠中切痛，而鸣濯濯，冬日重感于寒即泄。"

如遇天地阴阳不全，月黑之夜，风雨之夕，或六气失时，"重感"常会加重病情，甚至于危笃。如，《素问·至真要大论》曰：

"遇月之空，亦邪甚也。重感于邪，则病危矣。"

又如，《素问·六节藏象论》曰：

"帝曰：有不袭乎？岐伯曰：苍天之气，不得无常也。气之不袭，是谓非常，非常则变矣。帝曰：非常而变奈何？岐伯曰：变至则病，所胜则微，所不胜则甚。因而重感于邪，则死矣。"

其中的"袭"字，王冰释为"承袭"[1]，非是。应释为"合"为妥。《尚书·泰誓》："朕梦协于朕卜，袭于休祥，戎商必克。""袭于休祥"，即"合于休祥"。意谓梦与所卜的吉兆相符。五行生克正常，与季节相符合。"气之不

---

[1] 黄帝内经素问. 北京：人民卫生出版社. 1996：66.

袭"，谓六气与节令不相符合，五行生克之序失常。

天有五常，人类应之而有木、火、土、金、水五种类型之人。八正的虚邪各不相同，因而不同类型的人的在"感虚"之后的反映亦不相同。一般而言，人们在属于本行主令或"我生"主令的时节，不易"感虚"发病，反之，如逢"生我"或"克我"的季节，则较容易感虚患病。如，《灵枢·阴阳二十五人》曰：

"木形之人……能春夏不能秋冬，感而病生……火形之人……能春夏不能秋冬，秋冬感而病生……土形之人……能秋冬不能春夏，春夏感而病生……金形之人……能秋冬不能春夏，春夏感而病生……水形之人……能秋冬不能春夏，春夏感而病生……"

五行感虚之疾可以反映在皮肤的颜色上。《灵枢·论勇》："黄色薄皮弱肉者，不胜春之虚风；白色薄皮弱肉者，不胜夏之虚风；青色薄皮弱肉者，不胜秋之虚风；赤色薄皮弱肉者，不胜冬之虚风也。"此或为古人诊病的依据。

现代中医常将卫气描述为斗争的好手，将其卫外作用视为不断的斗争，此亦于经无据。早在远古时代，人们将太阳视为阳热、光明之源头，白天阳光普照，阴霾消散，晚上太阳落山，阴寒来临，邪气亦至。在先民的观念里，"阳"代表了正气、生命，"阴"代表了邪气、死亡。在生活的长期感受和体验中，古人逐步发现，卫气的运动与太阳的运行具有同步性，谓为"天运当以日光明，是故阳因而上卫外者也"（《素问·生气通天论》），太阳能消除阴翳，卫气能固护体表，所以邪气侵入的病理常会影响到卫气的功能，但这种影响并非表现为斗争的形式。如，《素问·调经论》曰：

"阳受气于上焦，以温皮肤分肉之间，今寒气在外，则上焦不通，上焦不通则寒气独留于外，故寒栗……上焦不通利，则皮肤致密，腠理闭塞，玄府不通，卫气不得泄越，故外热。"

卫气在肺气的宣发作用下，经腠理如雾露一样地布于皮肤，温暖体表，而在感受（因感应而受之）寒邪之后，寒性收引，致使腠理闭塞，卫气不能敷布，肌肤失于温养，"故寒栗"，症见恶寒；同时，卫气阻遏于内，"不得泄越"，"故外热"，同时伴会有发热的症状。据此可见，发热并非现代中医所说是邪正相争的结果。

卫气除了分布在体表、皮肤、分肉之外，还"熏于肓膜，散于胸腹"（《素问·痹论》），充满在体内的胸腹腔内。邪气侵入会致卫气的运行失常而发生各种疾病，其症状表现以胀为主，而卫气仅为失常，亦无斗争的迹象。

《灵枢·卫气失常》载："黄帝曰：卫气之留于腹中，蓄积不行，苑蕴不得常所，使人支胁胃中满，喘呼逆息者。"

《灵枢·胀论》载："黄帝曰：胀者焉生？何因而有？岐伯曰：卫气之在身也，常然并脉循分肉，行有逆顺，阴阳相随，乃得天和，五脏更始，四时循序，五谷乃化。然后厥气在下，营卫留止，寒气逆上，真邪相攻，两气相搏，乃合为胀也。"

卫气感应于太阳，温暖机体，当寒邪侵入肠胃，会发生"真邪相攻，两气相搏"的病理反应。这里的"邪"指寒气，"真"指暖气；攻，相遇而冲击，温暖的卫气突然遇到冷气，气机会因冲突而发生格拒，此处的"相搏"之"搏"亦应为"搏"字，其情形与《灵枢·刺节真邪》"与卫气相搏"之释为"相搏"一样，因为气机结聚，"乃合为胀"，才形成了胀证。所以，这里的病机不是斗争，而是卫气与寒邪聚集在一起所导致的卫气功能失常。《灵枢·官能》有谓"寒与热争，能合而调之"，通过针刺调气的方法可以消除寒热结聚所致的气机的痞塞状态。

卫气遍布于机体的内外，与多种疾病有关，所以卫气失常是中医的基本病理之一。《灵枢·禁服》曰："审察卫气，为百病母。"审察卫气是中医认症识病的重要内容，其说详见拙著《营卫学说与针灸临床》一书，此不多赘[①]。

此外，典籍中偶尔有"交争"的说法，其义亦常易被误解为斗争。

《素问·评热病论》曰："今邪气交争于骨肉而得汗者，是邪却而精胜也。精胜则当能食而不复热，复热者邪气也，汗者精气也，今汗出而辄复热者，是邪胜也，不能食者，精无俾也，病而留者，其寿可立而倾也。"

交，交叉、交错。《庄子·天地》："交臂历指。"又，一起，共同。《广韵》："共也，合也。"再看"争"字，《说文》："争，引也。"徐铉注曰："二手而曳之，争之道也。"是用两手拉扯东西的意思，引申为抢夺、争夺。如屈原《卜居》："宁与黄鹄比翼乎？将与鸡鹜争食乎？"据此可见，交争不是斗争，斗争义偏于斗，意谓对打、互殴，而交争谓两者争夺某物，如敖包赛马夺羊之选手对羊羔进行抢夺拽扯也。"交争"或曰"邪正交争"，指正气和邪气交互争夺对于机体的控制权，所以"交争"之义近于"阴胜则阳病"、"阳胜则阴病"（《素问·阴阳应象大论》）的"胜"字，对象是机体，而非邪气与正气对垒相搏也。另外，即使交争也仅发生在热病的生死关头，发生在后世温病学家称为战汗的阶段，如果战汗之后，脉静身凉，"能食不复热"，说明正气或精气控制、主导了机体，预后较好，病人或有存活的可能；反之，如果不能战汗，说

---

① 卓廉士. 营卫学说与针灸临床［M］. 北京：人民卫生出版社，2013：94-112.

明机体受到邪气的主导和控制，则"其寿可立而倾也"，会迅速导致死亡。因此可见，"邪正交争"，是生死关头的反应，不是常态。又，"交争"之语还见于《素问·六元正纪大论》："风湿交争，风化为雨，乃长乃化乃成。"其义仍然指争夺气候的主导权，如湿气胜，湿气为主导，则风化为雨，亦无斗争之义。

《内经》病理无一"斗"字，可知古代中医并无斗争的观念[①]。《素问·刺法论·遗篇》曰："正气存内，邪不可干。"《说文》："干，犯也。"邪气干犯乃是凭借人体内虚，与之感应而然，如果身体健康，体内没有"虚"的因素，就能免受邪气的侵犯，即使偶尔感邪，也能免于其进一步发展和传变。

我们知道，秦汉时代并无因果的思想，那时的病因的观念就是感应。邪气看似来自于外，其实内虚已为虚邪之感应铺就了道路，并为发病之深浅预设了病理，内虚在于皮肤，疾病则发生在皮肤，内虚在于经脉，疾病则发生在经脉，一般情况下，一次感应大多局限于阳经与六腑，如果邪气要深入五脏，常常需要经过"重感"、"两感"之类的反复感应。张仲景（图3-7）将"千般疢难"

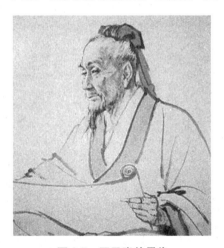

图 3-7　医圣张仲景像

归为三条，旨在表达"两虚相感"的思想：脏腑内虚，感虚则病发于脏腑；瘀血阻塞，感虚则病发于皮肤和经脉（参看本书"形气相感——中医的病理形式"一节），仲景深得《内经》之旨，其为医圣，良有以也。

秦汉之后的医家大多昧于感应之理，而别有新说。如晋代陶弘景（456—

[①]《素问·四气调神大论》："夫病已成而后药之，乱已成而后治之，譬犹渴而穿井，斗而铸锥，不亦晚乎。"这里阐述了预防为主的思想，唯一一次用到"斗"字，但并未涉及藏象、发病与病理。

536)《肘后百一方·三因论》谓"一为内疾，二为外发，三为它犯。"其说已然将内外截然分开，不知内外之间乃有感应联系使之然；隋代巢元方（公元605—615任太医博士）在其所著之《诸病源候论·中风候》中云："中风者，风气中于人也。风是四时之气，分布八方，主长养万物。从其乡来者，人中少死病；不从其乡来者，人中多死病。其为病者，藏于皮肤之间，内不得通，外不得泄。其入经脉，行于五脏者，各随脏腑而生病焉。"其说已然将风邪（不再提"虚风"）完全看成单纯的外邪，并且从表入里，深入脏腑，不再认为疾病乃是内外相感和反复感应所致了。宋代陈无择（1131—1189）在《三因极一病症方论·三因论》说："然六淫天之常气，冒之则先从经络流入，内合于脏腑，为外所因；七情人之常性，动之则先自脏腑郁发，外形于肢体，为内所因；饮食饥饱……乃至虎狼毒虫，肢体猛折筋骨受伤……为不内外因。"陈氏"三因"将张仲景的"经络受邪入脏腑"的内外相感的病理修改成了"外所因"，认为纯然为外因致病，亦认为这是邪气单方面的作用。其后的医家愈加"不念思求经旨"（张机《伤寒论·序》），完全放弃了《内经》关于感应发病的思想，而为此后的邪正斗争之说开具了方便之门。

今天的中医全然无知于感应，全然无知于感虚受邪的思想，因而全然不明《内经》病理之精义，反而认为：疾病是"正邪双方在其斗争过程"，在这一过程中，"正能胜邪则不发病。邪气侵袭人体时，正气即起来抗邪，若正气强盛，抗邪有力，则病邪难于侵入，或侵入后即被正气及时消除，不产生病理反应，即不发病。如自然界中经常存在着各种各样的致病因素，但并不是所有接触的人都会发病，此即是正能胜邪的结果。"[①]据其所论，由于"自然界中经常存在着各种各样的致病因素"（敌人），因而人体生命总处于不断的斗争状态，斗则活，不斗则亡，大有斗争哲学之臆想，于经无据。现代中医在斗争哲学的指导下，似已很难理解《内经》关于正邪共存的包容思想了。《灵枢·阴阳清浊》云："夫一人者，亦有乱气，天下之众，亦有乱人，其合为一耳。"在自然界中，乱与整、好与坏、善与恶、美与丑、正与邪相反相成，和而不同，皆合为一气，构成了我们的机体，同时也构成了我们的这个世界。古人懂得这个道理，所以对于天气间的乱气邪气采取了兼包并蓄的态度。

有因于此，《内经》的治病理论讲究因势，而非斗争。古人主张医生治病应该像庖丁解牛那样，"依乎天理"（《庄子·养生主》），顺乎人情，利用邪气固有的性状、所在的位置以及人体组织的功能形态，因势利导而消弥于无形。

---

① 印会河. 中医基础理论［M］. 上海：上海科学技术出版社，2006：106，103.

"势"，是战国时期刑名家的术语，而在道家、医家的著作中则称为之"因"。著名学者冯振就指出："其（韩非子）所谓势，即荀子善假于物之物。顺风而呼，声非加疾，其势激也，声不加疾而闻彰者，盖借于风势然也。其所谓势，亦即道家所谓因，因势利导，则事半而功倍也"①。《内经》治病讲究"因势"，如《素问·阴阳应象大论》曰：

《素问·阴阳应象大论》："病之始起也，可刺而已；其盛，可待衰而已。故因其轻而扬之，因其重而减之，因其衰而彰之。形不足者，温之以气；精不足者，补之以味。其高者，因而越之；其下者，引而竭之；中满者，泻之于内；其有邪者，渍形以为汗；其在皮者，汗而发之；其慓悍者，按而收之；其实者，散而泻之。审其阴阳，以别柔刚，阳病治阴，阴病治阳。定其血气，各守其乡，血实宜决之，气虚宜掣引之。"

轻者宣散，弥于无形；重者削减，还其旧貌；盛者待衰，避其旺气；有余者泻之，不足者补之，恢复阴阳之平衡；病位高者越之于上，无使深入；病位低者引之于下，无使留滞；邪在皮者，开鬼门以逐之；邪在肠者，随大便以去之，诸如此类。总之，治病有如太极拳法，无迎其来，无撄其锋，无逢其盛，无失机宜，切不可存有丝毫与邪斗争之想法于心中，此为上古治法之心传，合于道者也。值得今天的中医工作者特别注意。

古人有识于此，制方用药简而专，君臣佐使，有条不紊。如《伤寒》仲景之法，贵乎因势，一剂知，二剂已，中病即止；针灸也是如此，手法宜轻，"浅而留之，微而浮之，以移其神"（《灵枢·终始》），力求调动机体的神气，不宜滥施沉重的手法，仁厚之心存焉。今天的中医服膺斗争之说，金曰邪正斗争，药味不多，不足以扶正，药量不大，不足以祛邪；针刺手法不重则不足以见功，这些都是斗争哲学主导了现代中医的意识，改变了治疗观念的结果。

---

① 冯振. 冯振文选［M］. 桂林：广西师范大学出版社，2003：51.

医学与术数

"他们（毕达哥拉斯学派）认为'数'乃万物之原。在自然诸原理中第一是'数'理，他们见到许多事物的生存与存在，与其归之于火，或土或水，毋宁归之于数。数值之变可以成'道义'，可以成'魂魄'，可以成'理性'，可以成'机会'——相似地，万物皆可以用数来说明……他们将事物之可以数与音律为表征者收集起来，加以编排，使宇宙的各部分符合于一个完整秩序；在那里发出有罅隙，他们就为之补缀，俾能自圆其说。"

——亚里士多德《形而上学》①

第一节 秦汉术数概况

术数，是一门关于天道与性命的古老学问。古人认为，数字玄冥幽微，数中有术，隐藏了事物规律和宇宙本体的秘密。人们通过对于数字进行不同的排列与组合，可以了解和认识到生命在时空之中之展开、之呈现、之互动的关系。其所涵盖的范围甚广，渗透到古代的天文、地理、政治、哲学、卜筮、星象、算卦、测字、军事、文学、医学等各个方面，自国之大事乃至百姓日用无所不在，诸子百家、妇孺童稚无所不知，在古人的观念里，日出有数、日落有数、月圆有数、月缺有数，兴亡有数，盛衰有数，生有数、死有数，万物有数，万物皆数，术数乃是古代学术之基础，致用之渊薮。

中医的藏象学说中存在着一个颇为完整的术数体系，但鲜有对之进行系统研究者。《素问·上古天真论》曰："上古之人，其知道者，法于阴阳，合于术数。"古人将"阴阳"与"术数"并举，以示两者的意义同等重要，不可偏然废也。然而，现代中医将阴阳学说誉为"中医学理论体系的一个重要组成部分"②，而对术数却视而不见，不置一词，摒弃了术数的中医理论并不完整。

现代中医多半对于术数之学一无所知，即使偶有所闻也在卜筮星算测字之

① （古希腊）亚里士多德. 形而上学 [M]. 北京：商务印书馆. 1995：12-13.
② 印会河. 中医基础理论 [M]. 上海：上海科学技术出版社，2006：11.

间。主流的学术界认为，术数不过是中医经典中为数不多的糟粕，且早已扬弃和剔除——这大约是一个事实，因为忽弃术数并非完全拜中医科学化之赐，也是中医思维方式自身演进变异的结果。

在汗牛充栋的中医文献里，只有《黄帝内经》才将术数与医理融为一体，后世医家的所谓发展者多在临床应用的部分，而对于他们不明究竟的术数多采取了存而不论的回避态度，然而，如果要认识岐黄的本相，则必须以《内经》为蓝本，以术数为线索，才能探索、了解、还原、恢复乃至重现两千年前之中医的原始风貌。

术数之学差不多与我们的文明一样的古老，先秦两汉十分流行，在汉代，人们将其视为能够穷究天人、贯通百家、安邦治国的根本学问。如《汉书·爰盎晁错传》晁错上书谈到太子的教育情况时说：

"人主所以尊显功名扬于万世之后者，以知术数也。故人主知所以临制臣下而治其众，则群臣畏服矣……窃观上世之君，不能奉其宗庙而劫杀于其臣者，皆不知术数者也。皇太子所读书多矣，而未深知术数者，不问书说也。夫多诵而不知其说，所谓劳苦而不为功。臣窃观皇太子材智高奇，驭射技艺过人绝远，然于术数未有所守者，以陛下为心也。"

术数是天人之际的学问，也是君主显功扬名，使臣下畏威怀德的南面之术。太子读书虽多，如果不懂术数，也就不知学问的本始，治乱的源头，由此可见术数之学在古代统治者眼中的重要性。西汉王朝建立后，朝廷就曾派员在全国搜集包括术数在内的各种书籍，以充"秘府"——皇家图书馆，为一时文化之盛典。据《汉书·艺文志》载：

"汉兴，改秦之败，大收篇籍，广开献书之路……于是建藏书之策，置写书之官，下及诸子传说，皆充秘府。至成帝时，以书颇散亡，使谒者陈农求遗书于天下。诏光禄大夫刘向校经传诸子诗赋……会向卒，哀帝复使向子侍中奉车都尉歆（刘歆）卒父业。歆于是总群书而奏其《七略》，故有《辑略》，有《六艺略》，有《诸子略》，有《诗赋略》，有《兵书略》，有《术数略》，有《方技略》……凡数术百九十家，二千五百二十八卷。"

术数，又写作"数术"①，古人将其作为六略之一，可见其在古代文化中的重要地位。其学说有"百九十家"之多，可见其时研习讲学之盛。而记载术数的专门书籍多达"二千五百二十八卷"，可谓卷帙浩繁，无疑是风行一时的显学。

---

①《汉书·艺文志》载有《术数略》，同时又说"凡数术百九十家"，可见当时"术数"与"数术"两种称法通用。《素问·上古天真论》写作"术数"，本书宗此。

《汉书·艺文志》根据术数的内容将其分类，计有天文、历谱、五行、蓍龟、杂占、形法六个方面。为了便于研究，引之如下：

"天文者，序二十八宿，步五星日月，以纪吉凶之象，圣王所以参政也。《易》曰：'观乎天文，以察时变。'然星事凶悍，非湛密者弗能由也。夫观景以谴形，非明王亦不能服听也。以不能由之臣，谏不能听之王，此所以两有患也。"

"历谱者，序四时之位，正分至之节，会日月五星之辰，以考寒暑杀生之实。故圣王必正历数，以定三统服色之制，又以探知五星日月之会……患出于小人而强欲知天道者，坏大以为小，削远以为近，是以道术破碎而难知也。"

"五行者，五常之形气也。《书》云'初一曰五行，次二曰羞用五事'，言进用五事以顺五行也。貌、言、视、听、思心失，而五行之序乱，五星之变作，皆出于律历之数而分为一者也。其法亦起五德终始，推其极则无不至。而小数家因此以为吉凶，而行于世，浸以相乱。"

"蓍龟者，圣人之所用也。《书》曰：'女则有大疑，谋及卜筮。'《易》曰：'定天下之吉凶，成天下之亹亹者，莫善于蓍龟。''是故君子将有为也，将有行也，问焉而以言，其受命也如向，无有远近幽深，遂知来物。非天下之至精，其孰能与于此！'"

"杂占者，纪百事之象，候善恶之征。《易》曰：'占事知来。'众占非一，而梦为大，故周有其官。而《诗》载熊罴虺蛇众鱼旐旟之梦，著明大人之占，以考吉凶，盖参卜筮。《春秋》之说訞也，曰：'人之所忌，其气炎以取之，訞由人兴也。人失常则訞兴，人无衅焉，訞不自作。'故曰：'德胜不祥，义厌不惠。'"

"形法者，大举九州之势以立城郭室舍形，人及六畜骨法之度数、器物之形容以求其声气贵贱吉凶。犹律有长短，而各征其声，非有鬼神，数自然也。然形与气相首尾，亦有有其形而无其气，有其气而无其形，此精微之独异也。"

将天文、历谱、五行、形法与蓍龟、杂占并列，今天看似毫无关系，但在古代，它们都与术数存在密切的联系、都是以数字作为基础的学问。古代数理不尚空谈，常藉具体学问而后入说。尽管术数六家的书籍多已散佚，但从与其相关的学问入手，或可以揭示术数字原理以及与中医理论的联系。

在天文方面，中医以太阳为阳气之源，月亮为阴气之宗，以天地阴阳为架构，确立了藏象经脉的体系，并且，如前面的章节所述，中医"序二十八宿"为参照，以考察太阳黄道经天的轨迹，月亮的盈虚变化，并且穷神极变，验诸人体，认识到卫气与太阳同出入，月亮与气血同盛衰，经脉分布对应二十八宿等，已分述于本书的有关章节之中。

历谱是由日月的运行所形成，日月运行四方，四方分为四时，由此将宇宙时空合为一体，在这个天人模式中，四时代谢，寒来暑往，生长收藏，人体的生命节律"上应天光星辰历纪，下副四时五行"（《素问·三部九候论》），永远处于时空交感之中。历谱以"三统"、"五星"构成的三五之数，是中医经脉理论中频繁出现的术数组合。据说由于"小人"常常借助推算历谱的方法以窥测天道，于是朝廷严禁，从而使得"道术破碎"，给研究历谱带来了不少困难。

五行起于五德终始，五行配五脏，是中医藏象学说的组成部分，其生克乘侮为五脏关系的重要内容。五行之木、火、土、金、水在一年中各属一季，一年三百六十五日，每季七十二日，在"律历之数"的背后是"五行之序"。五行上应岁星、荧惑、太白、辰星、镇星五星，下应肝、心、脾、肺、肾五脏，此乃中医藏象与天人联系之纽带。运用五行推演其极至可以无所不通，并能了解宇宙的秘密，因而一些"小数家"常用五行来推占吉凶，造成思想的混乱。（天文、历谱、五行等内容可参看拙著《营卫学说与针灸临床》）。

蓍龟的方法主要是卜筮，目的在于决疑，尤其在于"决大疑"，为占吉凶之用。古人谓"卜以决疑，不疑何卜？"（《左传·桓公十一年》）中医诊病问疾有面部的五色可以察看，有三部九候的动脉可以切循，有"从容"（症状）可以比类，于是四诊详参，群疑冰释，故无庸劳乎蓍龟。

杂占在于"占事知来"，并与卜筮的结果相互参照。《黄帝内经》不言祸福，不言吉凶，不言预测，只言医理而尽人事，在这种原则的指导下，中医彻底脱离巫术而独立，因而医学与巫术判然有别，泾渭分明，标明了各自从事的领域。

形法属于相术，包括了相地形、相宅、相剑、相人、相六畜等方法。其中中医理论参照了"相人"的部分。例如，《内经》根据"阴阳二十五人"的外貌以推测先天禀赋和体质强弱；另有与"六畜骨法之度数"相当者，在中医则为骨度和脉度。其说详述于本书"天地之数与骨度"一节。另外，关于"有其形而无其气，有其气而无其形"的说法，应该与中医之形气学说有关，其说详述于本书"形气相感——中医的发病形式"一节。

《汉志·数术略》所载数术六家为数术的总类，而藏象学说常涉及一些具体的方法，如式占、历忌、刑德、候风、五音、占梦、厌劾等，现予分述如下：

1. 式占　式占就是用式盘进行占卜。式盘是中国古代推算历数或占卜的工具，也是一个模仿盖天说而构建的宇宙模型（图4-1）。式盘分为天盘、地盘两个部分，天盘为圆形，地盘为正方形，状拟穹隆的天体覆盖在正方平直的大地之上。天盘的中央画有北斗——这是天学上的北极星，代表"道"、"太一"。天盘的四周是二十八宿和由星象表示的十二月神；地盘刻有与二十八宿对应的星宿分野和表示日月行度的天干地支。整个式盘以"子午为经，卯酉为纬"，经纬线交叉穿过太极，将时间分为"二分"（春分、秋分）、"二至"（夏至、冬至）；盘上的方位则根据阴阳"左升右降"的原理，用十二地支切割为四个部分：左为东方，右为西方，上为南方，下为北方。四方分属四时，四时更迭，终而复始，即所谓"夫春生夏长，秋收冬藏，此天道之大经也（《史记·太史公自序》）"。有些式盘则将"四时"、"八位"、"十二度"、"二十四节"结合在一起，形成时间、空间合一的宇宙模式。

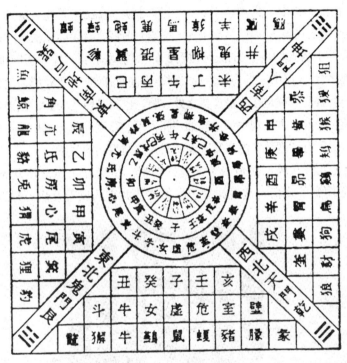

图 4-1　东汉铜式铭文示意图（上海博物馆藏），本图引自李零所著
《中国方术正考》①，能够看到"天圆如张盖，地方如棋局"。

使用式盘的方法是将天盘左转，以拟"天左旋"之象，然后视斗柄（上海铜式图中无斗柄）所指的辰位进行推算。斗柄从东方（春）的房宿，经过南方（夏）再向西方（秋）的毕宿，其位对应于十二地支中为卯、辰、巳、午、未、申，春分在卯月，夏至在午月，春夏属阳，所以"房至毕为阳"；从西方（秋）的昴宿，经过北方（冬）再向东方（春）的心宿，其位在十二地支中为酉、戌、亥、子、丑、寅，冬至在子月，秋分在酉月，秋冬属阴，所以"昴至心为阴"。在一日之间，十二地支分别对应十二时辰，白昼为阳，有卯、辰、巳、午、未、申这六个时辰；晚上属阴，有酉、戌、亥、子、丑、寅这六个时辰，式盘上的地支既

---

① 李零. 中国方术正考［M］. 北京：中华书局，2006：76.

可用指一日之中的十二个时辰，也可用指一年之中的十二个月份①（图 4-1）。《灵枢·逆顺肥瘦》曾经提到式盘的运用：

"圣人之为道者，上合于天，下合于地，中合于人事，必有明法，以起度数，法式检押，乃后可传焉。故匠人不能释尺寸而意短长，废绳墨而起平水也，工人不能置规而为圆，去矩而为方。知用此者，固自然之物，易用之教，逆顺之常也。"

后世注家往往不知"法式检押"所指为何物，实际上，"法式检押"是两个并列的动宾结构。"法式"，即取法于式，"式"，就是式盘。《周礼·筮人》："三曰筮式。"巫师所制之式多为盘式。《汉书·艺文志》所载之《羡门式法》、《羡门式》应该是一类借助于盘式的占卜方法。"检押"，《苍颉篇》："检，法度也"；押，通"狎"，接连之意。《汉书·息夫躬传》："羽檄重迹而狎至。"此处用为动词，意谓考查、察验。"检押"，就是在式盘连接之处查验，也就是转动天盘，在天盘与地盘之间进行校验、考察。古人观察天象当如"匠人不能释尺寸而意短长"一样，必须借助于式盘一类刻有"度数"的工具来说明天人之间的同构关系。

《灵枢·九宫八风》就是一个式盘的图形。中医在占风之所从来以判断正风虚风方面用到了式盘，其说详见于本书"从九宫八风看发病原理"一节。

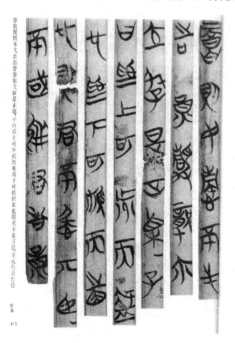

图 4-2 1986 年甘肃放马滩 1 号墓出土之《放马滩日书》

---

① 本节参考了李零《中国方术正考》。

2. 历忌　历忌就是确定某一时日的吉凶，属于古代"日者"（以占卜为业的人）的工作。古人用历法配合禁忌，有"月讳"和"日禁"两种。前者将一年分为十二个月，每月对应一个地支，再按月列出举事的宜忌。如甘肃出土战国时期之《放马滩日书》（图4-2）与《睡虎地日书》，所载即为"月讳"；后者则详细列出某日可行某事或某日不可行某事。如王充《论衡·讥日》所列之日忌，与后世的皇历十分相似。历忌旨在说明天道对于人类行为的约束，这种约束常觉太多，使人处于动则获咎的境地。王充《论衡·讥日》"世俗既信岁时，而又信日，举事若病死灾患者，大则谓之犯触岁月，小则谓之不避日禁。岁月之传既用，日禁之收亦行。"

中医在参照历忌的基础上增加了疾病的禁忌，病忌可分为疾病的忌时和治疗的忌时，如：

《素问·阴阳别论》："别于阳者，知病忌时；别于阴者，知死生之期。"

又如：

《素问·八正神明论》："四时者，所以分春秋冬夏之气所在，以时调之也，八正之虚邪，而避之勿犯也。以身之虚，而逢天之虚，两虚相感，其气至骨，入则伤五脏，工候救之，弗能伤也，故曰：天忌不可不知也。"

这里的"天忌"就是关于天日的禁忌。"春夏秋冬之气所在"可以得之于日历，亦可以用术数推算出来，然后记下天忌的时日，每当遇到天忌的日子，要特别注意避风寒、慎起居，以免于邪侵和患病。此外，天忌还指针刺时间和身体组织的禁忌，《灵枢·官能》曰："必知天忌，乃言针意。"其法是列出六十甲子所纪之日期，一旁配以针刺禁忌的部位，两相对照，简单明了。如《灵枢·九针论》曰："请言身形之应九野也，左足应立春，其日戊寅己丑；左胁应春分，其日乙卯；左手应立夏，其日戊辰己巳；膺喉首头应夏至，其日丙午；右手应立秋……是谓天忌日也。"即是其例（参看本书"从九宫八风看发病原理"一节）。

3. 刑德　刑德是与阴阳运动有关的择日方法。其法载于《淮南子·天文训》，谓为"刑德七舍"，其词曰：

"阴阳刑德有七舍。何谓七舍？室、堂、庭、门、巷、术、野。十二月德居室三十日，先日至十五日，后日至十五日，而徙所居各三十日。德在室则刑在野，德在堂则刑在术，德在庭则刑在巷，阴阳相德则刑德合门。八月、二月，阴阳气均，日夜分平，故曰刑德合门。德南则生，刑南则杀，故曰二月会而万物生，八月会而草木死。两维之间，九十一度十六分度之五而升，日行一度，十五日为一节，以生二十四时之变。"

《大戴礼·四代》："阳曰德，阴曰刑。"阴阳的源头是日月，故刑德亦源自日月。《管子·四时》："日掌阳，月掌阴，阳为德，阴为刑"，阴阳刑德即日月刑德。七舍乃室、堂、庭、门、巷、术、野，按照十二辰位排列：室为子，堂为丑亥，庭为寅戌，门为卯酉，巷为辰申，术为巳未，野为午；如环而视之，则以门为界，门外为巷、术、野，门内为庭、室、堂（图4-3）。

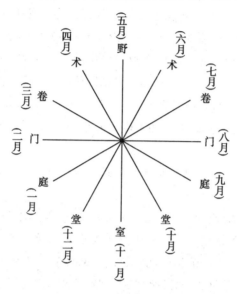

图 4-3 刑德七舍

日行于二十八宿即东南西北之间，环天为一年，一年有十二个月；"日至"，冬至。"先日至十五日"为十一月之始。"后日至十五日"乃十一月之终，前后共三十日。十一月斗建子，日在丑，丑居子为德；厌亦在子，子对午为刑（为刑者，子午相冲之故，后皆同此），故德在室，刑在野；十二月斗建丑，日在子，子居丑为德，厌在亥，亥对巳为刑。故德在堂，刑在术；正月斗建寅，日在亥，亥居寅为德；厌在戌，戌对辰为刑。故德在庭，刑在巷；二月斗建卯，日在戌，戌居卯为德；厌在酉，酉对卯为刑。故刑德合门。这段时间"阴阳气均，日夜分平"，万物生长，欣欣向荣。由此推之，三月德在巷而刑在庭，四月德在术而刑在堂，五月德在野而刑在室，六月德在术而刑在堂，七月德在巷而刑在庭，八月刑德合门，这段时间天地肃杀，万物凋零。九月德在庭而刑在巷，十月德在堂而刑在术。六月同四月，七月同三月，八月同二月，九月同一月，十月同十二月。如此则为刑德一周。

德乃生生之德，刑为刑杀之威。日所在为德，月之所在为刑。"斗建"指斗柄指向的月份，因有太阳同在而为德，相冲之方位则因太阳不在而为刑。这一思想体现在《灵枢·阴阳系日月》中：

"黄帝曰：余闻天为阳，地为阴，日为阳，月为阴，其合之于人，奈何？

岐伯曰：腰以上为天，腰以下为地，故天为阳，地为阴。足之十二经脉，以应十二月，月生于水，故在下者为阴。手之十指，以应十日，日生于火，故在上者为阳……正月、二月、三月，人气在左，无刺左足之阳；四月、五月、六月，人气在右，无刺右足之阳；七月、八月、九月，人气在右，无刺右足之阴；十月、十一月、十二月，人气在左，无刺左足之阴。"

手之五经在上为阳，感应于太阳之"德"，故无禁忌；而足之六经（左右共十二）因在下为阴，感应于月之"刑"，故针灸禁用其所对应的经脉。"正月、二月、三月"，天气在左（图4-3），故人气在左，禁刺亦在人体之左侧。"七月、八月、九月"，天地在右，故人气在右，禁刺亦在人体之右侧。关于月相的禁忌请参看本书"感应与月相"一节。

4. 候风　候风就是对风的侦测。在农业社会，季风以及风向常能影响到播种与收成，故自古就有候风、候气之说。最早商代的卜辞所候之风为"四面风"[①]，四面之风来自四时，如《山海经·大荒经》以东方为俊风，南方为夸风，西方为韦风，北方为凉风。后来加上了东北、东南、西北、西南四方，从而衍变成了八方的风，称为八正之风。

汉代有一种测风的工具叫"伣"（qiàn）。《淮南子·齐俗训》中有："伣之见风也，无须臾之闲定矣。"所谓"伣"，就是在风杆上系上布帛或长条旗，通过观旗尾之飘动以定风向，可用于农事或战争。《尔雅·释言》载："又船上候风羽，谓之绥，楚谓之五两。""五两"指伣的重量，可能对之规定了重量，后来以"五两"代指伣。此即后来船桅上沿用的风幡或风旗。唐代王维《送杨少府贬郴州》"愁看北渚三湘远，恶说南风五两轻"，即用此典。朝廷制成的类似工具叫"相风铜鸟"（图4-4）则比民间的气派得多。据《三辅黄图》载："长安南宫有灵台……上有浑仪，张衡所制。又有相风铜鸟，遇风而动。"

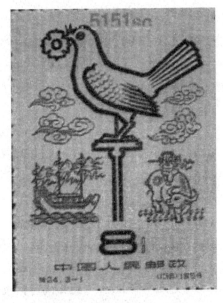

图4-4　邮电部于1958年8月25日发行"相风铜鸟"邮票以纪念张衡在气象学方面的成就

---

① 李学勤. 李学勤文集·商代的四风与四时 [M]. 上海：上海辞书出版社，1989：152.

《素问·玉机真脏论》曰："风者，百病之长也。"中医认为风是外邪感病的重要因素之一，所以十分重视对于风的侦伺。如《素问·至真要大论》曰："夫气之生，与其化衰盛异也。寒暑温凉盛衰之用，其在四维……彼春之暖，为夏之暑，彼秋之忿，为冬之怒，谨按四维，斥候皆归，其终可见，其始可知。此之谓也。"这里的"气"当指风气，"四维"化寒暑温凉为四方，东风暖和，南风炎热，西风肃杀，北风凛冽。"斥候"，本义为伺望，此处指对风气的侦察。汉代的《尔雅·释言》中对"觇"解释为："闲觇也，《左传》谓之谍，即今之细作也。"可以互证。

大约因为候风工具的改进，汉人对于风的认识由四面扩大到了八方。如，《吕氏春秋·有始》曰：

"何谓八风？东北曰炎风，东方曰滔风，东南曰熏风，南方曰巨风，西南曰凄风，西方曰飂风，西北曰厉风，北方曰寒风。"[①]

八面来风开拓了人类的视野，当其与九宫八卦之说结合之后就成为风占，成为了侦风的术数之一。1977年，安徽阜阳县双古堆西汉汝阴侯墓出土的"太乙九宫占盘"，所示之方位、名称与节气与《灵枢·九宫八风》颇为一致。占风以术，不过首先为政治服务。

《灵枢·九宫八风》："太一在冬至之日有变，占在君；太一在春分之日有变，占在相；太一在中宫之日有变，占在吏；太一在秋分之日有变，占在将；太一在夏至之日有变，占在百姓。所谓有变者，太一居五宫之日，病风折树木，扬沙石，各以其所主，占贵贱。因视风所从来而占之。"

所谓"有变"者，是指太一游宫于二分（春分、秋分）、二至（夏至、冬至）以及中宫之日有大风折树拔屋飞砂走石的大变化，分别会对国君、宰相、将军、官吏、百姓造成危害。八风对于人体的影响以及"感虚"发病的情况，本书在"从九宫八风看发病原理"一节中有详细的阐述，此不多赘。

5. 五音 《汉书·艺文志·数术略》中载有"《五音奇胲用兵》二十三卷，《五音奇胲刑德》二十一卷，《五音定名》十五卷。"其书已佚，但从名目上看五音作为数术似与军事、刑德有关。

《史记·律书》："武王伐纣，吹律听声，推孟春以至于季冬，杀气相并，而音尚宫。同声相从，物之自然，何足怪哉？"

周武王时代的宫音与"杀气相并"，而在汉代的"杀气"却应于商音，应

---

① 《淮南子·坠形训》也有类似记载："何谓八风？东北曰炎风，东方曰条风，东南曰景风，南方曰巨风，西南曰凉风，西方曰飂风，西北曰丽风，北方曰寒风。"

于秋天，后世沿习商音主杀之说。五音的名称由来已久，但五音与月分的关系和所表达的意义大约在汉代才由朝廷有关部门进行"吹律调乐"，予以统一。如《汉书·张周赵任申屠传》载：

"苍（张苍）为计相时，绪正律历。以高祖十月始至霸上，故因秦时本十月为岁首，不革。推五德之运，以为汉当水德之时，上黑如故。吹律调乐，入之音声，及以比定律令。"

《内经》将五音与天上的五星、地上的五行，以及世间的事象进行了广泛联系，然后比类于人体的五脏和其他组织，此军品而民用也。由于筌篌或瑟的二十五弦上应天数，正好用来说明天地与生命节律之间的感应关系（请参看本书"音声共振——直观的感应"一节）。

五音与刑德的关系已不可考，但据揣测，五音源于五行，五行"其法亦起五德终始"，故其演绎常以"德"的形式出现，具有促进万物化生、代谢、变化的作用。如，

《素问·气交变大论》："东方生风，风生木，其德敷和……南方生热，热生火，其德彰显……中央生湿，湿生土，其德溽蒸……西方生燥，燥生金，其德清洁……北方生寒，寒生水，其德凄沧……是以察其动也，有德有化，有政有令，有变有灾，而物由之，而人应之也。"

五行生克，"亢则害，承乃制，制则生化"（《素问·六微旨大论》），这就是"有德有化"。五音之"德"能促进生化，就人体藏象而言，则是促进生命的新陈代谢，生化之中有制有节，如五行中的某行太过或不及，则为乘侮，于是德化为刑而成为了病理。估计五音与刑德的关系不出这一范围。

6. 形法　这是观察事物外部形象的方法。汉代形法包括相宫殿、宅第，相刀剑，相狗、相马，以及通过人的外表气度判断其体质、性情等内容。其中"相人"的部分很快成为了中医望诊的基础。本书于"明堂——色以应日"一节中有详细阐述。

7. 占梦　占梦是杂占之一。《汉书·艺文志》说："众占非一，而梦为大，故周有其官。而《诗》载熊罴虺蛇众鱼旐旟之梦，著明大人之占，以考吉凶，盖参卜筮。"占梦需要与卜筮结合才能得出结果。《周礼·春官》曰：

"占梦掌其岁时观天地之会，辨阴阳之气。以日、月、星、辰占六梦之吉凶。一曰正梦，二曰恶梦，三曰思梦，四曰寤梦，五曰喜梦，六曰惧梦。"

这里的占梦是一个官职，专司占梦。其中说到三个问题：一，占梦须与占星术结合才能定出吉凶；二，梦可分六类，有的主吉，有的主凶；三，梦的起因是阴阳气乱。

在占梦方面，中医摒弃了其中占星术的内容，部分继承了《周礼·春官》对梦的认识。如《素问·脉要精微论》载：

"是知阴盛则梦涉大水恐惧，阳盛则梦大火燔灼，阴阳俱盛则梦相杀毁伤，上盛则梦飞，下盛则梦堕，甚饱则梦予，甚饥则梦取，肝气盛则梦怒，肺气盛则梦哭，短虫多则梦聚众，长虫多则梦相击毁伤。"

"正梦"是由生理因素造成的，如饿了梦到吃饭，过饱梦见施舍，等等。这与奥地利心理学家弗洛伊德（Sigmund Freud，1856—1939）所说"梦是欲望的满足"十分相似。"它们可以被插入到一系统可以理解的清醒的心理活动之中；它们是心理的高级错综复杂活动的产物。"① "喜梦"（喜悦之梦），因与疾病的关系不大，中医很少论及。"寤梦"，一种似梦非梦的状态或白日梦，严格来说不属于梦的范畴。

"噩梦"（恐怖之梦）和"惧梦"是中医关注的内容。这两种梦均为阴阳失调，由阴盛、阳盛、上盛、下盛或阴阳俱盛所致。如肝在志为怒，肝气盛梦怒；肺在志为悲，肺气盛梦哭。这是实证之梦。另外，五脏虚证也有所梦。《素问·方盛衰论》载：

"是以肺气虚，则使人梦见白物，见人斩血藉藉，得其时则梦见兵战。肾气虚，则使人梦见舟船溺人，得其时则梦伏水中，若有畏恐。肝气虚，则梦见菌香生草，得其时则梦伏树下不敢起。心气虚，则梦救火阳物，得其时则梦燔灼。脾气虚，则梦饮食不足，得其时则梦筑垣盖屋。此皆五脏气虚，阳气有余，阴气不足，合之五诊，调之阴阳，以在经脉。"

五脏虚证之梦仍然是阴阳失调，只不过是阴气或阳气的不足所致，五脏梦的内容反映了五脏的生理特点。肺色白，属金，应于秋，秋主刑，故梦见白物、战争、杀人等；肾属水，其志为恐，故梦见翻船溺水，并感恐惧；肝属木，应于春，春气主生，故可梦见菌香生草等有生气的植物，但因肝气虚，胆气亦不足，故伏树下不敢起来；心属火，心虚阳气不足，故梦见救火（救垂绝之阳气）或属阳的事物；脾属土，主饮食运化，故梦见饮食不足，在四季脾气主令之时还会梦见盖屋筑墙与土有关的事情。

8. 厌劾 厌劾即厌胜之术，是一种驱鬼的巫术，即用诅咒或祈祷的方法以制胜所厌恶的事物。《汉书·艺文志》将厌劾排在占梦之后，地位或仅次于占梦。由于医巫曾经同源，所以《内经》中仍偶有厌胜等巫术之痕迹。例如祝由就是其中之一。

① 弗洛伊德. 释梦［M］. 北京：商务印书馆，2002：122.

《素问·移精变气论》:"黄帝问曰:余闻古之治病,惟其移精变气,可祝由而已……毒药不能治其内,针石不能治其外,故可移精祝由而已。"

"祝",与巫同类。《说文·巫部》:"巫,祝也。女能事无形,以舞降神者也。"祝通鬼神。《礼记·曾子问》:"袷祭于祖,则祝迎四庙之主。"郑玄注:"祝,接神者也。""由",日本人森立之(1807—1885)《素问考注》案:"'祝由'者,即祝之缓言。"足见祝由就是能与鬼神进行沟通的巫祝。如在《灵枢·贼风》中就谈到了巫祝的作用:

"黄帝曰:其祝而已者,其故何也?岐伯曰:先巫者,因知百病之胜,先知其病之所从生者,可祝而已矣。"

巫祝知道病魔所畏惧的鬼神,于是祷而祝之,动员鬼神之力量以驱之;另一方面,对于一些疥癣小疾则可直接咒之。《灵枢·官能》曰:"疾毒言语轻人者,可使唾痈咒病。"即指此。

此外,《内经》还载有一种精神厌胜之术,谓能免受疫毒之气的感染。如《素问·刺法论》载:

"(医生)欲将入于疫室,先想青气自肝而出,左行于东,化作林木。次想白气自肺而出,右行于西,化作戈甲。次想赤气自心而出,南行于上,化作焰明。次想黑气自肾而出,北行于下,化作水。次想黄气自脾而出,存于中央,化作土。五气护身之毕,以想头上如北斗之煌煌,然后可入于疫室。又一法,于春分之日,日未出而吐之。又一法,于雨水日后,三浴以药泄汗。"

疫毒传染性强,医生或将难免,但治病救人乃医生的职责所在,又不得不与病人接触,在这种情况下,古之医生常用精神厌胜之法以求自保。在进入疫病病室之前,首先想象有青、白、赤、黑、黄五气护体,并与"煌煌"的北斗之气同行,因而邪不能侵。其二,在春分那天的早上"日未出而吐之",以为厌胜。吐,唾也。原始巫术认为向鬼吐唾沫有祛魅的作用①,这种方法一直保

---

① 钱钟书《管锥编·一四零·卷三二一》"唾鬼":按见今本《搜神记》卷一六,《法苑珠林》卷一〇《鬼神部之余》引此则亦注"出《列异传》"。"定伯复言:'我新死,不知有何所恶忌?'鬼答言:'不喜人唾'";鬼畏唾沫之说,始于此。《睽车志》卷一记孙元绰过市,"见鬻者乃其亡仆,自疑白昼见鬼,唾之";《夷坚三志》辛卷二《永宁寺街女子》记两鬼相语,一曰:"七哥未欲挠他,莫是曾相犯否?"一曰:"恰在庆善桥上,为他喷唾污我,故欲报之";姚旅《露书》卷六:"鬼不畏符只畏唾,人不畏辱只畏妻。"《广记》卷二四二《萧颖士》(出《辨疑志》)颖士薄暮行荒郊,一少妇骑驴愿相伴,自言"姓胡",颖士"遂唾叱之曰:'死野狐,敢媚萧颖士!'"遂鞭马疾驰,投宿逆旅;少间,此妇亦至,即主人女也,告父曰:"适被一害风措大,呼儿作野狐,合被唾杀!"则似俗信以为唾不仅却鬼,并可驱妖也。

钱氏并曰:"忆吾乡旧有谚:'噀唾不是药,到处用得着';小儿为虫蚁所啮,肌肤痛痒,妪媪涂以唾沫(old wives' remedy),每道此语。是唾兼巫与医之用矣。"(《管锥编》【增订四】)

留在中国民间医生的法术中。如,《千金翼方·禁经》:"百药之长,不如吾之膏唾;吾仰天唾杀飞鸟;唾南山之木,木为之折;唾北山之石,石为之裂;唾北方之水,水为之竭;唾百虫之毒,毒自消灭;唾百疮之毒,生肌断血,连筋续骨,肌充肉实"。其三是药浴,此或为真正具有防疫作用的部分。

9. 方技　中医学在《汉书·艺文志》中被列入"方技"一类。学者李零说:"中国古代研究'天道'的学问是叫'数术之学',而研究'生命'的学问是叫'方技之学'。"① 医学跨越了天道与生命,术数则是脏腑经脉气血等基础理论的重要架构。《汉书·艺文志》道:

"方技者,皆生生之具,王官之一守也。太古有岐伯、俞拊,中世有扁鹊、秦和,盖论病以及国,原诊以知政。汉兴有仓公。今其技术晻昧,故论其书,以序方技为四种。"

"论病以及国,原诊以知政",大医医国,古人不为良相便为良医的思想盖始于此。中医视治病如治国一样,天地为大一,人体为小一,良相能够治理大一之天下,医生能够治愈小一的人体,虽事之大小不可同日而语,但道理却是相通的,因此,古之名医常具胞民物与的人文情怀和大悲恻隐之心。方技之四种分别为:医经、经方、房中、神仙。现分述如下:

10. 医经　医经主要是研究医学的理论和治病的方法。《汉书·艺文志》说:"医经者,原人血脉经落骨髓阴阳表里,以起百病之本,死生之分,而用度箴石汤火所施,调百药齐和之所宜。"藏象、经络、针法、灸法、方剂、药物皆属"医经"研究的范围。医经的书籍只有《黄帝内经》十八卷得以保存,此乃医家之宗,万古法承,也是本书研究之对象。

11. 经方　《汉书·艺文志》说:"经方者,本草石之寒温,量疾病之浅深。"经方谓据经以制方,即根据医经的原则制成的方剂。古人将医理与方药分论,故《黄帝内经》载方极少。经方的书籍早已失传,后世医家根据自身的临床治验不断修辑、补充,两千年来,已经汗牛充栋。中医的药物包罗甚广,不仅植物、动物入药,矿物亦入药,甚至风雨霜雪、水火雷电、目之所见、耳之所闻,皆可入药。禅宗典籍《五灯会元》载:"文殊菩萨一日令善财采药,曰:'是药者采将来。'善财遍观大地,无不是药。却来白曰:'无有不是药者。'殊曰:'是药者采将来。'善财遂于地上拈一茎草,度与文殊。文殊接得,呈起示众曰:'此药亦能杀人,亦能活人。'"这颇能代表古人对于药物的基本看法。所以,中医学家博学洽闻,多识草木鱼虫之名,正如明代王世贞称《本

---

① 李零. 中国方术正考 [M]. 北京:中华书局,2006:15.

草纲目》为"性理之精微，博物之通典"一样，经方家有似于西方的博物学家。

12. 房中　房中是与房事有关的书籍。中国人借房事养生，所以房中术也属于"生生之具"之一。《汉书·艺文志》曰："房中者，情性之极，至道之际……乐而有节，则和平寿考。及迷者弗顾，以生疾而陨性命。"古人一方面主张节制房事，另一方面又认为行房如果符合术数，则无损于身体，反而有益于健康。这一思想被引入了医学。如，《素问·阴阳应象大论》载："帝曰：调此二者奈何？岐伯曰：能知七损八益，则二者可调；不知用此，则早衰之节也。""二者"指阴盛或阳盛，认为房中术运用七与八数的招式则能调平阴阳，有治疗疾病的功效。尽管如此，《内经》更多的则是对于房事的告诫，如"入房太甚，宗筋弛纵"（《素问·痿论》），"数醉若饱以入房，气聚于脾中不得散"（《素问·厥论》），"醉以入房，汗出当风伤脾；用力过度，若入房汗出浴，则伤肾"（《灵枢·百病始生》）等。

13. 神仙　《汉书·艺文志》："神仙者，所以保性命之真，而游求于其外者也。"其书所载多为服食导引以求延年益寿、长生不老的方法。其中导引之术可能与中医发现营气有关。即使不懂导引的人，只要端坐、凝神、调息，很快就会注意到自己的呼吸，并且很快就会体察到呼出与吸入运动交替于胸部的中央，自然就会想到胸中是气所存贮的地方，因而不难悟出"其大气之抟而不行者，积于胸中，命曰气海，出于肺，循喉咽，故呼则出，吸则入"（《灵枢·五音五味》）的道理；同时，人在剧烈运动时喘息不已，脉搏加快，这也是极易观察到的现象，所以也极易将呼吸与脉搏联系起来，认为其中存在因果联系，于是不难推测出"宗气积于胸中，出于喉咙，以贯心脉"（《灵枢·邪客》）的生理现象，因此，导引应该与藏象理论的形成有关。

第二节　感应与象、数之相互涵摄

在中医理论构建之初，象、数与感应为其基本元素，相当现代医学之于数学、物理、化学知识一样的不可或缺，其重要性不言而喻。今天中医研究之弊在于研究者对于象、数、感应等古代的基本人文知识的缺失，谈取类比象者不知有术数，知术数者又不知有感应，偶有论及感应者又浑然不知其中有数理之规定，且竞以科学相尚，这样的学术氛围使得今天的中医，已远非歧黄之全豹，充其量不过《内经》藏象学说之一鳞半爪而已。

台湾学者唐君毅（1909—1978）说："中国由易经以来，自然宇宙观之特色，一为融质力于阴阳，二为由物质之位序以说时空，而无'无物之无限时空'之观念，而重观当下之天地中万物之相涵摄、相感通、相覆载。第三点则为数与理与象之合一。"①

象、数与感应之间的相互涵摄是中医藏象理论基本结构的方式，三者之中，认识世界以"象"为先，而万象之中，又以天地日月之大象为著明。天地，阴阳也；日月，亦阴阳也。故阴阳为万物之本始，为天道之大经，亦为大象之具体显示。司马谈《六家指要》曰：

"尝窃观阴阳之术，大祥而众忌讳，使人拘而多所畏，然其序四时之大顺，不可失也……夫阴阳，四时、八位、十二度、二十四节各有教令，顺之者昌，逆之者不死则亡，未必然也，故曰'使人拘而多畏'。夫春生夏长，秋收冬藏，此天道之大经也，弗顺则无以为天下纲纪，故曰四时之大顺，不可失也。"

古代的人们看到日居月诸、寒来暑往，看到风雨雷电等阴阳昭示的自然力量，感到莫名的恐惧，故而颇多"忌讳"，却不知道只要顺应阴阳的变化就可以免受自然给予人类的灾害。阴阳是天地间的"纲纪"，阴阳既立，时序井然。一阴一阳应数为二，二二得四，是为四时；二四得八，是为八位；六二一十二，是为十二度；六四二十四，是为二十四节，象之与数展转关生，依次递进，使得这个世界上的生长收藏、虚实变化皆能"各有教令"，具有一定的规律性。《淮南子·天文训》云："天地之袭精为阴阳，阴阳之专精为四时，四时之散精为万物。"天地、日月、四时、万物皆为宇宙之精气，精气乃是品物殊类而能相互感通之基础。因事立象，因象识数、象数既同，感应则有数可通，有迹可寻，这样，象、数、感应三者也就融合在一起了。

象，是通过类比、象征的方式去把握对象世界并表达内心感受的方法。因此，对象的解析可以分成两个层面，一是取类比象，二是立象尽意。前者浅易，后者深玄。在阐述医学理论时不可偏废。现予分述。

1. 取类比象　即据物象而类比之。如诸子皆降，植物的子实质重下行；诸叶皆升，植物的叶片质轻上浮是也。《易·系辞上》曰："圣人有以见天下之赜，而拟诸形容，象其物宜，故谓之象。"《易·系辞下》曰："象也者，像此者也。"《说文》："像，似也。"尽管天下之事理幽深难明，但都有"象"可稽，可以根据事象之间之相似性，以推导其间存在相互感应的元素的可能性。

《汉书·艺文志》："古者八岁入小学，故《周官》保氏掌养国子，教之六书，谓象形、象事、象意、象声、转注、假借，造字之本也。"

---

① 唐君毅．中国文化之精神价值［M］．南京：江苏教育出版社，2006：72.

这里虽然是说造字，但从此一角度体现了古人"取象"的方法和范围。"取象"的内容首先是"象形"，即选取事物在外观、形态和性状方面的相似性，如"天圆地方，人头圆足方以应之"（《灵枢·邪客》），这是今天中医对于取类比象的普遍理解。其实，"取象"不限于此，还有象事、象意、象声等内容。"象事"，选取事物运动变化在过程上的相似性。如将太阳之昼出夜没比象于卫气之昼行于阳、夜行于阴；"象意"，选择心志情感方面的共通之处。《素问·宣明五气论》曰："心藏神，肺藏魄，肝藏魂，脾藏意，肾藏志，是谓五脏所藏。"人的意识、思维与神同类，先天的禀赋、气度与魄同类，潜在的意识与魂同类等。"象声"，选取事物在音声方面可能存在的共振现象。如"天有雷电，人有音声"（《灵枢·邪客》），又如宫音内应于脾、羽声内应于肾、角声内应于肝，等等。

2. 立象尽意 立象尽意语出于《易·系辞上》之"圣人立象以尽意"，也就是说，"象"是人们内心意志的表达或呈现。尽管古人在基本的生活上与我们一样，知道主观和客观的区别，但在认识论的范畴则是采取心物合一的方式。古人将"象"纳入认识范畴的方法其实很简单，不过实行起来颇不容易，那就是静观默察，将自我融入于事象之中，使物我的主客界限逐渐消失，最终与事象浑然一气，用朱光潜的话说就是："我没入大自然，大自然也没入我，我和大自然打成一气，在一块生展，在一块震颤"①，此时，"象"则不再具有所谓客观性，而是出自于我对"象"的理解和感受，在物我一体的层面上，由我所举所立之象乃是我的心意之表达，它源于物象，因于物象，却又不同于物象，且常常高于物象，这是心意对物象的综合，也是心意对物象的提炼。

因此，藏象所立之"象"多为意象，是古人对于生命的内在体验。我们常说藏象"有诸内形诸外"，是脏腑生理病理的外在表现，这些表现多得之于内省，得之于神识，得之于内观反照，而不甚得之于表面所见也。例如，通过大便的努责而知肺与大肠互为表里，通过小便须集中心志而知心与小肠互为表里等，全凭体验与感悟，全凭人同此心，心同此理的推测，对于这类生理现象很难用客观标准来定量、考察和分析。我们常说古人认识脏腑功能的方法是从生理推测病理、从病理推测生理，但似很少有人强调生命的体验和感受才是这类推测的基础。如肺气郁闭感到恶寒，从而推知肺气有宣发、将卫气输布于体表、温暖体表的功能；又如因房事过频出现腰膝酸软，据此推知肾藏精、精为

---

① 朱光潜. 文艺心理学 ［M］. 合肥：安徽教育出版社，1996：18.

生命之本①。中医临床注重症状，注重病人的主观感受，喜温或喜凉、恶寒或恶热，都是"立象以尽意"对于医患双方的投射。

因此，藏象之"象"不仅能见于外，还能被触及，如面部之明堂阙庭，脉搏的浮沉迟数，尽管这些部分并非藏象之主体，而是脏腑的征候，但可据此以考察脏腑之虚实，天人感应之情状。如能于明堂阙庭见到太阳幻化于面部之五色，能于脉象之浮沉迟数之中测知人体于四时感应之中所呈现出来的变化。脉象"春应中规，夏应中矩，秋应中衡，冬应中权"（《素问·脉要精微论》），应，感应，规矩衡权分别感应四季之气，期而相失，则为病理。古人常谓脉象心中易了，指下难明，不知此乃以"意"为先，脉象之立，亦曲尽人意。

当然，一些"象"包括了显而易见的病症表现，其中"意"的含量较少，写实的成分较多。如患者的步态、体态、呼吸、声音等情况。《素问·脉要精微论》曰："五脏者，中之守也。中盛脏满，气盛伤恐者，声如从室中言，是中气之湿也；言而微，终日乃复言者，此夺气也……头者，精明之府，头倾视深，精神将夺矣。背者，胸中之府，背曲肩随，府将坏矣。腰者，肾之府，转摇不能，肾将惫矣。膝者，筋之府，屈伸不能，行则偻俯，筋将惫矣。骨者，髓之府，不能久立，行则振掉，骨将惫矣。"望诊所见之"象"，颇为直观，较少心意的成分。

古人揣测，在"象"上相同或近似的事物之间存在同气之感，不过这仅为一种可能性，是预设的判断，事实上不尽如此，如白色的白及入肺，而白色的纸张则不能入肺，黑色的桑椹入肾，而黑色的墨汁则不能入肾，诸如此类；古人面对这样的问题：如何才能确定相似的事物之间确实存在同气感应呢？唯一的方法只有"参之天地，验之人物，本性命，穷神极变"（《针灸甲乙经序》），只有立足于生命的体验和感悟之上，以此考察阴阳五行的变化，再结合事象的性状，予以验证。如早上太阳出来，穴居人僵冻复苏，能体验到太阳之温暖感应了身体的阳气；又如春回大地，万物生长，心情愉快，会认为春天之于植物以及彼时的心情同气；暑季炎热，百草茂盛，烈日似火，人则心烦口渴，会认为烈日与火乃至心烦口渴同气。需要注意的是：取象的重点是"本性命"，以生命为主体，以感受和体验为基础，以"意识"为向导，如阴气始于月亮，给

---

① 当然，古人还有一些生活体验并未纳入医学。如，当伤时感人，缠绵绯侧，于情于意不能自已时就会气动于中，牵动柔肠，使腹部发生一种似痛非痛的感觉，称为"断肠"。如司马迁《报任少卿书》："肠一日而九回。"又如，汉代蔡琰《胡笳十八拍》："空断肠兮思惜惜。"这种感受人所常有，说明情志与"肠"有关，但古人在构建藏象学说之时却未能采用，原因有待于研究。

人清冷阴浸之感，古人则用这种感受推及寒冷、湿润、夜晚等属阴的事物具有相同之气数，如推测到月与水族同类即是。古人运用这样的方法，使"象"在比类的范围上逐步扩大，从时间到空间，从植物到动物，从具体到抽象，意之所在，无不感通，这就是比类取象的主要方法。

立象以意，但"意"却因人而异，如何才能将"意"纳入一个标准以便于掌握呢，对此，古人的办法是取法于六律。《史记·律书》说："王者制事立法，物度轨则，一禀于六律，六律为万事根本焉。"将六律中的数理作为度量之基础，并推而广之到一切制度。《素问·五藏生成》说"五脏相音，可以意识"，声律既立，即使以"意识"为主的音象，也可以凭借其中数理的"轨则"来分辨和认识。

《管子·地员》："凡听徵，如负猪豕觉而骇。凡听羽，如鸣马在野。凡听宫，如牛鸣窌中。凡听商，如离群羊。凡听角，如雉登木以鸣，音疾以清。凡将起五音凡首，先主一而三之，四开以合九九，以是生黄钟小素之首，以成宫。三分而益之以一，为百有八，为徵。不无有三分而去其乘，适足，以是生商。有三分，而复于其所，以是成羽。有三分，去其乘，适足，以是成角。"

本来，"感于物而动，故形于声"（《礼记·乐记》），音声源于人心之感动，感动或因时、因事、因人而有不同，故同音常能引发非类之情，如《管子》听到羽音之意象"如马鸣在野"，听到宫音如"牛鸣窌中"，而《战国策·荆轲刺秦王》载太子丹为荆轲祖饯于易水，"复为慷慨羽声、士皆瞋目、发尽上指冠"；《史记·律书》载武王伐纣，"杀气相并，而音尚宫"，如果说由羽音意识到的萧萧马鸣与慷慨赴死或稍有近似，但由宫音意识到"牛鸣"与"杀气"则绝非一类，可见《管子》之前[1]，人们对于五音所引起的"意象"尚无统一的说法。这种现象大约在汉代张苍定律之后才得以统一。

《管子》将音声纳入了术数的轨则，这个轨则以三为基数，三是源于老子之"道生一，一生二，二生三"（《老子·四十二章》），物以三生的说法。这与《素问·三部九候论》之"一者天、二者地、三者人"的演绎相同，医理与乐理看似殊途，却同源于道数。

五音之律以黄钟为始，然后三分损益之，分别得出五音之数。其法是先以三乘一，自乘四次以合九九之数（$3^4 = 9^2 = 81$），这就是黄钟之律数，黄钟为正律宫音，此为音律之基础。然后三分而益其一（$81 \times 1/3 = 27$；$81 + 27 =$

---

① 《管子》记录的春秋时期齐管仲及其学派的言行事迹，因其书由刘向编撰，难免羼入汉代的思想。

108）得 108，此为倍律徵音之数；再于 108 三分而损其一（108×1/3＝36；108—36＝72）得 72，此为正律商音之数；再于 72 三分而益其一（72×1/3＝24；72+24＝96）得 96，是为倍律羽音；最后将 96 三分而损其一（96×1/3＝32；96—32＝64）得 64，是为正律角音。

音入于律，使其具有一定的客观性、具有可交流性，或较少受个人感受之左右。在这个音律轨则之中，虽河汉异域亦能相感，形神异质亦可潜通，但是，却不可以应非类之感，不可以达非类之情，不可以有非类之意象。这无异于将想象套上了笼头，无法自由驰骋，所以此后难见音声有不同之意想，如《内经》的五音只有五行的归属，干瘪枯燥，毫无生气，虽有云"五脏相音，可以意识"（《素问·五脏生成》）之说，但在脏腑生理病理方面的意义却甚为局限。

抽象的音声能入于术数，更为抽象的"意识"也能入于术数，其有利亦有弊焉，由此我们可以理解到什么叫作"极其数，遂定天下之象"（《易经·系辞上》）了。

象、数与感应三者相互涵摄：古人立象尽意，以期从生命体验的角度上来说明事物联系的普遍性，而联系的方式就是感应，再以术数来说明感应发生的内部原理。所以，这个世界是"数与理与象之合一"，三者之间，"数"是第一位的，它蕴藏在事物的表象之下，是感应最具本质的部分，这一部分虽然玄冥幽微，但可以"错综其数，通其变"（《易经·系辞上》），事物的原理可以通过数字的大小奇偶、通过对之进行不同的排列组合予以揭示。

在人类发展的某个时期，不同民族对于数字的思考十分相似。如古希腊毕达哥拉斯（Pythagoras，约 572 BC—497 BC）学派曾将"数"当作宇宙的本体或始基，亚里士多德（Aristotle，约 384 BC—322 BC）评介说：

"他们（毕达哥拉斯学派）认为数的本原即是万物的本源。因为在所有的本源中，数在本性上是居于首位的，在他们看来，同火、土、水相比，数和那些存在着的东西之间有着更多的相似……在整个自然界，数是第一位的。所以他们便认为数的元素就是万物的元素；整个天界不过是和谐与数而已。他们把天界的各种特点和部分乃至整个宇宙秩序所有共同的东西都显示在数与和谐之中，并归纳在一起以求与数与和谐相符合。"[1]

毕达哥拉斯学派不仅认为数是"万物的本源"、数为"万物的元素"，而且，数字还是"整个宇宙秩序所有共同的东西"，这一思想与中国的感应学说

---

[1] 苗力田．古希腊哲学［M］．北京：中国人民大学出版社，1989：70.

可谓异曲同功。在中国古代，术数作为"万物的元素"贯通于天人之间，这个"宇宙秩序"包括了天地大宇宙和人体小宇宙，大小宇宙事象相同，数理相合，感应相通。

古希腊哲人的思想经由拜占庭，传到了东方，被阿拉伯哲学家所接受。穆斯林教派中有一个"诚信兄弟会"（Brethren of Sincerity），在其所著之《百科全书》（Encyclopedia）中，将"大小宇宙理论"引入医学，用以说明人体生理，书中说，月亮二十八天的运行周期对应于二十八个字母，地上的万象对应人体组织：山脉对应于骨头、矿藏对应于骨髓、大海对应于腹腔、河流对应于小肠、溪泉对应于动脉、植物对应于头发、文化中心对应于身体正面、蛮荒之地对应于身体背面，等等。[1] 这与《灵枢·邪客》"地有高山，人有肩膝；地有深谷，人有腋腘；地有十二经水，人有十二经脉；地有泉脉，人有卫气；地有草蒉，人有毫毛；天有昼夜，人有卧起；天有列星，人有牙齿；地有小山，人有小节；地有山石，人有高骨；地有林木，人有募筋；地有聚邑，人有䐃肉"的说法如同出一辙。

李约瑟说："如欧洲思想有与中国古代和中古时代的思想任何相似者，那么便是这种有关大宇宙与小宇宙的学说，虽然它不曾支配西方的观念到同样的程度。相似之处有二：一是设想人体与宇宙整体之间有一一对应的关系；其他之一，是以为人体与国家社会之间亦有一一的对应……我们把前者涉及宇宙整体的类比，称为'宇宙类比'；把后者涉及国家社会的，称为'国家类比'。"[2] 中医的宇宙类比是将天上的岁星、东方、青色、酸味、五禽的鸡、五谷之麦、人体的肝脏之间同为八数，能发生感应；天上的荧惑星、南方、红色、苦味、五禽的猪、五谷的黍、人体的心脏之间同为七数，能相感应；天上的土星、中央、黄色、甜味、五禽的牛、五谷之稷、人体的脾之间同为五数，能相感应；天上的金星、西方、白色、辛味、五禽的马、五谷之稻、人体的肺脏同为九数，故能相感应，等等。不仅如此，还将脏腑与国家社会进行类比，如《素问·灵兰秘典论》将肝脏称为"将军之官"、心脏称为"君主之官"，脾脏称为"仓廪之官"，肺脏称为"相傅之官"，如是等等。在人类古文化发展长河中，相隔万里，道路阻绝，信息完全不通的东西双方竟在一段时间内出现过相同的文化现象，是十分有趣的。

---

① George Perriogo Conger . Theories of Macrocosms and Microcosms in the History of Philosophy. New York：Columbia University Press，1922：49.

② 李约瑟 . 中国古代科学思想史 ［M］. 南昌：江西人民出版社，2000：368.

《汉书·律历志》中说："数者，一、十、百、千、万也，所以算数事物，顺性命之理。"古人用术数寻求大小宇宙之间的秩序和谐旨在于"顺性命之理"。理，《玉篇》："道也。"中医借天道以探索生命的原理，追求人体脏腑气血之间的整体和谐，和谐的生命与道同在。

术数的"术"字又写作"述"。师古注《汉书》曰："述，道径也，心之所由也。"术数作为说明事物关系的方法，其中有很大成分为"心"的因素。心为道径，建立在主客合一的思维方式之上，在这一境域，物我两忘，体验感受的成分较多。正如列维·布留尔所说，"他（原始人）的思维掌握了客体，同时又被客体掌握。思维与客体交融，它不仅在意识形态的意义上而且也在物质的和神秘的意义上与客体互渗。这个思维不仅想象着客体，而且还体验着它。"① 这是今天主客完全分离的人们很难理解的。

北宋学者邵雍（1011—1077）（图 4-5）。在其所著之《皇极经世》中说："天下之数出于理，违理则入于术，世人以数而入于术，故失于理也。"这是对古代术数最好的理解。理，道也。如果数不离道，则"数出于理"；反之，如果数字离开了道，背离了道，则流入于"术"，也就流入于符咒、厌劾、妖祥、占卜一类巫术活动中了。

然而，对于阴阳日月一类的大象，显明昭著，可以直接取象，直接师法，《老子·三十五章》"执大象，天下往"，则无庸于数，这一点十分重要。中医卫气的运行取象于太阳，气血的多少取象于月亮，五脏的功能取象于五行，四肢的阳气对应于四时等，直截了当，均无需于术数。所以，《素问·五运行大论》曰："天地阴阳者，不以数推，以象之谓也。"因此，只要懂得阴阳应象的道理，掌握脏腑经脉气血的生理，即使不懂术数同样可以临证看病，做一个好的医生。

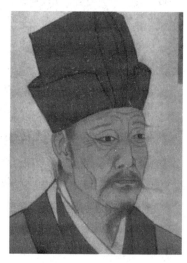

图 4-5 邵雍像

---

① 列维·布留尔. 原始思维［M］. 北京：商务印书馆，2004：429.

第五章
"天地之至数,始于一,终于九焉"①

"（在原始人那里）每个数都有属于它自己的个别的面目、某种神秘的氛围、某种'力场'。因此，每个数都是特别地、不同于其他数那样地被想象（甚至可说是被感觉）……数及其名称还如此紧密地与被想象的总和的神秘属性互渗着，以至与其说它们是算术的单位，还真不如说它们是神秘的实在。应当指出，这样被神秘气氛包围着的数，差不多是不超过头十个数的范围。"②

—— （法）列维·布留尔

第一节 一，"道立于一"

《说文解字·卷一上》："一，惟初太始，道立于一，造分天地，化成万物。"古人将天地尚未开辟、宇宙一片混沌的状态称为"太始"，就是创世之初、乾坤未辟的混沌状态。这里有一点需要特别说明：我们今天是将数字作为对于现实的抽象来看待，而古人则不然，他们的数字与事物并不完全分离，"一"常有具体的指向，有其特定的事物。列维·布留尔说：

"原逻辑思维不能清楚地把数与所数的物区别开来。这种思维由语言表现出的那个东西不是真正的数，而是'数-总和'，它没有从这些总和中预先分出单独的1。要使这种思维能够想象从1开始的、按正确序列排列的整数的算术序列，必须使它把数从其所表示的那些东西中分离出来，而这恰恰是它所办不到的。相反的，它想象的是实体或客体的总和，这些总和是它按其性质及其数而得知的，数则是被感觉到和感知到的，而不是被抽象地想象的。"③

原始的数字常与其所代表的事象融为一体，而"不是被抽象地想象"，因而显得十分神秘，这使后世习惯于将数字抽象看待的人们难以理解。在古代，"一"，就是实指创世之前宇宙呈现的混沌状态。《庄子·天地》曰："泰初有

---

① 语出《素问·三部九候论》。
② 列维·布留尔. 原始思维［M］. 北京：商务印书馆，2004：201.
③ 列维·布留尔. 原始思维［M］. 北京：商务印书馆，2004：187.

'无'，无'有'无名；'一'之所起，有一而未形。"对此，郭象（约252—312）注曰："一者，有之初，至妙者也，至妙，故未有物理之形耳。夫一之所起，起于至一，非起于无也。"宇宙起于"至一"，因此，在古人的观念里，"一"，就是天地宇宙的本体，也就是"道"。初唐成玄英（608—?）疏曰："一，道也，有一之名而无万物之状。"

古人对道有许多比喻和形象的说明。人文学者说："混沌、元气、鸡卵、葫芦、肉蛋、人体等等，就其象征性而言，都是与'一'的状态相同或相通的，那就是一种无差别的、未分化的、原始混一的浑融状态。"① 宇宙始于一，时空始于一，一乃万有之本始，世界的本原，因而也为道之同义语。《庄子·齐物论》说："道立于一。""一"，是一切存在物的源泉和最终归宿，至大无匹，故古人称其为"太一"。将道称为"太一"首见于《庄子·天下》："古之道术有在于是者，关尹、老聃闻其风而悦之。建之以常无有，主之以太一。"太一又被写为"大一"、"泰一"或"泰乙"。大、太、泰三字通用，意义相同，皆谓极大。这种说法在先秦两汉颇为流行。

《吕氏春秋·大乐》："太一出两仪，两仪出阴阳。阴阳变化，一上一下，合而成章。浑浑沌沌，离则复合，合则复离，是谓天常……万物所出，造于太一，化于阴阳。"

《淮南子·诠言训》："洞同天地，浑沌为朴，未造而成物，谓之太一。"

《淮南子·本经训》："帝者体太一，王者法阴阳，霸者则四时，君者用六律。秉太一者，牢笼天地，弹压山川，含吐阴阳，伸曳四时，纪纲八极，经纬六合，覆露照导，普泛无私，蠉飞蠕动，莫不仰德而生。"

"太一"无形无状，"浑浑沌沌"、"洞同天地"，与道潜通，其作用十分伟大，只要能"体太一"，即体悟、依傍、顺应、掌握了太一之道，就可以"牢笼天地，弹压山川"、"纪纲八极，经纬六合"，似乎就会具有无所不能的力量。

道是两仪阴阳的统一体，因而整体的生命为道的象征，是道之具体而微的体现，此乃中医的整体观念之本始，是医与道契之源头。

《灵枢·经别》曰："余闻人之合于天道也，内有五脏，以应五音、五色、五时、五味、五位也；外有六腑，以应六律，六律建阴阳诸经而合之十二月、十二辰、十二节、十二经水、十二时，十二经脉者，此五脏六腑之所以应天道也。"

人乃体道而生，气禀阴阳，分之而为五脏六腑、十二经脉，外应五时六律、十二月、十二经水，合之为一，上应天道，回归于"太一"。古人认为，

---

① 叶舒宪，田大宪. 中国古代神秘数字［M］. 北京：社会科学文献出版社，1995：3.

道之为用，"能却老而全形"（《素问·上古通天论》），一个人要维持身体的健康，则必须契合为"一"，将生活纳入道的轨则。

《老子·第三十九章》："昔之得一者：天得一以清；地得一以宁；神得一以灵；谷得一以生；侯王得一以为天下正。"

"得一"，就是得道。老子"得一"的思想是秦汉时代人们在行事为人上努力追求的目标，这既是养生方法，也是哲学境界，既为治国平天下者所推崇，又为中医视疾治病所遵循。

中医诊断疾病主张天人合一，以近于道。如脉诊首须考察四时阴阳的变化规律，然后考察人体脉象与天道是否相符，相符则人体健康，不符则有疾病（尽管有时疾病是潜在的），并以此推测疾病的性质，判断疾病的预后、决定治疗的方法。如《素问·脉要精微论》就论及了这样的脉诊方法，其法谨守于道，所以称之为"得一之情"。其词曰：

"四变之动，脉与之上下，以春应中规，夏应中矩，秋应中衡，冬应中权。是故冬至四十五日，阳气微上，阴气微下；夏至四十五日，阴气微上，阳气微下。阴阳有时，与脉为期，期而相失，知脉所分，分之有期，故知死时。微妙在脉，不可不察，察之有纪，从阴阳始，始之有经，从五行生，生之有度，四时为宜，补泻勿失，与天地如一，得一之情，以知死生。"

道分阴阳，阴阳运动是道的体现，诊脉"从阴阳始"就是立足于道。"得一"源自"天得一以清"。道一生阴阳，阴阳化为五行，五行化为四时，因而在操作层面上，"得一"当从四时入手，考察天地阴阳的总体变化：冬至之后四十五日是立春，阳气始生，脉象应之而"中规"——虚软而滑；夏至之后四十五日为立秋，阳气始下，脉象应之而"中衡"——浮毛而散。因而规、矩、衡、权为一年四季的正常脉象，是四时阴阳感应于生命节律的正常体现，脉象合于阴阳，人的身体则健康无病；反之，如果脉象与四时阴阳之气"相失"，春不中规，则可能春季有病或肝脏有病；夏不中矩，可能夏季患病或心脏有病；秋不中衡，可能秋季有病或肺脏有病；冬不中权，可能冬季有病或肾脏有病，这叫作"知脉所分"，从而知道病在何经何脏。

另一方面，"得一"又指医患合一。《素问·玉机真脏论》曰："五色脉变，揆度奇恒，道在于一。"古法诊脉要求医生调整自己的呼吸与患者的脉搏至数合为一气，谓能揆度奇恒，知病之所在；在定神调息的过程中，医生用自己的呼吸频率来判断患者的脉搏至数是否正常，所谓"医不病，故为病人平息以调之为法。"（《素问·平人气象论》）医生诊病必须竭力模拟道的状态："睹其色，察其目，知其散复。一其形，听其动静，知其邪正。"（《灵枢·九针十二原》）"一其形"，谓精神专注、形神合一而入于道境。据认为这是诊得疾病所在之关键。

"得一"是秦汉时期人们的一种普遍的思考套路，由数而为术，应用时常被称为"抱一"或"执一"。这一思想出于《老子·二十二章》"圣人抱一而为天下式"，式，《说文》："法也。""抱一"或"执一"也是古人治理国家、处理纠纷、行事为人应该遵循的基本法则。

《文子·微明》曰："见本而知末，执一而应万，谓之术。"

《吕氏春秋·有度》曰："先王不能尽知，执一而万治。"高诱注："执守一道，而万物治理矣。"

《吕氏春秋·审分览·执一》："王者执一，而为万物正。军必有将，所以一之也；国必有君，所以一之也；天下必有天子，所以一之也；天子必执一，所以抟之也。一则治，两则乱。"

王弼《周易略例》曰："物虽众，则知可以执一御也；由本以观之，义虽博，则知可以一名举也。"

文子是老子的弟子，与孔子同时，其"执一以应万"的思想乃是发挥师说，意谓掌握关键法则，应付复杂局面，后皆宗之，遂成一定之思维套路。术，方法。《战国策·魏策》："臣有百胜之术。"王弼（226—249），魏晋时人。从文子到王弼，可以看出上至于先秦，下迄于魏晋的七八百年之间，"执一"的思想一直十分流行。

中医受到"执一"的思想的影响，主张在面对复杂的证情时，需要抓住关键环节。

"执一以应万"的思想集中体现在中医的"标本之道"之中。标，指胸腹头面的腧穴；本，指四肢肘膝关节以下的腧穴。针刺治病，以激发卫气而见功，而人体卫气则是沿手足六经分布于体表，聚于本而散于标，亦即聚于四肢而散于胸腹，当症情复杂，针刺治病应该如何选取腧穴，究竟应该取标还是取本，曾经是一个非常棘手的问题。

对此，《素问·标本病传论》应用了"执一"的方法，较好地解决了这个问题。其词曰：

"夫阴阳逆从标本之为道也，小而大，言一而知百病之害。少而多，浅而博，可以言一而知百也……先病而后逆者治其本，先逆而后病者治其本；先寒而后生病者治其本，先病而后生寒者治其本；先热而后生病者治其本，先热而后生中满者治其标；先病而后泄者治其本，先泄而后生他病者治其本；必且调之，乃治其他病。先病而后生中满者治其标，先中满而后烦心者治其本。人有客气，有同气。小大不利治其标，小大利治其本。病发而有余，本而标之，先治其本，后治其标，病发而不足，标而本之，先治其标，后治其本。谨察间甚，以意调之，间者并行，甚者独行。先小大不利而后生病者治其本。"

论中反复强调"言一而知百病之害"、"言一而知百也"，显然是"执一以应万"的思想的再现和应用。这里的"执一"，是以发病的先后为纲，抓住"先病后病"这个与时间有关的重要信息，视发病先后而采取刺法是秦汉医家的一贯思想，如张家山汉简《脉书》也有："治病之法，视先发者而治之。"以先病后病为纲，可以据此审察卫气所在，可以执简以御繁，能于众多复杂症象中把握住治疗的大方向。

古人将"先病后病"作为一套把握标本刺法的原则，其背后必然有大量的临床例证作为支撑，这些例证大都可以在《内经》中找到。如"先病而后逆者治其本"，《灵枢·九针十二原》载："五藏之气已绝于外，而用针者反实其内，是谓逆厥……治之者，反取四末。"即言先有脏腑之病，后因误治使气实于内发生手足不温的逆厥症，此时当改弦更张，"反取四末"即四肢本部的腧穴，以开启闭塞，使阳气充于四肢；再如，"先病而后生寒者治其本"。《灵枢·邪气藏府病形》载："大肠病者，肠中切痛而鸣濯濯，冬日重感于寒即泄……取巨虚上廉。"即言先有腹泻，再因寒气侵入大肠，当取本部的上巨虚，亦即大肠的下合穴来治疗；又如，"先病而后生中满者治其标"。《灵枢·癫狂》载："厥逆，腹胀满，肠鸣，胸满不得息，取之下胸二胁咳而动手者，与背腧以手按之立快者是也。"即言先有阳虚胃肠胀满，继发胸满喘息，呼吸困难，气聚于胸膺，当取标部的背俞穴来治疗。其他如"小大不利治其标"，即当小便癃闭，大便不解，气结于膀胱之时，应急取腹部募穴以通利二便。为省篇幅，兹不多举[①]。因此可见，标本刺法的建立源于之前或同时期的治疗经验，是对众多症情取穴方法的经验总结，是对行之有效的普遍刺法的上升和提炼，具有相当的实用性。

在针刺的操作层面上，古人同样讲究"得一"，因为一与道相通，针刺与道相合则为治疗获效的关键。如《素问·移精变气论》曰：

"岐伯曰：治之极于一。帝曰：何谓一？岐伯曰：一者，因得之。帝曰：奈何？岐伯曰：闭户塞牖，系之病者，数问其情，以从其意，得神者昌，失神者亡。帝曰：善。"

上工治病，首须"治神"，在治神的过程中医生将自己神气调和如一，然后施于病人。治疗之初，医生"闭户塞牖"，将自己与患者闭入静室，摒除外界的干扰；然后医生将自己的神气"系之病者"，力求与之实现心理沟通，让

---

① 卓廉士. 营卫学说与针灸临床 [M]. 北京：人民卫生出版社，2013：69.

患者尽量处于虚静状态，以泯去医患之间的人我区别，泯去社会、环境产生出的后天差异，通过亲近、沟通、交流、启动、触发、融合，通过生命对生命的烛照和感召以实现医患双方的形神一气。

在针刺实施的过程中，医生"必一其神，令志在针"（《灵枢·终始》），将神气贯注于针下，此时，"由于全部注意力都凝聚在一个孤立的对象上，主体和客体的区别就是在意识中消失了，二者合而为一。"①古人称此为"针刺守神"，认为这样可以实现主客合一的融通与互振！从而获得满意的疗效。

今天针灸治病普遍采取虚则补之，实则泻之的方法，其实，这种方法早被《内经》所摒弃，并讥为"末世之刺"，认为去道已远，疗效有限。

《素问·宝命全形论》曰："今末世之刺也，虚者实之，满者泄之，此皆众工所共知也。若夫法天则地，随应而动，和之者若响，随之者若影，道无鬼神，独来独往。"

针刺获疗是在医患合一的状态下，"法天则地，随应而动"，根据天体日月运行的原则，充分运用神气的感应，运用生命的和合、融通与感召，让医患双方同入于道，实现对宇宙间的道的运用。

综上可见，"得一"也是中医整体观念之源头。在"得一"观念的指导下，中医习惯于从整体上去看待问题和解决问题。如《素问·阴阳别论》曰："三阳在头，三阴在手，所谓一也"，虽有六经，实为一体；又如，《素问·三部九候论》曰："九候之相应也，上下若一"，虽有九候，形同一气。又如在藏象生理中，心为君主之官，"主明则下安……主不明则十二官危"（《素问·灵兰秘典论》），虽有十二官，但于君主之官的主持下成为一个整体。在这种观念的指导下，中医治病常常利用局部与整体的关系，发明了许多效果显著、影响深远的疗法，诸如"从阴引阳，从阳引阴，以右治左，以左治右"（《素问·阴阳应象大论》），"病在上者下取之，病在下者高取之"（《灵枢·终始》），以及后世行之有效的开上启下、提壶揭盖、逆水挽舟、泻南补北、通腑泻热等方法。

第二节 二，"太极生两仪"

从术数上看，"二"是从"一"产生出来的。前已论及。天地未造之初，乾坤未分，混沌未判之际被视为"一"。彼时宇宙尚处于"无"的状态。这种状态即如《淮南子·俶真训》所云："有未始有夫未始有有无者，天地未剖，

---

① 朱光潜. 悲剧心理学［M］. 北京：人民文学出版社，1983：16.

阴阳未判，四时未分，万物未生，汪然平静，寂然清澄，莫见其形。"

这种"无"的状态就是太一，太一又称太极。《易·系辞传》曰："易有太极，是生两仪。"太极与道同义，而当道之一分为二，则有天地，所以说，创世之前为一，创世之始为二，两仪就是阴阳二气，由阴阳二气的运动产生了天地。《老子·四十二章》："道生一，一生二。"《礼记·礼运》曰："夫礼必本于太一，分而为天地，转而为阴阳。"（图5-1）这是古人关于天地生成的一贯思想，先秦百家皆然，不因儒道而有不同。

《易传》说："一阴一阳谓之道。"道之一分为二为阴阳，阴阳合一是为道。阴阳有分有合，对应人体而言，分之而有脏腑经脉气血骨髓等不同的组织和功能，合之则为一个整体鲜活的生命，所以，"阴平阳秘，精神乃治"（《素问·生气通天论》），阴阳合一、和平互摄是道的形式，如果身体能与道如一，其人也就健康无病。

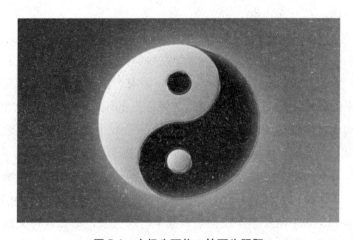

图5-1　太极生两仪，转而为阴阳

阴阳既分，则各具不同的特性。一般而言，凡具有热烈、光明、上升、积极、运动等特性的事象属阳，反之，具有寒冷、黑暗、下降、消极、静止等特性的事象属阴。古人颁列万物，据阴阳事物的特性以取象，谓之阴阳应象。

《素问·阴阳应象大论》曰："天地者，万物之上下也；阴阳者，血气之男女也；左右者，阴阳之道路也；水火者，阴阳之征兆也；阴阳者，万物之能始也。"

这个"应象"，既指事物与阴阳的对应关系，也指事象双方具有交互感应的倾向。古人将世间存在的双方对立的概念统统纳入阴阳的框架之内，考察其规律性。值得注意的是，《素问·阴阳应象大论》文字不多，却总是频繁地在一对对相互对立的范畴中打转，显然旨在使人感悟二元世界的相对性。其中计有：天地、男女、父母、水火、上下、生杀、本始、左右、逆从、清浊、脏腑、寒热、气味、形气、厚薄、少壮、肿痛、喜怒、寒暑、经纪、外内、表里、经脉、冬夏、动静、纲纪、终始、风雨、轻重、虚实、血气、补泻、彼我、浮沉、生死、盛衰、头足、损益、智愚、东西、南北、同异、有余不足、上窍下窍、天气地气、生长收藏、天纪地理、过与不及等。这种以偶合对应的概念构成思维套路的方法并非古代中国所独有，古希腊也有类似的思想，他们的二元观念同样源于"二"这样一种数字形式。亚里士多德说：

"这些思想家（注：毕达哥拉斯学派），明显地，认为数就是宇宙万有之物质，其变化其常态皆出于数；而数的要素则为'奇''偶'，奇数有限，偶数无限；'元一'衍于奇偶（元一可为奇，亦可为偶），而列数出于元一；如前所述，全宇宙为数的一个系列……

有限 奇 一 右 男 静 直 明 善 正
无限 偶 众 左 女 动 曲 暗 恶 斜"①

所谓"元一"，等同于中国古代的"太一"或"道"。数字皆起"元一"，由"元一"衍生出"数的要素"——奇数和偶数，由奇偶而对应于男女、静动、直曲、善恶、正斜、明暗等概念，宇宙万有皆生于数之二元对立，用中国古人的话来说就是阴阳。其中"有限""无限"的说法则很像老子道德经中的"有无"，构成世界的初始观念。在《老子·一章》中说："无名天地之始，有名万物之母。""无名"就是一，混沌无形，"有"为阴阳，阴阳乃万物之母。

英国学者李约瑟显然观察到了这种情况，他认为此二元观念影响到中国古人的思维方式，他说："（古代的）中国人不观察现象的继承性，他们只记下事态的交替情形。如果两件事态使他们看起来有所关联，那么这种关联不是由于因果关系，而是由于成对的关系。此一成对的关系，就好像事物的正面与反面，或者我们用《易经》里的隐喻，它就好像回声与声音，或黑暗与光亮。"②

值得注意的是，"此一成对的关系"使中医理论思维的绝大部分囿于阴阳框架之内：不入于阴，必归于阳。所谓"在谈天时必兼及地，谈地时必兼言天；言寒时必兼及热，言热时则兼及寒；言阴必及于阳，言阳必及于阴；言上则兼及于下，言下则兼及于上。"③ 无论寒热、虚实、表里、气血，思辨的格

---

① 亚里士多德．形而上学．北京：商务印书馆，1995：13-14．

② 李约瑟．中国古代科学思想史［M］．南昌：江西人民出版社，1999：364．

③ 卓廉士．论中医实验对传统思辨方式的扬弃［J］．南京中医药大学学报：社会科学版，2004，5（1）：11．

局总是徘徊于左右两向之间。

从思维的角度看，阴阳这一对范畴主导了中医藏象学说，二元思考占据了中医理论的绝大部分，影响着古人的大脑，使中医的思想局限于这样一个固定的模式而较少变化，在中医体系中的多数概念同出于一对范畴之内，非此即彼，虽云相对，而又极易流于绝对的思想，并且万变不离其宗，雷同之处甚多。

阴阳应数为二，阴阳两者有如冰炭相憎，却又能胶漆相和，因而两者有趋向于一，回归于道的倾向，此倾向使脏腑经脉气血协调如一，使整体的生命总是处于和谐的状态。如果阴阳失调，则为病理，或为阴盛，或为阳盛，或为阴虚，或为阳虚，或为阴阳俱虚；如果阴阳离决解体，则回归于无，回归到生命未形之初，即气的微尘状态。

中医将阴阳视为"万物之纲纪"（《素问·阴阳应象大论》），作为认识人体生理、解释病理的总纲领，现代中医日常用之，却不知阴阳背后的术数意义。至于阴阳的理论，今天的中医论述甚丰，此处不再多赘。

第三节　三，"三生万物"

《老子·四十二章》："道生一，一生二，二生三，三生万物。万物负阴而抱阳，冲气以为和。"混沌未凿，乾坤未辟的状态为"一"，称为太极；由太极生成的阴阳为"二"。《淮南子·天文训》曰："阴阳合和而万物生。"《吕氏春秋·有始》曰："天微以成，地塞以形，天地合和，生之大经也。"高诱注："天，

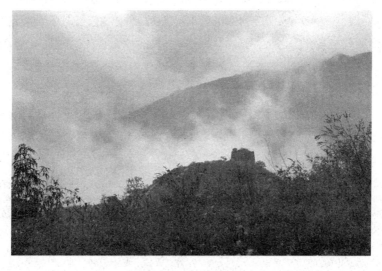

图 5-2　天地氤氲之象

157

阳也；地，阴也。"天地间阴阳二气的交合，使得这个世界生生不已，万化繁荣。《易·系辞下》曰："天地氤氲，万物化醇。男女构精，万物化生。"这里的"天地"对应"男女"，"氤氲"对应"构精"，因而"氤氲"即为云雨，是天地发生交合而出现的一种现象（图5-2）。"云雨"常为性交之隐语，在古代的文学作品中经常出现①，意谓男女交合一如天地之阴阳相合，具有生化的作用。

儒家的经典也常说："天地不交，而万物不兴。"（《易·归妹》）"天地不合，万物不生。"（《礼记·哀公问》）"天地合而后万物兴焉。"这些"合"字都指交合，是一个十分性感的字眼。（《礼记·郊特牲》）"君子之道，造端于夫妇，及其至也，察乎天地。"（《中庸》）天地交合是为了化生万物，生成万类，所以，《易·系辞下》曰："天地之大德曰生。"又云："生生之谓易。"产生新的生命和新的事物是天地阴阳的使命。李约瑟也说："（中国人认为）宇宙内有两种基本的原理或'力'，即阴与阳，此一阴阳的观念，乃是得自于人类本身性交经验上的正负投影。"② 他又说："Giordano Bruno 认为宇宙是由众多的有机体所构成的有机体，万物皆由日与地之性交而产生，他的这种想法，就是中国人经常使用的隐喻。"③

天地阴阳的交合产生出新的生命，这个新的生命用数字表示就是"三"，三而三之，新的生命呈几何级增长，于是大千世界生机勃勃，因而三是生命的基数，古人谓"物以三生"（《淮南子·天文训》）或曰"三生万物"（《老子》），都是指新的事物从三开始。所以，三这个数字特别受到古人关注，将其视为某种与生命有关的常数，它与所代表的生命意义密切相连，正如列维·布留尔说："每当他（古人）想到作为数的数时，他就必然把它与那些属于这个数的、而且由于同样神秘的互渗而正是属于这一个数的什么神秘的性质和意义一起来想象。数及其名称同是这些互渗的媒介。"④ 在中医理论之中，数字"三"始终具有这种神秘的色彩。

既然"物以三生"，三是天地万物化生和发展的基数，因而也是内在生命的节律之数。《灵枢·五十营》曰："人一呼，脉再动，气行三寸，一吸，脉亦

---

① 宋玉《高唐赋》曰：昔者楚襄王与宋玉游于云梦之台，望高之观，其上独有云气，崪兮直上，忽兮改容，须臾之间，变化无穷。王问玉曰："此何气也？"玉对曰："所谓朝云者也。"王曰："何谓朝云？"玉曰："昔者先王尝游高唐，怠而昼寝，梦见一妇人曰：'妾，巫山之女也。为高唐之客。闻君游高唐，愿荐枕席。'王因幸之。去而辞曰：'妾在巫山之阳，高丘之阻，旦为朝云，暮为行雨。朝朝暮暮，阳台之下。'

② 李约瑟. 中国古代科学思想史［M］. 南昌：江西人民出版社，1999：349.

③ 李约瑟. 中国古代科学思想史［M］. 南昌：江西人民出版社，1999：371.

④ 列维·布留尔. 原始思维［M］. 北京：商务印书馆，2004：201.

再动，气行三寸，呼吸定息，气行六寸"，呼吸之气推动营血的运行就是一个从三开始，然后以三为倍数的不断递增与累进，最后在一天之中达于三之极限的过程（其说详见本书"六六、九九与营气流注"一节）。

"三"既为呼吸的基数，也是古人诊脉的基础数。因为脉搏之搏动乃是呼吸之气鼓动所致。同时，诊脉部位也是据"三"而设。《说文》："三，天地人之道也。"人乃天地所生，为万物之灵，可以与天地并立为三。《周易》谓之"三才"。汉代学者王符（公元85？—163？）的《潜夫论》曰："是故天本诸阳，地本诸阴，人本诸和。三才异务，相待而成。"中医脉诊为了持平，要求摒弃阴气与阳气的偏颇，本诸和气，故脉诊设有天地人三部，医生须于遍诊三部之中考察阴阳之和气，从而决定病气所在（表5-1）。

表5-1　三部九候

三部	九候	部　　位	诊病范围
上部	天	太阳穴（足太阳膀胱经）	诊头额疾病
	地	巨髎（足阳明胃经）	诊口齿疾病
	人	耳门前陷中（手太阳小肠经）	诊耳目疾病
中部	天	寸口桡动脉，经渠、太渊（手太阴肺经）	诊肺病
	地	大指次指岐骨间动脉（手阳明大肠经）	诊胸中疾病
	人	神门穴（手少阴心经）	诊心病
下部	天	足大趾本节后二寸陷中（足厥阴肝经）	诊肝病
	地	足内踝后太溪穴（足少阴肾经）	诊肾脏疾病
	人	冲阳之次，在足跗上五寸（足阳明胃经）	诊脾胃病

《素问·三部九候论》曰："帝曰：何谓三部？岐伯曰：有下部，有中部，有上部，部各有三候，三候者，有天有地有人也，必指而导之，乃以为真。上部天，两额之动脉；上部地，两颊之动脉；上部人，耳前之动脉。中部天，手太阴也；中部地，手阳明也；中部人，手少阴也。下部天，足厥阴也；下部地，足少阴也；下部人，足太阴也。故下部之天以候肝，地以候肾，人以候脾胃之气……三而成天，三而成地，三而成人。三而三之，合则为九，九分为九野，九野为九脏。故神脏五，形脏四，合为九脏。五脏已败，其色必夭，夭必死矣。"

从表5-1中可以看到，脉诊的部位分为"三部"，每部又各有三候，称为"三部九候"。这显然出于"三而三之"的术数考虑，在人体的上中下三部形成

"三才异务，相待而成"的局面，谓能得阴阳之和气，"以决死生，以处百病"。三部九候的设置是为了能够更加有效地诊断疾病。论中有谓"神脏五，形脏四，合为九脏"，另据《吴都赋》："世际阳九。"《注》"阳厄五，阴厄四，合为九。"意谓九脏乃阴阳合和，胜于三三之全为阳数。表中的"神藏五"却独少足太阴脾经，而在"形脏四"中又两见足阳明胃经，这大约与体表动脉的归经不能尽如人意有关。当然，古人可以解释说这是因为脉以胃气为本；由于三部九候的动脉并不能涵盖"九脏"，因此可以看出，有时古人将事物与术数的符合度方面看得比实际的需求还要重要。

数字"三"又为脉诊的尺度：脉搏搏动不足于三者为虚证，主气血不足，超出三者为热证。如果脉搏太快，三所不能纪极者为危证。如《素问·平人气象论》曰：

"人一呼脉一动，一吸脉一动，曰少气。人一呼脉三动，一吸脉三动而躁，尺热曰病温，尺不热脉滑曰病风，脉涩曰痹。人一呼脉四动以上，曰死；脉绝不至，曰死；乍疏乍数，曰死。"

三既为生命的内在节律，往往又是疾病发生变化、出现转归的关头，同时也是一个治疗的时机。

《素问·热论》："（伤寒）其不两感于寒者……其未满三日者，可汗而已；其满三日者可泄而已……帝曰：五脏已伤，六腑不通，荣卫不行，如是之后，三日乃死何也？岐伯曰：阳明者，十二经脉之长也，其血气盛，故不知人，三日其气乃尽，故死矣。"

《素问·标本病传论》："夫病传者，心病先心痛，一日而咳，三日胁支痛，五日闭塞不通，身痛体重，三日不已，死……肝病头目眩，胁支满，三日体重身痛，五日而胀，三日腰脊少腹痛，胫酸，三日不已，死……肾病少腹腰脊痛，胫酸，三日背胠筋痛，小便闭，三日腹胀，三日两胁支痛，三日不已，死。"

这里的"三"是选择变更疗法的时机。热病在"未满三日"之时应予及时发汗，汗出病愈；在"已满三日"之时，及时泻下，下之邪去；而患有"身痛体重"、"腹胀"、"两胁支痛"，脏腑之气闭塞的病症，亦以三日为限，三日不愈则死。尽管阳明为十二经之长，气血最为充盛，但阳明气血津液耗尽之期亦不出"三日"。据古人的看法，三不仅是生命的常数，也是死亡的时日。

《素问·厥论》："三阴俱逆，不得前后，使人手足寒，三日死。"

《素问·刺热论》："太阳之脉……与厥阴脉争见者，死期不过三日……与少阴脉争见者，死期不过三日。"

《灵枢·论疾诊尺》："诊寒热，赤脉上下至瞳子，见一脉，一岁死；见一脉半，一岁半死；见二脉，二岁死；见二脉半，二岁半死；见三脉，三岁死。"

物以三生，三能生物，三既能为生生之数，亦可作为再生之数。所以中医对于预后的判断亦多以三为数。如《史记·扁鹊仓公列传》载："赵简子为大夫，专国事。简子疾，五日不知人，大夫皆惧，于是召扁鹊。扁鹊入视病，出，董安于问扁鹊，扁鹊曰：'血脉治也，而何怪……不出三日必间，间必有言也。'"这里的"三日"大约就是因为"三"数具再生之义而进行的推测。

"三"也用于针灸治疗。因为三乃生命或再生之数，所以刺法应用此数则能够感应生命的内在节律，激发人体气机，故古人治病常以三为一个组合或以三为一个疗程：三次、三下、三刺、三痏、三行等。如：

《灵枢·胀论》："黄帝问于岐伯曰：胀论言无问虚实，工在疾泻，近者一下，远者三下。今有其三而不下者，其过焉在？岐伯对曰：此言陷于肉肓而中气穴者也。不中气穴，则气内闭；针不陷肓，则气不行，上越中肉，则卫气相乱，阴阳相逐。其于胀也，当泻不泻，气故不下，三而不下，必更其道，气下乃止，不下复始，可以万全，乌有殆者乎？"

《素问·刺疟论》："先其发时如食顷而刺之，一刺则衰，二刺则知，三刺则已。"

《灵枢·寒热》："黄帝曰：去之奈何？岐伯曰：请从其本引其末，可使衰去而绝其寒热。审按其道以予之，徐往徐来以去之，其小如麦者，一刺知，三刺而已。"

《素问·刺腰痛论》："厥阴之脉，令人腰痛……刺之三痏……同阴之脉，令人腰痛……刺同阴之脉，在外踝上绝骨之端，为三痏……散脉，令人腰痛而热……刺散脉，在膝前骨肉分间，络外廉束脉，为三痏。"

《灵枢·上膈》："黄帝曰：刺之奈何？岐伯曰：微按其痏，视气所行，先浅刺其傍，稍内益深，还而刺之，毋过三行，察其浮沉，以为浅深。"

古人治病相信"三刺"或"三痏"之后必然有效，故针数多以三刺为限，疗程亦以三个为期。"三而不下，必更其道"，如果"三刺"或三个疗程无效，则需要进行反思或检讨了，找出不效的原因，以便改弦更张；同时，古人还用数字"三"来设计针刺的操作手法。谓此能感应生命而产生效力。如：

《灵枢·官针》："所谓三刺则谷气出者，先浅刺绝皮，以出阳邪；再刺则阴邪出者，少益深，绝皮致肌肉，未入分肉间也；已入分肉之间，则谷气出。"

《素问·缪刺论》："邪客于足太阳之络，令人拘挛背急，引胁而痛，刺之从项始数脊椎挟脊，疾按之应手如痛，刺之傍三痏，立已。"

《灵枢·寿夭刚柔》："黄帝曰：余闻刺有三变，何谓三变？伯高答曰：有刺营者，有刺卫者，有刺寒痹之留经者。"

后世医家受到术数的影响，亦将"三"为基数融入于针刺的方法之中。如明代针灸学家徐凤（14世纪下半叶至15世纪上半叶）在其《金针赋》论刺法云："一曰烧山火……凡九阳而三进三退，慢提紧按（图5-3）……二曰透天凉……用六阴而三出三入，紧提慢按；三曰阳中隐阴……以九六之法……四曰阴中隐阳……以六九之方……五曰子午捣臼……针行上下，九入六出……六曰进气之诀……亦可龙虎交战，左转九而右转六……"这些手法都是以三为基数发展而来。如果不是相信数中有术，能发生奇妙效应，从而提高临床疗效，这样繁琐的律令是很难得到遵守的。

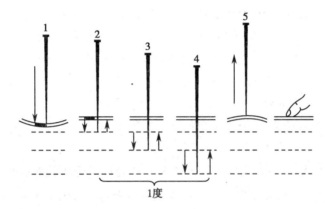

图5-3　烧山火（三进一退，紧按慢提）

列维布留尔说：在原始人那里，尽管"语言词汇非常丰富，数词却只有两个：1和2。3的意思实际上是'多一个'。"[1] 并引乌节尼尔（H. Usener）的题为 *Dreiheit*《论三》之中对三的研究："乌节尼尔详尽无遗地列举了能证明3这个数的神秘性质，特别是它自古以来所具有的神秘的意义和力量的证据以后，他和笛尔斯（Doels）一样，得出结论说，这个数的神秘性质起源于人类社会在计数中不超过3的那个时代。那时，3必定表示一个最后的数，一个绝对的总数，因而它在一个极长的时期中必定占有较发达社会中的'无限大'所占有的那种地位。当然，在某些原始部族那里，3这个数无疑可能享有这种威信。"[2]

古代中国对数字三的看法亦颇相类。在古代文献中，"三"有时并非实指，仅为多的意思。如我们常说的"三思而后行"，乃是多思、反复考虑的意思。又如，《左传·定公十三年》："三折肱，始为良医。"《论语·述而》："子在齐闻《韶》，三月不知肉味。"这些三皆非实数，义同于多。列维·布留尔说：

---

① 列维·布留尔. 原始思维［M］. 北京：商务印书馆，2004：185.

② 列维·布留尔. 原始思维［M］. 北京：商务印书馆，2004：202.

"在非常多的原始民族中间（例如在澳大利亚、南美等地），用于数的单独的名称只有一和二，间或也有三。超过这几个数时，土人们就说：'许多，很多，太多'。要不然他们就说三是二、一；四是二、二；五是二、二、一。"① 《内经》中也有类似的思想。如将阳气盛大的太阳称为三阳，将阳明、少阳分别按照阳气的多少而称之为二阳、一阳；阴气盛大的太阴称为三阴，将少阴、厥阴分别按照阴气的多少称为二阴、一阴。《素问·阴阳类论》曰："三阳为父，二阳为卫，一阳为纪。三阴为母，二阴为雌，一阴为独使。"将"三"称为父母，意指三具生生之作用，同时也喻指阴气阳气之盛大，超过了其他的经脉。

《灵枢·经脉》于每条阴经之后曰："盛者寸口大三倍于人迎，虚者则寸口反小于人迎也"，而于每条阳经之后曰："盛者人迎大三倍于寸口，虚者人迎反小于寸口也"。这里也是用三来表述"极大"、"很多"的意思，这些现象似可说明《黄帝内经》中的某些思考方式相距"计数不超过3"的那个时代似尚不甚遥远也。

"三"在《内经》时代也似一个极数，有极限的意思。如阴经的实证寸口之气盛大，阳经的实证人迎之气盛大，但都不能超过三倍，如果超过三倍而到了四倍或四倍以上则为生命之气所能承受的极限，会出现阴阳行将脱离之危象。如：

《素问·六节藏象论》："故人迎一盛，病在少阳。二盛，病在太阳。三盛，病在阳明。四盛已上为格阳。寸口一盛，病在厥阴。二盛，病在少阴。三盛，病在太阴。四盛已上为关阴。人迎与寸口俱盛四倍已上为关格。关格之脉赢，不能极于天地之精气，则死矣。"

所谓"不能极于天地之精气"，极，尽也。这句话似应这样理解：三对应天地人，症情虽然危险，但人能感应天地之精气，只要救治得法，尚有生机。如果脉象超出三倍以上，就会出现"关阴"或"关隔"之症，也就超出了天地阴阳所能纪极的范围，发生这种情况，势必导致阴阳脱离，生命解离。

第四节 四，"两仪生四象"

据人类学家研究，原始人的数字在很长时间内停留在一、二和多，三、四都较为晚出。美国学者托比亚斯·丹奇克（Tobias Dantzig，1884—?）说："柯尔（Curr）对澳洲原始民族有较广博的研究，他以为只有很少的土人能够辨别四，处于野居状态中的澳洲土人没有人能了解七。南非洲的布须曼（Bushmen）族，除了一、二和多之外，再也没有别的数字了，而这三个字又

① 列维·布留尔. 原始思维 ［M］. 北京：商务印书馆，2004：175.

是那么语调含糊，那些土人是否赋予它们明晰的意义，也还是个疑问。"①

在古代中国也有相似的情况，"四"这个数同样并非来自一、二、三的序列，而是从一阴一阳形成的"二"中分裂、演变而来。

《易·系辞上》："易有太极，始生两仪，两仪生四象。"

四是从二的倍数产生出来的。《素问·四气调神大论》的"阴阳四时"，《素问·阴阳应象大论》的"天地四时"、"四时阴阳"，《素问·上古天真论》"和于阴阳，调于四时"、"逆从阴阳，分别四时"，从这些关于阴阳的叙述能够看出二与四的联系，能够看到由阴阳之"二"变生为"四象"从而产生了"四"的过程。四象是什么呢？孔颖达疏《易·系辞传》曰："四象谓金、木、水、火。震木、离火、兑金、坎水，各主一时。"因而四象就是四时。

据甲骨文研究发现，商代一年只有春秋两季②，后之四季出于二季。而据一些民俗学者研究认为，四源于四方的观念，不仅汉族，"我国的许多民族是先知道东西方向，后来才有南北方向的知识的……这种只知道两个方面的智力水平恰恰与不能数到三以上的史前民族相应。而已经确认了的东西两个方位却同'二'这个数字一起获得了某种神秘内涵……这一由二方位空间意识向四方位空间意识的演变，才真正是'两仪生四象'的终极根源吧。"③

原始先民在时间与方位上都有一个从二变四的过程。古人时空混同，所以四时既指时间，也指空间。明代著名学者阎若璩（1638—1704）发现秦汉时期人们在方位上尚存在许多东与南、西与北相互混同的现象，这是远古时代两个方位的观念之遗留。他说：

"所谓四渎配四方实后代祀典之祖者，何也？盖《后汉·祭祀志》光武定北郊四渎，河西、济北、淮东、江南各如其方，唐遂称淮为东渎，祭于唐州，江为南渎，祭于益州，河为西渎，祭于同州，济为北渎，祭于洺州，迄今益不可易，反觉东为江，南为淮，方向少不合。余曰此则有顾祖禹范景（顾祖禹，字景范，明代学者。公元1631—1692）之论在。忆己巳同客京师问景范，苏秦说燕曰：南有碣石之饶。其饶乃指今永平府，是但又在燕之东，何曰南？景范曰：凡地理言南可与东通。凡言北可与西通。非同东与西、南与北迥相反者，余自是触处洞然。"④

① T·丹奇克．数：科学的语言［M］．上海：上海教育出版社，2000：3.
② 于省身．甲骨文字释林［M］．北京：中华书局，1979：124.
③ 叶舒宪，田大宪．中国古代神秘数字［M］．北京：社会科学文献出版社，1995：56-57.
④ 阎若璩．尚书古文疏注·卷六［M］．上海：上海古籍出版社，1987：690.

这是一个重要发现。上古之东通于南，西同于北，今天的学者认为这种现象与太阳的运动有关。如学者何新认为，古人观察到"太阳并不是单纯地向东运动，而且还有一个沿南北方向的运动：大约在三月二十一日（春分）正午时分，太阳位于地球赤道处的正上方，然后每日向北移动，直至大约六月二十一日（夏至）正午它位于赤道以北二十三度半处（北回归线）的正上方。然后，太阳重新向南移动。大约到九月二十三日（秋分）正午，它又返回赤道的正上方，大约到十二月二十一日（冬至）的正午，它位于赤道以南二十三度半处（南回归线）的正上方。此后，太阳再次向北移动，如此循环不已。"① 所以，东可通于南，西可通于北，但南与北、西与东之间却是"迥然相反"的。懂得这一点，对于《内经》有关方位的论述"自是触处洞然"（图 5-4）了。例如，

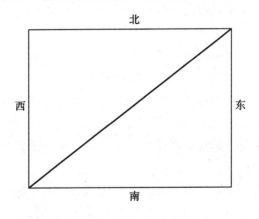

图 5-4 古代二维方位图

《素问·阴阳应象大论》曰："天不足西北，故西北方阴也，而人右耳目不如左明也。地不满东南，故东南方阳也，而人左手足不如右强也。帝曰：何以然？岐伯曰：东方阳也，阳者其精并于上，并于上则上盛而下虚，故使耳目聪明而手足不便也；西方阴也，阴者其精并于下，并于下则下盛而上虚，故其耳目不聪明而手足便也。故俱感于邪，其在上则右甚，在下则左甚，此天地阴阳所不能全也，故邪居之。"

《素问五常政大论》："天不足西北，左寒而右凉；地不满东南，右热而左温。"

两节经文中的"东南"指的东方，"西北"指的西方。这从第二节经文将"东南"、"西北"只对应左右两个方面可证。故论中之"东南"、"西北"者，非复今天意义上之东南与西北也，所以，"东方阳也"对应人体的左侧，"西方

① 何新．诸神的起源——中国远古太阳神崇拜 [M]．北京：光明日报出版社，1996：291.

阴也"对应人体的右侧。左侧属阳，阳气上行，人体精气集中在上部，不足于下部，所以左侧的耳目聪明而手足虚弱；右侧应于西方，属阴，阴气下行，人体精气集于下部，不足于上部，所以右侧手足有力而耳目虚弱。这种虽云四方，其实两向的数理，正好用来对应和说明人体左右两侧有手足四肢的情况。这也能看出在数理上四与二的关系。

据此二合于四的数理形式，显示四肢阳气尚有与太阳发生同步感应之一途。《素问·逆调论》曰："四肢者阳也。"阳，受太阳感应，原于四维对太阳的维系作用。又《素问·阳明脉解》曰："四肢者，诸阳之本也，阳盛则四肢实。"四肢乃多种阳气之根本，原因当与太阳的感应有关。

太阳运行于天空，受到"四维"的约束，亦即受到来自东南西北的四根绳子的维系。这四根绳子对应人体四肢，同时感应人体左右，正好二合为四。由于太阳东升西落，运在四维，自左而右，自上向下，并以同样的形式感应于人体两侧肢体。此感应以从气街的病理上反应出来。《灵枢·动输》曰：

"黄帝曰：营卫之行也，上下相贯，如环之无端，今有其卒然遇邪气，及逢大寒，手足懈惰，其脉阴阳之道，相输之会，行相失也，气何由还？岐伯曰：夫四末阴阳之会者，此气之大络也，四街者，气之径路也。故络绝则径通，四末解则气从合，相输如环。黄帝曰：善。此所谓如环无端，莫知其纪，终而复始，此之谓也。"

"四末阴阳之会"，就是四肢阳气交会之处；"四末解则气从合"，解，解体、离散。《汉书》："恐天下解也。"营卫之气受宗气推动行于十二经脉，如环无端。由于四末距肺较远，当遇"大寒"之时会致"手足懈惰"，常致出现回流障碍的情况。这时，"四街"会自然开通，营卫之气可以通过"四末阴阳"的"大络"而重返循环。从太阳行于左右，二合于四的数理上看，促使营卫在四末回流之动力当与太阳感应于四肢之自下而上，自左而右有关。街，《说文》"四通道也。"气街之义当为阳气四通之道路，亦即人体四肢与太阳感应之途径。后世注家不明太阳感应、移徙于人体左右之理，故于气街之说不得确解。

《灵枢·卫气》说："胸气有街、腹气有街、头气有街、胫气有街。"气街有四处，分别位于胸、腹、头、胫等重要部位。由于四肢为诸阳之本，所以卫气多聚于四肢，针刺四肢肘膝以下的腧穴易于得气，各经之原穴、郄穴、络穴、五输穴皆位于此，因而这些腧穴是中医针刺"审察卫气"（《灵枢·禁服》）的内容之一。详论参看拙著《营卫学说与针灸临床》[①]。

---

① 卓廉士．营卫学说与针灸临床［M］．北京：人民卫生出版社，2013：66.

在《内经》中，"四"常与四时联系在一起，如"五脏应四时"（《素问·金匮真言论》）、"四时之气，更伤五脏"（《素问·生气通天论》）、"天有四时五行，以生长收藏"（《素问·阴阳应象大论》），而方位之数常不用四而用八，如"八正之虚风"（《灵枢·九针论》）、"八正之候"（《灵枢·岁露》）、八正神明等，这正说明了四这个数"最初不是与被计算的对象分开来的"①。四与四时融为一体，即使有所延伸，也离不开由四时延伸的事物。

从时空混同上看，"天有四时，人有四肢"（《灵枢·邪客》），人体的四肢对应四时，一如东面或曰东南对应左侧的上下肢，西面或曰西北对应右侧的上下肢一样，这是古人通过时间在身体上所获得的空间感；四方通于四时，"四"即具有了时空意义，于是四肢腧穴也被赋予了时间意义。人体五输穴可以分别对应五季。在脏腑与时间的关系上，古人不说五脏或五经，而特别要说"四经"，其意盖在于强调经脉中的时间信息。如《素问·阴阳别论》："黄帝问曰：人有四经十二从，何谓？岐伯对曰：四经应四时，十二从应十二月，十二月应十二脉。"四的三倍为十二，让一年十二月对应十二经脉，从时空两个方面使经脉感应到天地的阴阳变化。《素问·宝命全形论》曰："人能应四时者，天地为之父母。"应四时即应阴阳，应阴阳则是应天地，故能以天地为父母，所以十二经脉之气血自天佑之，吉无不利也。大约正是"四"的时空意义，古人曾经用"四"来作为计数进位的基础。

四进制的系统可见于《周礼·小司徒》："乃经土地而井牧其田野，九夫为井，四井为邑，四邑为丘，四丘为甸，四甸为县，四县为都，以任地事而令贡赋。"井邑丘甸的进数皆为四。四进制由阴阳平分而来，似与空间划分有关。如司马谈之"阴阳、四时、八位、十二度、二十四节"，即是四进制的计数方法。

在中医的藏象理论中，有"合人形于阴阳四时"（《素问八正神明论》）之说，显然用到了四进制。又如，《素问·五脏生成》曰："诸脉者皆属于目，诸髓者皆属于脑，诸筋者皆属于节，诸血者皆属于心，诸气者皆属于肺。此四肢八溪之朝夕也。"脉、髓、筋、血为四，由四肢分为八节，四肢对应四方，八节对应八方，所谓"四经十二从"，皆为四进制的推演。

中医诊法也是建立在四时阴阳之上，建立在"脉口人迎应四时"（《灵枢·终始》）的天人感应之上。

《素问·平人气象论》："脉有逆从四时，未有脏形，春夏而脉瘦，秋冬而脉浮大，命曰逆四时也。风热而脉静，泄而脱血脉实，病在中脉虚，病在外脉

———————————

① 列维·布留尔．原始思维［M］．北京：商务印书馆，2004：5.

涩坚者，皆难治，命曰反四时也。"

在正常情况下，四季之脉以规、矩、权、衡，亦即弦、钩、浮、营（或石）为基础，勿太过、勿不及，过与不及皆主疾病。如果脉象不与四时相应，叫作"逆四时"或曰"反四时"，反映了人体失去天地阴阳之怙恃，预后甚为不良。

四肢上有四关。《灵枢·九针十二原》曰："五脏有六腑，六腑有十二原，十二原出于四关，四关主治五脏，五脏有疾，当取之十二原。"今天的学者认为，"四关"是指"两肘两膝的关节"[①]，将"关"字释为今天的关节，似不尽然。《淮南子·主术训》："三关者，不可不慎守，谓耳目口不当妄视听言也。"又如，《荀悦·申鉴》："善养性者得其和，邻脐三寸谓之关。关藏呼吸，以受四气也。"可见，这些"关"都是凹陷之处，都是藏气的地方。因为能"主治五脏"，治疗五脏六腑的疾病，所以"四关"应该是指上肢两侧的肘窝、下肢两侧的腘窝，亦即肘膝附近的腧穴。四关虽位于关节附近，但不能释为关节。

此外，在《黄帝内经》的四方观念中，尚有四海的说法。

《灵枢·海论》："人亦有四海、十二经水。经水者，皆注于海。海有东西南北，命曰四海。黄帝曰：以人应之奈何？岐伯曰：人有髓海，有血海，有气海，有水谷之海，凡此四者，以应四海也。"

据《吕氏春秋·有始》载："凡四海之内，东西二万八千里，南北二万六千里。水道八千里，受水者亦八千里。"古人所谓天圆地方，但其实他们的大地并非正方，而是略呈长方形（2.8×2.6）。这种说法很古老，最早见于《山海经》"天地之东西二万八千里，南北二万六千里，出水之山者八千里，受水者八千里。"四海在于这个长方形的大地之外。所谓"二万八"乃为四之倍数，即四七之数，为四方之数的延伸；"八千里"的水道亦是如此。后世常用"八千里"来指中国的河山。如岳飞《满江红》"八千里路云和月"。"二万六千里"的术数意义不明，或因自古相传而然。

与《吕氏春秋》不同，中医藏象的"海"都在体内。因为与天地相感应，所以"海"不宜远处于四极之外，而应位于"四海之内"。因而中医的"四海"明显属于"内海"。海，可训为晦。谓荒晦绝远之地。如楚帛书将"山川四海"的"海"字写成了"晦"。《尔雅·释地》："九夷、八狄、七戎、六蛮，谓之四海。"如，《左传·僖公四年》："君处北海，寡人处南海。"这里的"海"皆指位于九州、九野之内的大湖泊。如楚人所称的"南海"，当为洞庭湖、潘阳湖或云梦泽等处。古人想象在北方、西方、东方、南方那些荒服绝远之地存在类

---

① 河北中医学院. 灵枢经校释·上册［M］. 北京：人民卫生出版社，1982：28.

似的"海"。今天云南人将滇池、洱海称为"海子"或与此有关。因此可见，《内经》的"四海"所对应的是湖泊，并不是海洋。

上述可知，"四"源于古代的四方、四时的观念，古人的"数与物不是完全分离的"①，加以时空一体，"四"常与四方、四时绑定在一起。《内经》中的四脏、四经、四海、四肢等皆为四方、四时之延伸。

列维·布留尔说："原逻辑思维是神秘的，它与我们的思维的趋向不同。它对待事物的最明显的客观属性常常采取不关心的态度，相反的，它关心的是一切种类的存在物的神秘的和秘密的属性。4 这个基数和以 4 为基数的计数法，其起源可能归因于在所考查的民族的集体表象中，东南西北四方、与这四个方位互渗的四个方向的风、四种颜色、四种动物等等的'数-总和'起了重要的作用。"② 这就是中国古人关于四方的认识和想象：四方各有一种色彩：东方色青，代表春天、草木始苏；南方赤色，骄阳似火，天地温和，代表夏季万类的繁盛；西方白色，天高气清，代表秋季万物的凋零；北方黑色，阳气闭藏，代表冬季少有阳光。四方各有一神祉：东方苍龙、南方朱雀、西方白虎、北方玄武；四方之中，四时变换，春生、夏长、秋收、冬藏，给人以不同的冷热感受。

第五节 五，"天生五材，民并用之"

人手上的五指，是人类认识"五"的原始起点。列维·布留尔说："英属新几内亚的布吉来人（Bugilai）那里发现了下列数词：1＝tarangesa（左手小指），2＝metakina（无名指），3＝guigimeta（中指），4＝topea（食指），5＝manda（拇指），6＝gaben（腕），7＝trankgimbe（肘），8＝podei（肩），9＝ngama（左胸），10＝dala（右胸）。"③ 郭沫若也认为五的概念起于手指，他在《甲骨文研究·释五十》中说："数生于手，古文一二三四作一二三||||，此手指之象形也。手指何以横书？曰：请以手做数，于无心之间，必先出右掌，倒其拇指为一，次指为二，中指为三，无名指为四，一拳为五，六则伸其拇指，轮次至小指，即以一掌为十。"④ 这是一种非常典型的"近取诸身"（《易·系辞上》）的方法，五乃屈指计数之所得，因而本来就具有一二三四五的数字序列。

————————————————————

① 列维·布留尔. 原始思维［M］. 北京：商务印书馆，2004：189.

② 列维·布留尔. 原始思维［M］. 北京：商务印书馆，2004：200.

③ 列维·布留尔. 原始思维［M］. 北京：商务印书馆，2004：184.

④ 郭沫若. 郭沫若全集·考古编·第一卷［M］. 北京：科学出版社，1982：115.

列维·布留尔在考察发现，在原始人那里"方位或空间部位的数目不一定是4；在北美各部族那里，这个数有时也是5（包括天顶）"①。而"在爪哇，土人的一个星期包括五天，爪哇人相信这五天的名称与颜色和地平面的划分有神秘的联系。第一天的名称表示白色和东方；第二天——红色和南方；第三天——黄色和西方；第四天——黑色和北方；第五天杂色和中心……在古代爪哇的手写文件里，由五天组成的一个星期是画五个人形来表示的：两个女的和三个男的。"将五作为一个循环周期，于其中分出男女（阴阳），将其对应五方，并赋予色彩，这与中国古代的五行思想甚为相似：木、火、土、金、水，分别对应东、南、中、西、北，并赋予了青、赤、黄、白、黑的色彩。

在印度，"5 这个数是福是祸得视地区或所涉及的是什么特殊的互渗而定"，在一些地区，5 为凶数。如"1817 年，在贾索尔，大规模地流行着可怕的霍乱病。疫情是在八月份开始猖獗的，当时立即发现这年的八月份有五个星期六"；而一些地区，"5 是幸福的数，因为它比 4 多四分之一"，因而"又有善的力量"："农民用自己的铲掘五个土团"、"给一条沟轻轻地洒五次水"、"一个选定的人用犁犁五条沟"，"在米扎普尔，只有对着喜马拉雅山的田地的北头才在五个地方用芒果树的尖木棍掘土。"②

据学者胡厚宣（1911—1995）先生考证，《南小屯地卜辞》1126 片："商，一；南方，一；西方，一；北方，一；东方，一。"并解释说："所以知商与东南西北四方为五方者，因卜辞常称'商'为'中商'……殷为商人首都，'商'而言'中央商'，中央与东、南、西、北四方并举，则殷人已有中、东、南、西、北五方之观念甚为明显。"③ 五方的观念源自殷商，然后与后出的五行学说结合最终形成了五行配五方的地理格局。

人的手掌一掌五指，双手则"合五成十"，再以五、十、十五、二十、二十五……的形式不断累进而形成了五进制。"五"作为术数比象于五行，如《素问·天元纪大论》云："天有五行，御五位，以生寒暑燥湿风，人有五脏，化五气，以生喜怒思忧恐。"地之五季、五方以及人之五脏、五体、五官皆是五行的衍生，而"五五二十五阳"（《素问·阴阳别论》）、"阴阳二十五人"（《灵枢·阴阳二十五人》）、"卫气行于阴二十五度，行于阳二十五度"（《灵

---

① 列维·布留尔. 原始思维［M］. 北京：商务印书馆，2004：211.
② 列维·布留尔. 原始思维［M］. 北京：商务印书馆，2004：212.
③ 胡厚宣. 殷卜辞中所见四方受年与五方受年考. 中国文化与中国哲学［M］，北京：东方出版社，1986：61.

枢·营卫生会》）、"五十营"（《灵枢·五十营》），以及"一日一夜五十营"
《灵枢·根结》）等，皆为五数的推演。

五在周代与五行结合之后形成了我们今天看到的情况。木、火、土、金、
水五行成为了构成世界的五种基本元素，五行的特性最早见于《尚书·洪范》
所载周武王与箕子的对话，其词曰：

"五行：一曰水，二曰火，三曰木，四曰金，五曰土。水曰润下，火曰炎
上，木曰曲直，金曰从革，土爰稼穑。润下作咸，炎上作苦，曲直作酸，从革
作辛，稼穑作甘。"

木性可曲可直，在味为酸；万物来自于土，复归于土，其味为甘；火性炎
热，升腾向上，在味为苦；水性润泽趋下，其味为咸。后世注家对"金曰从
革"不得确解。今天的大学教材都说"'从革'是指'变革'的意思"[1]，这种
说法甚有商榷的必要。钱钟书在论《易》之"革卦"时说：

"'初九：巩用黄牛之革。象曰：巩用黄牛，不可以有为也'；《注》'在革
之始，革道未成……巩，固也；黄，中也；牛之革，坚仞不可变也'；《正义》：
'"革"之为义，变改之名……皮虽从革之物，然牛皮坚仞难变。'按遯之六
二：'执之用黄牛之革，莫之胜说。象曰：执用黄牛，固志也。'当合观。《说
文解字》：'革，更也……巩，以韦束也。《易》曰："巩用黄牛之革"'；段玉
裁注：'王弼曰："巩，固也"；按此与卦名之"革"相反而相成。'殊得窈眇。
盖以牛革象事物之牢固不易变更，以见积重难返，习俗难移，革故鼎新，其事
殊艰也。夫以'难变'之物，为'变改之名'，象之与意，大似凿枘。此固屡
见不鲜者，姑命之曰'反象以征'（Reverse symbolism）。"[2]

据其所述，"革"本义为牛皮，其性"坚仞不可变也"。引申为"事物之
牢固不易变更"，而变革之义则是"反象以征"，因变革之难才有"变更之
名"，所以"革"字才有变革之一解。据此，"金曰从革"乃是用到"革"字
的本义，即金性坚韧之谓；至于"从革"的"从"字，清代学者江声《尚书
集注音疏》曰："以类相与曰从。"因而可见，"金曰从革"，是说金属都具有
坚韧的特性。如将"从革"释为"变革"，则与藏象中肺脏属金、有击则鸣
的特性甚不相符。

五行特性是联系事物的根本方式，古人在此基础上建立了宇宙系统和认知
体系，取类比象，触类旁通，涵盖囊括了当时人们所能知晓的几乎所有事

① 印会河．中医基础理论［M］．上海：上海科学技术出版社，2006：19.
② 钱钟书．管锥篇［M］．北京：中华书局，1999：28.

物，所以顾颉刚（1892—1980）说："五行是中国人的思想律，是中国人对宇宙系统的信仰。"①

《说文》："五，✕，五行也。从二，阴阳在天地间交午也。""交午"，纵横交错。据这种说法，五行乃阴阳二气所生，阴阳在空中纵横交错生成了五星，这是秦汉时代的说法。五直接对应于天上的五星。《史记·历书》："黄帝考定星历，建立五行。"由"星历"建立五行，这里的"五行"当指五星。《论衡·说日》曰："星有五，五行之精。"唐代贾公彦疏："五纬，即五星：东方岁星，南方荧惑，西方大（太）白，北方辰星，中央镇星。言纬者，二十八宿随天左转为经，五星右旋为纬。"五星又称五纬，乃五行的精气所化。《管子·五行》："作立五行以正天时。"从天球视运动上看，五星分布于二十八宿之间，天上的五星对应大地，使地上的四方成为了五方，四时因此而变为五时，于焉时空融为一体。

《左传·桓公六年》载："申缟曰：名有五，有信，有义，有象，有假，有类，以类命（名）为象。"

五行之比类取象现代中医论述颇详，但是对于取象中之抽象却少有述及。信"、"义"、"假"等概念则是从实物中"抽象"出来的。如"信"，《段注说文解字》："诚，信也。从人言"；"义"，《说文》："己之威仪也。"《说卦传》："立人之道，曰仁与义。"信是从人言为信中引伸为诚信；义，从威仪引申为"立人之道"。所以"象"不仅局限于肉眼能够看到的表面事象，而且包括了由此而引申出来的意义，故被称为意象，其中有很大的想象成分。正如《韩非子·解老篇》说：

"人希见生象也，而得死象之骨，按其图以想其生也，故诸人之所以意想者，皆谓之象也。"

这样，五行属性通过"意想"之后，拓宽了范围，使其纵向联系的事物可以超越本象，成为"意象"，其中用数字相联系。其说较为集中地体现在《素问·金匮真言论》中，其词曰：

"东方青色，入通于肝，开窍于目，藏精于肝，其病发惊骇，其味酸，其类草木，其畜鸡，其谷麦，其应四时，上为岁星，是以春气在头也，其音角，其数八，是以知病之在筋也，其臭臊。南方赤色，入通于心，开窍于耳，藏精于心，故病在五脏，其味苦，其类火，其畜羊，其谷黍，其应四时，上为荧惑星，是以知病之在脉也，其音徵，其数七，其臭焦。中央黄色，入通于脾，开窍于口，藏精于脾，故病在舌本，其味甘，其类土，其畜牛，其谷稷，其应四

---

① 顾颉刚. 古史辨［M］. 上海：上海古籍出版社，1982：237.

时，上为镇星，是以知病之在肉也，其音宫，其数五，其臭香。西方白色，入通于肺，开窍于鼻，藏精于肺，故病在背，其味辛，其类金，其畜马，其谷稻，其应四时，上为太白星，是以知病之在皮毛也，其音商，其数九，其臭腥。北方黑色，入通于肾，开窍于二阴，藏精于肾，故病在溪，其味咸，其类水，其畜彘，其谷豆，其应四时，上为辰星，是以知病之在骨也，其音羽，其数六，其臭腐。"

为便于研究，列表如下（表5-2）。

表5-2 五行归类表

	五行	木	火	土	金	水
天	生成数	3+5＝8	2+5＝7	5	4+5＝9	1+5＝6
	方位	东	南	中	西	北
	季节	春	夏	长夏	秋	冬
	气候	风	热	湿	燥	寒
	星宿	岁星	荧惑星	镇星	太白星	辰星
地	品类	草木	火	土	金	水
	五畜	鸡	羊	牛	马	彘
	五谷	麦	黍	稷	稻	豆
	五音	角	徵	宫	商	羽
	五色	青	赤	黄	白	黑
	五味	酸	苦	甘	辛	咸
	五臭	臊	焦	香	腥	腐
人	五藏	肝	心	脾	肺	肾
	九窍	目	耳	口	鼻	二阴
	五体	筋	脉	肉	皮毛	骨
	五声	呼	笑	歌	哭	呻
	五志	怒	喜	思	忧	恐
	病变	握	忧	哕	咳	慄
	病位	颈项（或头）	胸胁	脊	肩背	腰股（或四肢）

五行的"意象"主要体现在其所联系的脏腑功能方面。以肝为例：青色入通于肝，则肝为青色。考古之青色实为绿色，如西汉伏生《洪范五行传》："时

则有青眚青祥。"注："木色也。"古人认为肝是绿色，实出于类同于草木的"意象"。又如，肝比象于五畜为鸡、五谷为麦、五音为角等项，亦皆出于"意象"，前面的章节已有叙及。当然，一些"意象"有生活的体验和临床的观察为基础。如肝志为怒，怒则常伴两肋胀痛，头痛目眩等症，又如肝主筋，风气入肝可见抽搐、振颤。在古人那里，"意象"的重要性在于其所昭示的原则有利于知识的开拓，并有利于中医理论的总结和创新。

为什么五行中那些不同的事物具有相同的属性，为什么天人之间、相类的事物会产生感应，其中的道理何在？这应该是古人曾经有过的追问，他们在经过一番思考之后获得了答案：这一切都是由存在于事物内部的"数"所决定的。这就是《易·系辞》所说："极其数，遂定天下之象。"

象因数而立，类因数而定。在《素问·金匮直言论》中，五行之木、火、土、金、水，又分别应之数为八、七、五、九、六。这一数理出自河图。北宋初期陈抟（871—989）绘制出了河图（图5-5）洛书。河图与洛书皆呈方形，表示着天地四方；黑点与白点分别为阴阳，点与点之间的短线似表示事物之间的联系；图中的数字次序则表示物质演变或事件发展的时间顺序。

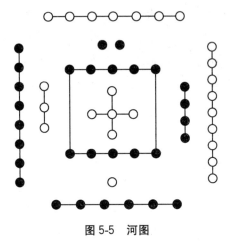

图 5-5　河图

据旧题西汉伏生所撰之《尚书大传·五行传》载："天一生水，地二生火，天三生木，地四生金。地六成水，天七成火，地八成木，天九成金，天五生土。"伏生所说的正是河图生成数。在河图中，有东西南北中五个方位，其中各有一奇一偶两个数，即一个天数一个地数，亦即一个生数一个成数。每一方位两数的关系是：在北方，天以一生水，地以六成之；在南方，地以二生火，天以七成之；在东方，天以三生木，地以八成之；在西方，地以四生金，天以九成之；在中央，天以五生土，地以十成之。其中一、二、三、四、五为生数，而于每个生数加上五为成数：

六、七、八、九、十。显然，五脏之术数为其成数。据河图可见，土之成数为十，何以《内经》用五？据推测，可能因为五乃五行之本数，土能化生万物，又为河图之母数，成数赖之以衍生；还有一种可能则是"天地之至数，始于一，终于九焉"（《素问·三部九候论》），"十"不在"至数"之列。当然，还有可能源自于我们今天已经无法知晓的术数原理。

天地之气分为五方，五方各主一季，而应象于天上的五星：岁星、荧惑、镇星、太白、辰星。感应来自天地阴阳，来自于各行的季节主气①。从五行归类（表5-2）中可以看出，天人感应以相同的数理发生在各行之内。

木之数八，岁星下应东方，感应春气，酸味、青色、风气、东方、五谷之麦、五畜之鸡、五臭之臊以及五脏之肝、六腑之胆、五官之目、五体之筋、五志之怒、五声之呼、五音之角、五化之生、变动之握等皆为"春气之应"；

火之数七，荧惑下应南方，感应夏气，苦味、红色、暑气、南方、五谷之黍、五畜之羊、五臭之焦以及五脏之心、六腑之小肠、五官之舌、五体之脉、五志之喜、五声之笑、五音之徵、五化之长、变动之忧等皆为"夏气之应"；

土之数五，镇星下应中央，感应长夏之气，甘味、黄色、湿气、中央、五谷之稷、五畜之牛、五臭之香以及五脏之脾、六腑之胃、五官之口、五体之肉、五志之思、五声之歌、五音之宫、五化之化、变动之哕等皆为"长夏之应"；

金之数九，太白下应西方，感应秋气，辛味、白色、燥气、西方、五谷之稻、五畜之马、五臭之腥以及五脏之肺、六腑之大肠、五官之鼻、五体之皮毛、五志之悲、五声之哭、五音之商、五化之收、变动之咳等皆为"秋气之应"；

水之数六，辰星下应北方，感应冬气，咸味、黑色、寒气、北方、五谷之豆、五畜之彘、五臭之腐以及五脏之肾、六腑之膀胱、五官之耳、五体之骨、五志之恐、五声之呻、五音之羽、五化之藏、变动之栗等皆为"冬气之应"（表5-2）。

感应是天人联系的纽带，也是人体脏腑之间生理病理产生的方式。如春风来临，则岁星明亮，肝气春生，脏腑满是生机；怒能伤肝，麦能养肝，酸味柔肝，肝开窍于目，其体为筋等。当然，表5-2所示仅为五行属性的核心事象，远未包括由此而延伸、扩展的范围。如五帝（太皞、炎帝、黄帝、少皞、颛顼）、五神（勾芒、祝融、后土、蓐收、玄冥）、五虫（鳞、羽、倮、介、毛）、五祀（户、灶、中、门、行）等，以及由脏腑所延伸的经脉、络脉、经筋和皮部等组织。

河图之数分配于五方：八在左侧，对应东方；七在上方，对应南方；五在

---

① 见《素问·四气调神大论》："此春气之应者……此夏气之应……此秋气之应……此冬气之应。"

中央，对应长夏；九在右侧，对应西方；六在下方，对应北方。这就是天、地、人三维的宇宙时空模式。在这个宇宙时空中，东、南、西、北、中五个方位，代表五方的青、赤、黄、白、黑五种色彩，五方相感可以形成一个强大的整体力量，就人体而言，则是一个健康的机体，能够抵御外邪，稳固体表。五行数理具有捍卫作用的思想，亦可见于一些先秦文献。如《墨子·迎敌祠》（墨子，468 BC—376 BC），尽管这篇文章谈的是兵法：

"敌以东方来，迎之东坛，坛高八尺，堂密八。年八十者八人，主祭青旗。青神长八尺者八，弩八，八发而止。将服必青，其牲以鸡。敌以南方来，迎之南坛，坛高七尺，堂密七，年七十者七人，主祭赤旗，赤神长七尺者七。弩七，七发而止。将服必赤，其牲以狗。敌以西方来，迎之西坛，坛高九尺，堂密九。年九十者九人，主祭白旗。素神长九尺者九，弩九，九发而止。将服必白，其牲以羊。敌以北方来，迎之北坛，坛高六尺，堂密六。年六十者六人主祭黑旗。黑神长六尺者六，弩六，六发而止。将服必黑，其牲以彘。从外宅诸名大祠，灵巫或祷焉，给祷牲。"①

墨子用八、七、九、六之数以"迎敌"：八十岁老人八人守东坛、七十岁老人七人守南坛、九十岁老人九人守西坛、六十岁老人六人守北坛，其中的弓弩的数目、发箭的数目，四方青、赤、白、黑之旗幡（其中主祭的牺牲稍异）等，皆完全符合河图（图5-5）所示的四方术数；墨子没有说到中央的人数，但可推知，如有必要会让五十岁的老人五人留守中军了。为什么用老人而不用丁壮？大约墨子认为，五行的原理可以通神，通神则能够产生强大的整体力量，守城则坚不可摧，迎敌则所向披靡，所以老弱残兵足矣。

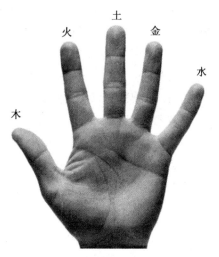

图5-6 五生于手

五行的横向之间的关系为生克制化。五生于手，且数不离象，有证据表明古人极可能利用手掌五指来推演五行，这种方法简单明了。我们伸出左手，将拇指、食指、中指、无名指和小指分别按五行相生的次序设为木、火、土、

① 疑《墨子》中较为系统的术数理论为汉人伪托。

金、水，依次则相生；隔一则相克：如果间隔一指，则为木、土、水、火、金，是为相克的次序（图5-6）。利用手之五指能清楚看到"春胜长夏，长夏胜冬，冬胜夏，夏胜秋，秋胜春，所谓四时之胜也"（《素问·金匮真言论》）的五行相胜的整个情况。

五行对应五脏，如果疾病以相生的次序（即依手指的排列顺序）传于五脏之间，症情虽重而易愈，如以隔一相胜的次序（即间隔一指）传变，即使病轻也难愈，且预后多为不良。关于五行的病理传变在《素问·玉机真脏论》中有较为集中的阐述：

"五脏受气于其所生，传之于其所胜。气舍于其所生，死于其所不胜。病之且死，必先传行，至其所不胜，病乃死。此言气之逆行也，故死。肝受气于心，传之于脾；气舍于肾，至肺而死。心受气于脾，传之于肺，气舍于肝，至肾而死；脾受气于肺，传之于肾，气舍于心，至肝而死；肺受气于肾，传之于肝，气舍于脾，至心而死；肾受气于肝，传之于心，气舍于肺，至脾而死。此皆逆死也。一日一夜五分之，此所以占死生之早暮也。

"黄帝曰：五脏相通，移皆有次，五脏有病，则各传其所胜，不治。法三月若六月，若三日若六日，传五脏而当死，是顺传所胜之次。故曰：别于阳者，知病从来；别于阴者，知死生之期，言知至其所困而死。

"是故风者百病之长也。今风寒客于人，使人毫毛毕直，皮肤闭而为热，当是之时，可汗而发也；或痹不仁肿痛，当是之时，可汤熨及火灸刺而去之。弗治，病入舍于肺，名曰肺痹，发咳上气。弗治，肺即传而行之肝，病名曰肝痹，一名曰厥，胁痛出食，当是之时，可按若刺耳。弗治，肝传之脾，病名曰脾风，发瘅，腹中热，烦心出黄。当此之时，可按可药可浴。弗治，脾传之肾，病名曰疝瘕，少腹冤热而痛，出白，一名曰蛊，当此之时，可按可药。弗治，肾传之心，病筋脉相引而急，病名曰瘛，当此之时，可灸可药。弗治，满十日法当死。肾因传之心，心即复反传而行之肺，发寒热，法当三岁死，此病之次也。

"然其卒发者，不必治于传，或其传化有不以次，不以次入者，忧恐悲喜怒，令不得以其次，故令人有大病矣。因而喜大虚则肾气乘矣，怒则肝气乘矣，悲则肺气乘矣，恐则脾气乘矣，忧则心气乘矣，此其道也。故病有五，五五二十五变，及其传化。传，乘之名也。"

从左手五指上可以看到，无论相生或相克，间隔与不间隔，只要病气的次序从左到右，都叫"顺传"；与此相反，如果病气从右到左，则称为"逆行"，而"此言气之逆行也，故死"，预后极为不良。

"传，乘之名也。"传，就是相乘，从间隔一指而来。例如，"肝受气于心，传之于脾；气舍于肾，至肺而死"，肝传之脾就是乘袭，虽为相乘，但次序乃从左到右，是为顺传；而从肾到肺，方向则从右到左，从小指到无名指，则为逆传，当肝逆行至肺则逢其所不胜，则会"死于其所不胜"，预后极为不良。逆传又称"逆行"或"逆死"。余脏依此类推。如果将一日分为五个部分，分别属于五脏，即所谓"一日五分之"：平旦属肝，日中属心，薄暮属肺，夜半属肾，午后属脾。如以肝病为例，早上肝气主时，此时患者症情可能减轻，而薄暮肺气主时，患者的病情可能加重，甚至死亡。这就叫"占死生之早暮"。用手掌推算"逆""顺"，简明扼要，又易掌握，因此推测，古人极可能是用手之五指来推演五脏疾病的转归和预后。

五脏难治之证来自两个方面，一是"各传其所胜，不治"，即从左到右，以隔一相乘的形式顺行而来。如肺病传肝之"肝痹"，肝传之脾之"脾疸"，脾传之肾之"疝瘕"，肾传之心的"瘛"症，心传之肺的"肺痹"等。相乘致病亦常因脏气内虚，导致相胜者相乘而发病，也就是相克者克制太过之故。这在病理上叫作"传化不以次"。如"喜大虚则肾气乘矣，怒则肝气乘矣，悲则肺气乘矣，恐则脾气乘矣，忧则心气乘矣"，心气因大喜而虚，肾气隔一相乘；肝气因大怒而虚，肺气隔一乘之；脾气因大恐而虚，肝气隔一乘之；肺气因殷忧而虚，心气隔一乘之。从手掌五指上看，隔一相乘实际上经过了三个指头，顺数为三，所以疾病预后以"三"为基数，故有"法三月若六月，三日若六日"的说法。六乃三的倍数，所以短者三日或六日，长者三月或六月，因加相胜，反复不已，故为死症。

二是逆行，即从右到左，依小指、无名指、中指、食指、拇指进行逆向转移。这其中又有两种情况：一是依次逆行，如"气舍于肾，至肺而死"；另一种是隔一逆行，亦即为相侮的方向。如《素问·气厥论》之"脾移寒于肝"，从中指隔一逆行至于拇指，所以称为"逆死"之证。

了解到古人的手指推算法，则可以发现古代注家的错误。如《素问·平人气象论》："脉反四时及不间脏，曰难已。"张景岳注曰："间脏者，传其所生也。"今天的《内经》教材皆宗此说。其实，张氏正好说反。间，《汉书·韦玄成传》："间岁而祫。"《注》："间岁，隔一岁也。"因此，"间脏"意谓间隔一脏相传，据手上五指之木、火、土、金、水，依次为相生，隔一为相克的方法以推之，"间脏"乃传之于相克之脏，其义十分明白。由此可见，五指推算实为一种简便的方法。

如果我们以五指之奇数为阳，偶数为阴，则可发现相乘之邪皆从阳数传来，一、三、五、七、九，皆为阳数，例如从拇指之肝开始，传向中指之脾，从中指之脾传向小指之肾等；如果疾病从一、二、三、四、五、六、七、八、九、十，即按一阳一阴、一奇一偶的次序传变，如从拇指之肝传向食指之心，从食指之心到中指之脾等，则为相生的方向，病虽重不死。这大约就是"别于阳者，知病从来；别于阴者，知死生之期"的本义。

《难经》所示之五输穴可以作为五行与手指关系的又一例证。其《六十四难》曰：

"阴井木，阳井金，阴荥火，阳荥水，阴俞土，阳俞木，阴经金，阳经火，阴合水，阳合土，阴阳皆不同，其意何也？"

阴经五输穴是木、火、土、金、水，阳经则为金、水、木、火、土。如将两手十指伸出，掌心朝上，则会发现：左手五指之木、火、土、金、水，再到右手五指之金、水、木、火、土，从左到右，左手止于水，右手起于金，在水生金之后再由金生水，此当为金水相生的原始出处，或为金水相生之本义，此未为注家道及也。从左到右是今天人们数数的习惯。而古代人们的习惯可能是从右到左，实际情况更可能正如郭沫若所说的"必先出右掌"，五输穴是从右手到左手排列，从右到左，从阴到阳，这样似更符合阴经木、火、土、金、水，阳经金、水、木、火、土之说。从五指上我们可以清楚看到五行的相生、相乘、顺行、逆行的关系，既轻松，又明白。

五的倍数内具五之元素，亦被视为五之延伸，古人常用以说明事理。《易·系辞上》曰："天数五，地数五，五位相得各有合。天数二十有五，地数三十。"因此五的倍数尤其是五的五倍二十五似具某种特殊意义。如汉代刘向所著（77 BC—6 BC）《说苑·尊贤》曰：

"介子推行年十五而相荆，仲尼闻之，使人往视，还曰：'廊下有二十五俊士，堂上有二十五老人。'仲尼曰：'合二十五人之智，智于汤武；并二十五人之力，力于彭祖。以治天下，其固免矣乎！'"

二十五人的智慧代表了人类最大的智慧，二十五人的力量代表了人类最大的力量。中医说"故病有五，五五二十五变"（《素问·玉机真藏论》），代表了最为复杂的病理变化。"阴阳二十五人"（《灵枢·阴阳二十五人》）代表了所有类型的人。"凡阳有五，五五二十五阳"（《素问·阴阳别论》）代表了五脏六腑中的多种阳气。当然，二十五也有用于实指的时候。如，"头上五行行五，五五二十五穴"（《素问·气穴论》）、"五脏五腧，五五二十五腧"（《灵枢·九针十二原》）指出了腧穴具体数目和位置；而"卫气行于阴二十五度，行于阳二十五度"（《灵枢·营卫生会》），也是指卫气实际运行的度数。

"天数二十有五"，二十五又代表天数。但在时间上只代表半天之数，昼夜之数则为五十①。《灵枢·五十营》曰："气行五十营于身，水下百刻。"营气在一天沿肺、大肠、胃、脾、心、小肠、膀胱、肾、心包、三焦、胆、肝的次序，运行五十周次，灌溉脏腑和全身组织，昼夜的时间正好"百刻"；"百刻"又为五之二十倍数，亦在五的数理之内。《灵枢·营卫生会》曰："营在脉中，卫在脉外，营周不休，五十而复大会。"营卫之气各行其道，但皆于五十周次之后相会于肺脏，此番"大会"应象于天地交合、阴阳融通，具有重要的生理意义。

《灵枢·官能》曰："手毒者，可使试按龟，置龟于器下，而按其上，五十日而死矣。手甘者，复生如故也。"手毒，指出手有力，渗透力强；手甘，手的力量不大。龟与人类一样皆得天地之灵气，与人一样的上应天数，故龟卜可占人事，其对于按压的承受力亦以五十之数为极限。

第六节 六，六合、六律

在原始人那里，"六"似乎更多是以空间方位的面目出现。列维·布留尔说，在"（印第安人的）祭司站在祭坛前面，摇了一会儿祭神响板，然后摇着它绕着祭坛转圈。他重复这个动作六次，是给空间的六个方位。"他又说，"（朱尼人的）庄稼人做了极大的努力来使谷类和豆类带上符合空间六个方位的颜色：北方是黄的，西方是蓝的，南方是红的，东方是白的，天顶是花的，天底是黑的。"

在中国古代，"六"亦源于四方上下或曰天地四方的六方观念，由此引申出六极、六合、六区、六虚、六指、六幽、六漠等多种说法。据先秦两汉文献所载：

《庄子·应帝王》："出六极之外，游无何有之乡。"

《楚辞·远游》："经营四荒兮，周流六漠。"

《荀子·儒效》"宇中六指谓之指。"

《淮南子·地形训》："地形之所载，六合之间，四极之内。"

《素问·生气通天论》："天地之间，六合之内。"

中医藏象中的五脏对应于五行、五方、五时，而六腑则对应于六合。东汉《白虎通·五行》曰："人有五藏六府何法？法五行六合也。"

六为偶数属阴，却因其中涵有天地、合有阴阳，故它既可以指天数，也用

---

① 卓廉士. 营卫学说与针灸临床［M］. 北京：人民卫生出版社，2013：50-62.

于地数。《易》称"天五地六"，而《国语·周语》却说："天六地五，数之常也"，可见五六两数可以交替，既可配天亦可配地，既可配阴亦可配阳。六在藏象常配合属阳的组织，如配六腑、配手足之三阳经脉。其受邪的性质也是如此。五脏与所联系的阴经受阴邪，六腑与所联系的阳经受阳邪。如《素问·太阴阳明论》曰："故犯贼风虚邪者，阳受之；食饮不节，起居不时者，阴受之。阳受之则入六腑，阴受之则入五脏。"另一方面，"六"也被用来配合属阴的组织，如《素问·五脏别论》曰："脑、髓、骨、脉、胆、女子胞，此六者，地气之所生也，皆藏于阴而象于地，故藏而不泻，名曰奇恒之府。"由"地气"产生的奇恒之腑属阴而不属阳，主贮藏精气，亦配六数。

由"六"形成六合将空间的领域扩大到了三维，将平面的四方带入了立体空间，但是，"六"与"四"不同，它只限于空间，不与时间对应，所以具有相当的稳定性。其中典型的生理现象就是由十二经脉构成的"六合"形式。据《灵枢·经别》载：

"黄帝问于岐伯曰：余闻人之合于天道也，内有五脏，以应五音、五色、五时、五味、五位也；外有六腑，以应六律，六律建阴阳诸经而合之十二月、十二辰、十二节、十二经水、十二时，十二经脉者，此五脏六腑之所以应天道也。

"足太阳之正，别入于腘中……复出于项，合于太阳，此为一合……足少阳之正，绕髀入毛际……合于少阳，与别俱行，此为二合也；足阳明之正，上至髀，入于腹里……上结于咽，贯舌中，此为三合也；手太阳之正，指地，别于肩解，入腋走心……出于面，合目内眦，此为四合也；手少阳之正，指天，别于巅，入缺盆……出循喉咙，出耳后，合少阳完骨之下，此为五合也；手阳明之正，从手循膺乳，别于肩髃……上出缺盆，循喉咙，复合阳明，此为六合也。"

十二经别皆于腘、腋、髀、缺盆等处从正经分离，入于体腔，联络脏腑，然后从颈、项、口、颐等处再出于体表，汇合于头面，在此，阴经合入于相表里的阳经，阳经则合入于本经，以此形成经别的六合结构。经别的循行具有沟通表里两经，联系脏腑的作用，并与天地四方相对应（表5-3）。

揣测古人的想法，"经脉流行不止，环周不休"（《素问·举痛论》），其急速流注之势极易使经脉框架发生晃荡摇摆，而六合结构无疑能使这一空间形式更具稳定性，这样，气血运行和新陈代谢才有稳定的内环境。由于经脉六合只具生理意义，临床意义不大，常被医家所忽视。然而，六合结构举足轻重，是古人构建藏象学说之初首先考虑的内容。

表5-3 十二经别分布部位表

经别	别、入	胸、腹部	出	合
足太阳	入腘中，入肛	属膀胱，之肾，散心	出于项	足太阳
足少阴	至腘中，合太阳	至肾，系舌本		
足少阳	入毛际，入季肋间	属胆，上肝，贯心，夹咽	出颐颔中	足少阳
足厥阴	至毛际，合少阳	与别俱行		
足阳明	至髀，入腹里	属胃，散脾，通心，循咽	出于口	足阳明
足太阴	至髀，合阳明	与别俱行，络咽，贯舌本		
手太阳	入腋	走心，系小肠	出于面	手太阳
手少阳	入腋	属心，走喉咙		
手少阳	入缺盆	走三焦，散胸中	出耳后	手少阳
手厥阴	下腋三寸入胸中	属三焦，循喉咙		
手阳明	入柱骨之下	走大肠，属肺	出缺盆	手阳明
手太阴	入腋	入走肺，散大肠		

此表采自李鼎主编《经络学》，上海：上海科学技术出版社，2008：11.

《素问·阴阳应象大论》曰："余闻上古圣人，论理人形，列别脏腑，端络经脉，会通六合，各从其经。"

合者，会聚也。以六合构建十二经脉。《文子·精诚》曰："大人与天地合德，与日月合明，与鬼神合灵，与四时合信。"天地四时为六，所以六合这一结构会聚了天地四方的信息，宇宙本体的秘密，因而能与"鬼神合灵"，蕴含有这个世界的精神力量，是为脏腑经脉合于天道的基本架构。

古人认为，"六"能感应声律，因而其合于天道并不抽象。声律有六，称为六律，六律有阴阳之分，阳者为律，阴者为吕，统称律吕，为数十二，故称十二律。十二本来非为音乐为设，原本是为了"候气"，即侦候一年十二个月的风气。《吕氏春秋·音律》"天地之气，合而生风。日至则月钟其风，以生十二律。仲冬日短至，则生黄钟。季冬生大吕。孟春生太蔟。仲春生夹钟。季春生姑洗。孟夏生仲吕。仲夏日长至。则生蕤宾。季夏生林钟。孟秋生夷则。仲秋生南吕。季秋生无射。孟冬生应钟。天地之风气正，则十二律定矣。"候气的方法是将不同长短的竹管埋入地下，上与地平；竹管以黄钟的长度为基础而三分损益之，然后在这些竹管内填以由葭莩（芦苇膜）烧成的灰，"古人相信当太阳行至各中气所在的位置时，将引发地气上升，而此气可使相应律管中所置的葭灰扬起"①。此法能判定每月天地合气的时间。

《晋书·律历志上》所说："又叶时日于晷度，效地气于灰管，故阴阳和则景至，律气应则灰飞。灰飞律通，吹而命之，则天地之中声也。"古代的候气者（《后汉书》称其为"八能之士"）一面观察竹管之下日影的长短，一面观察地气的响动，即所谓"天效以景，地效以响，即律也"（《续汉书·律历志》）。当"灰飞律动"之时，此竹管吹出的声音就是"天地中声"，即阴阳平和之声。因竹管长短不一，故发出的音响不同。

《灵枢·九针论》："六以法六律。"六律对应六经，感应于六经；因为六律能侦候十二月之风气，故阴阳律吕与阴阳经脉皆应于十二月。

《灵枢·经别》："六律建阴阳诸经而合之十二月、十二辰、十二节、十二经水、十二时，十二经脉者，此五脏六腑之所以应天道。"

虽然，"六律建阴阳诸经"之说在当时似颇流行，但是，运用六律的长短作为制度以对应十二经脉则纯属一种理想说法，因为三分损益之后竹管参差不一，与经脉实际的长短存在较大差异。大约有因于此，《灵枢·脉度》所载经脉的长度皆取三五之数，而十二律吕只能对应经脉十二的总数。

此外，爻数用六，周易卦象用六爻。《说文》："易之数，阴变于六，正于八。"六爻有初爻、二爻、三爻、四爻、五爻、上爻。初、三、五为阳爻，二、四、上为阴爻。《易·乾卦》曰："六爻发挥，旁通于情。"爻象以逆数而知来者②，决疑解惑，医巫分途之后，医学直接取象于日月，效法于阴阳，不用占卜，所以六与爻象有关系的内容不被医学理论所采用。

第七节 七，"一面七星"

西方基督教认为，"七"是一个完整的数字，也是一个周期数，具有非同一般的意义。《圣经》起于《旧约·创世纪》，终于《新约·启示录》，仅以这两篇为例看"七"出现的频率和寓意：在《创世纪》中：神创造天地为七日。"神赐福给第七日，定为圣日。"（Gen 2：3）"若杀该隐，遭报七倍。杀拉麦，必遭报七十七倍。"（Gen 4：24）挪亚带上方舟的家畜均以七为数："凡洁净的畜类，你要带七公七母。不洁净的畜类，你要带一公一母"（Gen 7：2）；"空中的飞鸟，也要带七公七母，可以留种，活在全地上。"（Gen 7：3）洪水

---

① 黄一农，张志诚. 中国传统候气说的演进与衰颓［J］. 清华学报，1993，23（2）：125-147.

②《易·说卦》："数往者顺，知来者逆，是故易逆数也。"

泛滥也以七为数："过了那七天，洪水泛滥在地上"（Gen 7：10）；"他又等了七天，再把鸽子从方舟放出去。"（Gen 8：10）亚伯拉罕与亚比米勒立约以七："亚伯拉罕把七只母羊羔另放在一处。"（Gen 21：28）雅各受拉结，于是对拉结的父亲拉班说："我愿为你小女儿拉结服事你七年。"（Gen 29：18）于是，"雅各就为拉结服事了七年。他因为深爱拉结，就看这七年如同几天。"（Gen 29：20）在七年之后，拉班以大女儿未嫁为由，又叫雅各服事了七年。后来雅各从拉班那里逃跑，"拉班带领他的众弟兄去追赶，追了七日，在基列山就追上了。"（Gen 31：23）埃及的法老梦见"有七只母牛从河里上来，又美好又肥壮，在芦荻中吃草。"（Gen 41：2）又梦见"一棵麦子长了七个穗子，又肥大又佳美，随后又长了七个穗子，又细弱又被东风吹焦了。"（Gen 41：6）这些梦预示了埃及将迎来七个丰年和七个荒年。

在《新约·启示录》中，保罗写出了看到的异象："那有神的七灵和七星的……有闪电，声音，雷轰，从宝座中发出。又有七盏火灯在宝座前点着，这七灯就是神的七灵……我看见坐宝座的右手中有书卷，里外都写着字，用七印封严了……我又看见宝座与四活物并长老之中，有羔羊站立，像是被杀过的，有七角七眼，就是神的七灵，奉差遣往普天下去的……他既拿了书卷，四活物和二十四位长老，①就俯伏在羔羊面前，各拿着琴，和盛满了香的金炉。这香就是众圣徒的祈祷……他们唱新歌，说，你配拿书卷，配揭开七印……拿着七枝号的七位天使，就预备要吹……七雷发声之后，我正要写出来，就听见从天上有声音说，七雷所说的你要封上，不可写出来……在第七位天使吹号发声的时候，神的奥秘，就成全了，正如神所传给他仆人众先知的佳音……正在那时候，地大震动，城就倒塌了十分之一。因地震而死的有七千人。其余的都恐惧，归荣耀给天上的神……天上又现出异象来。有一条大红龙，七头十角，七头上戴着七个冠冕。"（Rev 3：1—Rev 12：3）从上述可知，七为以色列人的基数，似为神所偏爱。

列维·布留尔发现"七"在世界各民族的文化中大多具有神秘意义，他引述说："七这个数首先是在中国人或亚述巴比伦人的信仰发生影响的地方带上了特别神秘的性质。在马来亚，人们认为，每个人……有七个灵魂，或者更确切地说，有七重灵魂。也许，这个'统一中的七重性'有助于解释马来人的巫术中给七这数赋予的那种惊人而巩固的意义（七根桦树枝，从身体里抽出灵魂要念七次咒语，七根扶留藤，给灵魂七个打击，收割时为稻谷的灵魂割下七

---

① 此处乃四七二十八，为七的四倍。

枝谷穗）。"

"欧洲人的语言中有'大善有四'或'七恶不赦'一类的成语。""在印度，在灯节之夜，从七口井里打水来给不妊的妇女洗澡，这被认为是治疗不妊症的方法……在印度的整个北部，恐水病的疗法是连续到七口井前往里瞧。"——"天花女神西塔拉（Sitala）只是那些被认为能引起一切长脓疱的疾病的七姊妹中的大姐……同样，我们在更古老的印度教神话中也见到了七个母亲、七大洋、七个利西（Rishi）、七个阿地蒂亚（Aditya）和达纳瓦（Dānava）、太阳的七匹马以及这个神秘数的其他许多组合。""在日本，七这个数和一切包含七的数（如17、27，等等）都是不吉之数。"同样，在亚述巴比伦人那里，第7、14、21、28这几天都是不吉的日子[1]。

在中国，将"七"所寓有的意义早见于春秋秦汉的一些文献。如，

《诗经·鸤鸠》："鸤鸠在桑，其子七兮。"

《诗经·大东》：维天有汉，监亦有光。跂彼织女，终日七襄。虽则七襄，不成报章。

《论语》"善人教民七年，亦可以即戎矣。"

《孟子》"七年之病求三年之艾。"

《庄子·应帝王》"儵与忽谋报浑沌之德，曰：'人皆有七窍以视听食息，此独无有，尝试凿之。'日凿一窍，七日而浑沌死。"

此外，汉代文学著作就有刘向的《七略》、枚乘的《七发》、东方朔的《七谏》、王粲的《七释》、曹植的《七启》、《七哀诗》、左思的《七讽》、张衡的《七辩》等。其他如七夕、七魄、七七四十九等。这些文献都将"七"视为一个完整的数字，与同时期的西方民族十分相似。

据笔者揣测，"七"数应该来自天上的星相。《史记正义·天官书》引张衡（78—139）云：

"文曜丽乎天，其动者有七，日月五星是也。日者，阳精之宗；月者，阴精之宗；五星，五行之精。众星列布，体生于地，精成于天，列居错峙，各有所属，在野象物，在朝象官，在人象事。其以神着有五列焉，是有三十五名；一居中央，谓之北斗，四布于方各七，为二十八舍；日月运行，历示吉凶也。"

七为星辰之数有两种情况：一是北斗，因有七星连缀而得名，分别是：天枢、天旋、天权、玉衡、开阳、摇光。前四颗星叫"斗魁"，又名"璇玑"，状如舀酒或量米的斗；后三颗星如斗之柄，名叫"斗杓"或"斗柄"。汉代纬书

---

① 列维·布留尔. 原始思维 [M]. 北京：商务印书馆，2004：213-214.

《春秋运斗枢》谓北斗曰："第一天枢，第二旋，第三玑，第四权，第五衡，第六开阳，第七摇光。第一至第四为魁，第五至第七为杓，合而为斗。"从天枢、天旋之间距离的长度向前延伸五倍，即可找到一颗十分耀眼的明星，那就是北极星（图 5-7）。

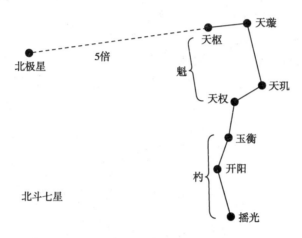

图 5-7　北斗图

北斗一年四季总是处于地平线以上，围绕北极星旋转，故北极为帝星，天帝所在之处。传说黄帝的母亲附宝感应北极星而怀孕。《史记·五帝本纪》载："黄帝有熊国君，乃少典国君之次子，号曰有熊氏，又曰缙云氏，又曰帝鸿氏，亦曰帝轩氏。母曰附宝，之祁野，见大电绕北斗枢星，感而怀孕，二十四月而生黄帝于寿丘。"因此黄帝生而异禀，不是凡人。《素问·上古天真论》说："昔在黄帝，生而神灵，弱而能言，幼而徇齐，长而敦敏，成而登天。"黄帝来自于天，重返于天。

地球围绕太阳公转，我们看到北斗的位置和斗柄总是在变化。每当斗柄指向正东的时候，太阳直射赤道，古人将这时定为春分，这是春生的季节，万物复苏，大地生机勃勃；当斗柄指向正南，太阳光越过赤道而达到北回归线，则是夏长的季节，此时大地阳光普照，草木繁茂，古人将这时定为夏至；当斗柄指向正西的时候，太阳光的照射返回赤道，则是金秋收获的季节，古人将这时定为秋分；而当斗柄指向正北的时候，太阳光偏离赤道而转向南回归线，这时阳光照射的斜度最大，于是"阳气屈伏，蛰虫早藏"（《素问·五常政大论》）是天地闭藏的季节。成书于先秦的《鹖冠子》曰："斗柄东指，天下皆春；斗柄南指，天下皆夏；斗柄西指，天下皆秋；斗柄北指，天下皆冬。"在三代，是农夫妇孺都知道的天象。

另一组以七为数的星辰叫作"七曜"，即日、月、五星。这五星分别是：东方岁星，南方荧惑，西方大（太）白，北方辰星，中央镇星。《素问·天元纪大论》曰："太虚廖廓，肇基化元，万物资始，五运终天，布气真灵，总统坤元，九星悬朗，七曜周旋，曰阴曰阳，曰柔曰刚，幽显既位，寒暑弛张，生生化化，品物咸章。"另外，《素问·五运行大论》也说："夫变化之用，天垂象，地成形，七曜纬虚，五行丽地。地者，所以载生成之形类也。虚者，所以列应天之精气也。形精之动，犹根本之与枝叶也，仰观其象，虽远可知也。"这两篇关于运气的论文都谈到"七曜"，因而中医理论中的"七"数当来自日、月、五星，而非北斗之七星。北极为帝星，象征天子，北斗象征七辅、七政，此或与政治过于密切有不便比拟之处。由阴阳五行而生出"七曜"，围绕"七曜"而有二十八宿，于是刚柔既分，幽显既位，万物生化，世界繁荣。

日月经天，二十八宿则是黄道赤道附近的恒星，其相互间的位置恒久不变，古人将其作为星宿座标，用以标识日、月、五星运行所到的位置。从术数角度上看，二十八宿加上七星为数三十五。以日、月、五星之七为基数，四七二十八、五七三十五皆是七的倍数。

古代的天文学是一个由二十八宿构成的时空系统。《灵枢·卫气行》曰："岁有十二月，日有十二辰，子午为经，卯酉为纬，天周二十八宿，而一面七星，四七二十八星，房昴为纬，虚张为经。"二十八宿分为东南西北四方，环绕着日月五星，每一方各有七星，这是一个由四七之数构成的空间环路，时间则以四季之春夏秋冬与空间对应、在空间中运行。古人将每一个方位的七宿连缀起来并将其想象成一种动物的形状，以正四方：它们分别是东方苍龙、南方朱雀、西方白虎、北方玄武。

东方七宿是：角、亢、氐、房、心、尾、箕；

南方七宿是：井、鬼、柳、星、张、翼、轸；

西方七宿是：奎、娄、胃、昴、毕、觜、参；

北方七宿是：斗、牛、女、虚、危、室、壁。

中医将"经脉二十八会"（《灵枢·玉版》）与二十八宿相配。太阳东升西落，昼夜行经二十八宿之间，人体的卫气一日一夜行经二十八脉与之相应。《灵枢·五十营》曰："天周二十八宿，宿三十六分，人气行一周，千八分。日行二十八宿，人经脉上下、左右、前后二十八脉。"因此，二十八乃"天周"之数，凡经脉用此数者，当上应二十八宿。如《素问·气穴论》载：

"督脉气所发者二十八穴……任脉之气所发者二十八穴。"

督脉的循行线路除了"并于脊里，上至风府，入属于脑"（《难经·二十八难》)，沿脊柱后正中线上行之一条以外，尚有一支行于胸腹部，《素问·骨空》曰："(督脉)其少腹直上者，贯脐中央，上贯心，入喉，上颐，环唇，上系两目之下中央。"后者所行线路几乎完全与任脉相重合，因此任督二脉相交形成气血的环路，通行于人体的前后，在这条环路上，任督二脉环绕周天二十八宿，故古人将任督二脉之"脉气所发"即腧穴之数分别确定为二十八个，以此与"天周"的星宿之数相对应。后世气功修炼者将气能环通于任督二脉称为"小周天"，应该是从任督的腧穴之数上获得的启示。

古人将七数用于诊断。如，《灵枢·脉度》曰："五脏常内阅于上七窍也。"人的头面七窍为望诊的部位，是观察五脏虚实的窗口；另外，脉诊的三部九候亦存在"七诊"之说，认为疾病反映出来的脉象共有七种。

《素问·三部九候论》曰："七诊虽见，九候皆从者不死。所言不死者，风气之病及经月之病，似七诊之病而非也，故言不死。若有七诊之病，其脉候亦败者死矣，必发哕噫。"

至于七种脉象具体是哪些？《黄帝内经》语焉不详。明代张景岳补充说："谓脉失其常而独大者，独小者，独疾者，独迟者，独寒者，独热者，独陷下者，皆病之所在也。"此非临床常见脉象，其说似有凑数之嫌。此外，人在绝谷之后，尚可维持七天的生命。《灵枢·平人绝谷》："黄帝曰：愿闻人之不食，七日而死，何也？"应该是术数结合实际观察得出的结论。

秦汉时期人们将"七"视为一个周期之数。如女子的生命以七年为一个周期，然后以七的倍数进行累计，用以说明机体生长发育以及由盛而衰的整个过程。

《素问·上古天真论》曰："女子七岁，肾气盛，齿更发长。二七而天癸至，任脉通，太冲脉盛，月事以时下，故有子。三七，肾气平均，故真牙生而长极。四七，筋骨坚，发长极，身体盛壮。五七，阳明脉衰，面始焦，发始堕。六七，三阳脉衰于上，面皆焦，发始白。七七，任脉虚，太冲脉衰少，天癸竭，地道不通，故形坏而无子也。"

这是中医耳熟能详的理论。其中"天癸"据信是一种促进性功能发育成熟的物质。天癸衰竭则妇女绝经不育，这很像西医学的性激素。张景岳说："夫癸者，天之水，干名也……故天癸者，言天一之阴气耳。气化为水，因名天癸……其在人身，是谓元阴，亦曰元气。"(《类经·藏象类》)在藏象中，天癸源于先天之精气，具有化生精血的功能，使男女具有生殖能力。从《素问·上古天真论》的记述上看，七不仅是一个周期之数，而且还是一个进制单位。女子生命周期从七岁开始，二七、三七、四七、五七……叠加递增，至七七为止。

研究术数可以看到一个有趣的现象：一些数字的自乘倍数——尤其是五五、六六、七七、八八、九九等——具有特殊的意义。如五五二十五为天数，医学上常用"五五二十五阳"、"阴阳二十五人"、"卫气行于阴二十五度、行于阳二十五度"等，前已述及；又如六六三十六，"天周二十八宿，宿三十六分"（《灵枢·五十营》）、"手太阳脉气所发者三十六穴"（《素问·气府论》）、"六府六腧，六六三十六腧"（《灵枢·九针十二原》）等；七七、八八，"男不过尽八八，女不过尽七七，而天地之精气皆竭矣"（《素问·上古天真论》）；九九，"人以九九制会"（《素问·六节藏象论》）、"九而九之，九九八十一，以起黄钟之数，以应针数焉"（《素问·九针论》）。这些数字序列中的自乘倍数具有两方面的特别意义：一为序列数字中的核心。如一五、二五、三五……九五这个序列之中，五五是核心；二为序列中之极数。如五五常用，五六、五七则很少见；六六常有，六七、六八亦很少见，即使偶尔有之，意义已经不同；又如七七为女子生理之极期，八八为男子生理之极期，九九为最大的数字，都具这种意义。

古人认为道存在于天地之间，道之运行具有回环往复的形式，其往复的时期亦为七数。这正好与《创世纪》中神创造天地为七日之说不谋而合。

《易·泰卦》："无往不复，天地际也。"

《易·复卦》："复：亨。出入无疾，朋来无咎。反复其道，七日来复，利有攸往。

"象曰：复亨；刚反，动而以顺行，是以出入无疾，朋来无咎。反复其道，七日来复，天行也。"

"天行"，天体的运行，亦即道的运行。天行以"七日来复"。机体的代谢以七为周期，疾病向愈的时间、身体恢复的时间，皆为七数。如张仲景《伤寒论》曰："太阳病，头痛至七日以上自愈者，以行其经尽故也。"七天经气来复，其疾自愈。另外，大病之后或针刺放血之后都需要静养七日以恢复神气，这与今天手术后的恢复时间是一致的。

《素问·刺法论》曰："其刺以毕，又不须夜行及远行，令七日洁，清静斋戒……思闭气不息七遍，以引颈咽气顺之，如咽甚硬物，如此七遍后，饵舌下津令无数……刺毕，可静神七日，慎勿大怒，怒必真气却散之。"

由于"七"上应天上的星宿，下应四方之数，又为一个进制的单位，所以，古人斋戒、静养皆以七日为期，谓能感应天地四方之气。《素问·阴阳类论》载雷公为了等待黄帝的垂询，"致斋七日，旦复侍坐"，以示虔诚和恭敬。

大约因为"七"为天地周期之数，所以炼丹制药常用此数。《素问·遗篇·刺法论》载有《内经》唯一的丹药：小金丹方。组成是：

"辰砂二两，水磨雄黄一两，叶子雌黄一两，紫金半两，同入合中，外固了地一尺筑地实，不用炉，不须药制，用火二十斤煅之也，七日终，候冷七日取，次日出合子，埋药地中七日，取出顺日研之三日，炼白沙蜜为丸，如梧桐子大，每日望东吸日华气一口，冰水下一丸，和气咽之，服十粒，无疫干也。"

其中药物配伍的比列应该来自反复组合的经验，但炼烧的时间则显然用到了术数：其中一共用到三个"七日"，一个"三日"，三七二十一，然后用"火二十斤"加"一尺筑地实"，又应三七二十一之数。物以三生，七为天地周期之数。

在东西双方，七的神秘含义具有共通之处。如《旧约·创世纪》载上帝创世已毕，第七天休息，为安息日（星期六）。中国古代民间传说女娲创世每日造一生物，第七日才创造了人类，因此，中国古代将正月七日定为"人日"。据《北史·魏收传》载，晋朝议郎董勋《答问礼俗》云："正月一日为鸡，二日为狗，三日为猪，四日为羊，五日为牛，六日为马，七日为人。"

德国哲学家恩斯特·卡西尔（Ernst Cassirer，1874—1945），说："只是到了希腊-罗马占星术时代，对七的崇拜似乎才与七行星崇拜结合起来……这个基础借助神话的'结构性'思维的形式和特征不断扩展，直到包容一切存在和变化之时，这个基础才真正发挥作用。例如，我们正是在这个意义上发现，在论及数字七的伪托希波克拉底书中，七作为宇宙结构的真实组织部分；它在宇宙的七个区域中活动、运行，它决定风、季节和寿命之数；人体诸器官的自然布局以及人之灵魂官能的配置取决于它。对数'七'生命力的迷信，从古希腊医学流传到中世纪和近代医学：每个七总是被看成是转折年，随之而来的是生命体液混合化、以及体质、气质上的关键性转折。"[1] 中国对七的崇拜源于七星，北斗与"七曜"，西方也源于"七行星"，东西方皆以七为基数，作为宇宙结构、时空秩序和规则。在西方，七与"灵魂官能的配置"和"生命力的迷信"有关，而在中国，七也作为灵魂之数，有三魂七魄之说。古代人类因地域而隔绝、却有相同的见解，抑或人类之间真是存在某种心灵感应欤（请参看本书"感应与心灵"一节之"形态发生学"）？

---

① 恩斯特·卡西尔. 神话思维［M］. 北京：中国社会科学出版社. 1992：167-168.

第八节　八，八方、隔八相生

《易·系辞上》:"易有大极，是生两仪，两仪生四象，四象生八卦，八卦定吉凶，吉凶生大业。"这里说到二、四、八，可见八产生于四，是四的扩展。《易·说卦》:"帝出乎震，齐乎巽，相见乎离，致役乎坤，说言乎兑，战乎乾，劳乎坎，成言乎艮。"依此左旋可以画成一个方位图（图5-8）；另据《易·说卦》之"天地定位，山泽通气，雷风相薄，水火不相射"四句，又可画出另一种方位图：乾天坤地占据了南北的位置，称为天地定位；震巽两卦对峙，称为雷风相薄；艮兑两卦相对，称为山泽通气；坎离两卦相对，称为水火不相射（图5-9）。

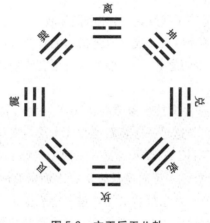

图5-8　文王后天八卦

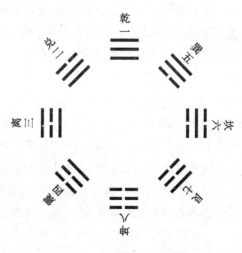

图5-9　伏羲先生八卦

191

宋儒将前者称为文王后天八卦,后者为伏羲先天八卦。虽然两个八卦图的排列有所不同,但都分别对应东、南、西、北、东南、东北、西南、西北等八个方位。

《易经》共六十四卦,为八八之数。古人认为八卦能定吉凶,但《易》数的推演用六不用八。卦中以"—"为阳爻,用数九来表示;以"- -"为阴爻,用数六来表示。在六十四卦中,每一卦有六爻,从下到上,分别是初爻、二爻、三爻、四爻、五爻、六爻,如初爻为阳,则称初九,初爻为阴,则称初六;如二爻为阳,则称九二,二爻为阴,则称六二,诸如此类。所以,在具体的卦象中,八并不出现。关于这一点,《左传·襄公九年》有云:"凡易用六不用八。八,少阴不变也。"六与八均为阴数,但六为老阴,八为少阴,易理有一个原则:老变少不变。

成书于汉代的《易纬干凿度》曰:"所谓易者,变易。"不变之八不入变化之卦,八既不变,故多为原义,代表八卦指向的八个方位。《管子·五行》曰:"地理以八制。"注:"少阴之数。"大地的八方不会改变,正如天地的纲维不能发生任何变化或动摇一样。

1987年,在安徽省含山县凌家滩村出土了一套奇特的玉器——玉龟和长方形玉版。据考古报道:这是一座新石器时代大汶口文化晚期的墓地,距今已有4500~4600年。玉版长11厘米,宽8.2厘米,厚0.2~0.4厘米,包缘共有23个钻孔。玉呈牙黄色,正面呈长方形,上面雕有一个大小圆形相套的几何图纹,小圆内似刻有一八角星状形纹,星之中央呈正方形;大圆则被直线准确切割为八个等分,每分中刻有一剑状物,剑中有叶状脉,剑尖外指;大圆之外另有四个剑状物,与圆中者同一形状,剑尖分别指向正方形玉版的四角(图5-10,书末彩图)。此可视为中国最早的八分方位的图案。一些学者认为此图案为八卦的雏形,亦有学者认为图案与时节和日晷有关[1]。这很容易使人联想到《淮南子·坠形训》关于大地的描述。其词曰:

"九州之大,纯方千里。九州之外,乃有八殥,亦方千里……凡八殥八泽之云,是雨九州;八殥之外,而有八纮,亦方千里……凡八纮之气,是出寒暑,以合八正,必以风雨。八纮之外,乃有八极:自东北方曰方土之山,曰苍门;东方曰东极之山,曰开明之门;东南方曰波母之山,曰阳门;南方曰南极之山,曰暑门;西南方曰编驹之山,曰白门;西方曰西极之山,曰闾阖之门;西北方曰不周之山,曰幽都之门;北方曰北极之山,曰寒门。凡八极之云,是

---

① 武家璧. 含山玉版上的天文准线 [J]. 东南文化,2006,190 (2):18-23.

雨天下；八门之风，是节寒暑；八纮、八殥、八泽之云，以雨九州而和中土。"

九州之外有八殥（殥，犹远也），八殥之中有八泽，八泽之外有八纮（纮，广大之义），八纮之外有八极，八极各有八门，八门分别位于东北、东、东南、南、西南、西、西北、北等八方，《内经》八正之风出自于此；这就是所谓"地理以八制"（《汉书·历律志》），大地以八为单位，由内向外，从一个极数到另一极数向外延伸而至于无极。其情形甚似含山玉版之剑头指向四面八方，剑的尖端的指向可以达于无穷[①]。

《素问·阴阳应象大论》曰："故天有精，地有形。天有八纪，地有五里。故能为万物之父母。"

《后汉书·张衡传》注引《河图》曰："天有九部八纪，地有九州八柱。"可见八既为天数，也为地数，天人相应，籍八相通。《淮南子·附形训》以八为地理，而《素问·阴阳应象大论》以八为天数。据此，凌家滩玉版八个剑头指向的八方似并非平面，而是将天地四时八方融合为一体，具有方位时节的时空元素。人体是由天地精气所生成，故天地为人之父母，因此人体之中自然会有四时八方的信息，所以藏象学说除了考察一年四季的时间之外，尚须考察方位，即八正、八极、八风等因素对于脏腑气血的影响。

《素问·五运行大论》："黄帝坐明堂，始正天纲，临观八极，考建五常。"

《素问·移精变气论》："上古使僦贷季理色脉而通神明，合之金木水火土四时八风六合，不离其常，变化相移，以观其妙，以知其要。"

古人考察阴阳五行、四时八风"变化相移"的情况，用以对照人体面部色泽和脉象的变化，将之以常恒变，谓可通于神明，了解身体的健康状况。另一方面，天地八方的信息有益于养生和防病。《素问·上古天真论》曰："其次有圣人者，处天地之和，从八风之理……形体不敝，精神不散，亦可以百数。"只有知道八风之气的方位和时间，才能总是处于天地的和气之中，远避邪气，健康长寿，少患疾病。

八方之位有正有不正，八方的风气有实亦有虚。八方的正风不会致病，而来自八方的虚风则会与人体中那些"虚"的因素发生感应而致病。在本书关于发病原理的章节中有颇详细的论述。

天地之气有实有虚，八方之气有足有不足，对于虚的方面，人则有"八虚"以应之。"八虚"就是两肘、两腋、两髀、两腘等八处关节。称其为"虚"应该与这类关节中存在较大的空腔有关。《灵枢·邪客》论人体之"八虚"曰：

---

① 叶舒宪，田大宪. 中国古代神秘数字［M］. 北京：社会科学文献出版社，1996：185-188.

"黄帝问于岐伯曰：人有八虚，各何以候？岐伯答曰：以候五脏。黄帝曰：候之奈何？岐伯曰：肺心有邪，其气留于两肘；肝有邪，其气流于两腋；脾有邪，其气留于两髀；肾有邪，其气留于两腘。凡此八虚者，皆机关之室，真气之所过，血络之所游，邪气恶血，固不得住留，住留则伤筋络骨节，机关不得屈伸，故拘挛也。"

《素问·五脏生成》："诸脉者皆属于目，诸髓者皆属于脑，诸筋者皆属于节，诸血者皆属于心，诸气者皆属于肺。此四肢八溪之朝夕也。"

《灵枢·九针论》："八以法八风……四者，时也。时者，四时八风之客于经络之中，为瘤病者也……八者，风也。风者，人之股肱八节也。八正之虚风，八风伤人，内舍于骨解腰脊节腠理之间，为深痹也。故为之治针，必薄其身，锋其末，可以取深邪远痹。"

《素问·八正神明论》："凡刺之法，必候日月星辰四时八正之气，气定乃刺之……八正者，所以候八风之虚邪以时至者也。四时者，所以分春秋冬夏之气所在，以时调之也，八正之虚邪，而避之勿犯也……虚邪者，八正之虚邪气也。"

《素问·脉要精微论》："帝曰：诸痛肿、筋挛、骨痛，此皆安生？岐伯曰：此寒气之肿，八风之变也。帝曰：治之奈何？岐伯曰：此四时之病，以其胜治之愈也。"

"八虚"，又称为"八溪"。八是由四分裂而成，四代表四方、四时，因而八也含有时间元素。在天回日转的时空运动中，八溪中的气血有如海水之有潮汐，与天地阴阳的消长共出入，与"目"、"脑"、"节"、"心"等处的气血同涨落，这就是所谓"八动之变"，其盛衰盈虚"能达虚实之数"（《素问·宝命全形论》），人体八虚潮汐与天地运动具有一致性，故具有颇为重要的生理作用。

"八虚"又叫"股肱八节"，皆为"机关之室"。所谓机关，即较大的关节、空腔，这些部位之中为"真气之所过，血络之所游"，最忌邪气留滞。由于这些机关之中存在生理之"虚"，所以易于感应"八正之虚风"；又因"八虚"应于脏腑，故而容易成为脏腑邪气留止之处。肺在上焦，气留于两腋，两腋之疼痛多与肺气壅塞有关；肝位于胁肋，气留于两胁，两胁之胀痛多与肝气郁结有关；脾胃之气注于两髀，两髀之疼痛多与脾湿不运有关；肾气留于两腘，两腘的疼痛多与肾气不充有关。这就是"八溪"发生疼痛的原因，为临床的常见证候之一。

在针刺治疗方面，中医要求"必候日月星辰四时八正之气，气定乃治之。"治疗八风所致的疾病，需要根据日月星辰的位置以确定四时之气，如采用"太一九宫"之法得出二分（春分、秋分）二至（夏至、冬至），以此确定八正之位，据以考察风气之所从来，从而确定其为正风或为虚风。八风致病主要侵犯关节和骨骼，这些组织较为深厚，从术数上看，"八者，风也"，因此须用九针中的第八针——"长针"来治疗。修冶这种长针，要求"薄其身，锋其末"，这样才能既合于术数，又能达于组织的深部，治疗深邪远痹。

由于八风应四时，四时应五行，所以治疗八风之邪亦可以根据五行相胜的原理，如邪留腋窝，两腋属肺，取心包的青灵、极泉以治之；邪留胁下，两胁属肝，取肺金之中府、尺泽以治之；邪留髀关，两髀属脾，取胆木之阳陵泉、居髎、环跳以治之；邪留腘窝，两腘属肾，可取胃土之足三里、伏兔以治之。当然，这些都是辅助的方法，临床上治疗八虚之疾病主要选取本经或关节局部的腧穴。

《素问·针解》曰："人心意应八风"，针刺八风所致的关节疼痛需要融入医生的心意，意存于针，往往能够使针下产生冷热的效应。如操作烧山火时，心志如一，则能产生温热之感，有利于消除关节深部的寒痛；而操作透天凉使心志如一，则能产生寒凉之感，有利于消除关节深部的热痛，诸如此类。

八数除了与四时八方的关系之外，还与音律有关。

《淮南子·天文训》曰："律之初生也，写凤之音，故音以八生……音以八相生，故人修八尺，寻自倍，故八尺而为寻。"

"音以八相生"，又叫"隔八相生"，其说最早见于《汉书·律历志》："自黄钟始而左旋，八八为伍。"在十二律中，黄钟、太簇、姑洗、蕤宾、夷则、无射为六阳律，大吕、夹钟、中吕、林钟、南吕、应钟为六阴律。阳律为律，阴律为吕。图中以黄钟、大吕、太簇、夹钟、姑洗、中吕……一阴一阳的次序排列。黄钟为元声，管长九寸，三分损一，得六寸（9/3＝3，9－3＝6），即林钟之管长。林钟正好在黄钟左旋之第八位；林钟管长六寸，三分益一得八寸（6/3＝2，6＋2＝8），即太簇之管长。太簇正好在林钟左旋之第八位；太簇管长八寸，三分损一得五寸三分点三强（8/3≈2.66，8－2.66＝5.34），即南吕之管长，南吕在太簇左旋之第八位，如此相生相续，循环无极（图5-11）①。这就叫"音以八生"。

"音以八相生"或"隔八相生"之说不纳入中医理论，考其原因应与经脉

---

① 由于五度相生至仲吕后，不能复生黄钟，而各律之间又有大半音和小半音之别，使古代旋宫（参见旋宫转调）和隔八相生法都只成为一种理想。直到明代朱载堉发明新法密率（即十二平均律），才得到真正的隔八相生法。

的长短参差，不能纳入音律之数理有关。据研究，古人曾经有过六经应于六律、"阴阳脉血气应地"（《素问·针解》）的思考，但因难与经脉的实际情况进行对应，所以这类思考仅具雏形，难有进一步的完善和发展①。

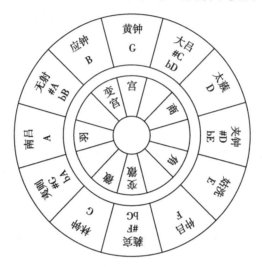

图 5-11　律吕相生图

律为古代一切制度之所本，所以八亦被古人视为某种基始之数。如《说文》曰："人长八尺，故曰丈夫。"因而此数与男子生理的周期有关。男性的生长壮老直至死亡皆是一由八数构成、并以八的倍数进行演进的全过程。

《素问·上古天真论》曰："丈夫八岁，肾气实，发长齿更。二八，肾气盛，天癸至，精气溢泻，阴阳和，故能有子。三八，肾气平均，筋骨劲强，故真牙生而长极。四八，筋骨隆盛，肌肉满壮。五八，肾气衰，发堕齿槁。六八，阳气衰竭于上，面焦，发鬓颁白。七八，肝气衰，筋不能动，天癸竭，精少，肾脏衰，形体皆极。八八，则齿发去。肾者主水，受五脏六腑之精而藏之，故五脏盛乃能泻。今五脏皆衰，筋骨懈惰，天癸尽矣。故发鬓白，身体重，行步不正，而无子耳。"

八与七一样，都应于"天癸"之数，都与肾中精气的盛衰有关，只不过一为女子，一为男子，但七为奇数属阳，八为偶数属阴，何以反而女子之数七，男子之数八？对此，张介宾以阴阳互根作解，曰："七为少阳之数，女本阴体而得阳数者，阴中有阳也……八为少阴之数，男本阳体而得阴数者，阳中有阴也。"吾乡（重庆）民间有谚云："女人逢七翻一坎，男人逢八翻一坎。"既指

---

① 卓廉士．营卫学说与针灸临床［M］．北京：人民卫生出版社，2013：92.

生理又说命理，这种说法可以上溯到《内经》的数理。

因为七八之数分别应于男女，而男女应于阴阳，因此，调和七八两数则能调理阴阳，养生如此，治病亦如此。

《素问·阴阳应象大论》："帝曰：调此二者（阴阳）奈何？岐伯曰：能知七损八益，则二者可调；不知用此，则早衰之节也。年四十，而阴气自半也，起居衰矣；年五十，体重，耳目不聪明矣；年六十，阴痿，气大衰，九窍不利，下虚上实，涕泣俱出矣。故曰：知之则强，不知则老，故同出而名异耳……此圣人之治身也。"

此前对于"七损八益"的解释莫衷一是，直到长沙马王堆出土帛书《天下至道谈》之后学术界才知道，"七损八益"是古代男女性交的套路。古人将男女性交视为调和阴阳的手段，七以阳数为损，八以阴数为益，因而在性交中"用八益，去七损，五病者不作"[1]，据说有养生防病的作用。古人大约相信，七损八益的"性行为又通过男子从女子身上采阴而起到增强男子活力的作用，同时，女子则从其潜在的阴气的激发中达到强身健体"[2]。反之，如果不懂得七损八益的房中之术，就会出现腰酸膝软、阳痿不举、两耳失聪、双目失明、涕唾俱出等早衰的征象。

八与七一样，均为生命的周期数，因而疾病的病理变化亦常以七日或八日为一个阶段。

《灵枢·热病》："热病七日八日，脉口动喘而短者，急刺之，汗且自出，浅刺手大指间。热病七日八日，脉微小，病者溲血，口中干，一日半而死，脉代者，一日死……热病七日八日，脉不躁，躁不散数，后三日中有汗；三日不汗，四日死。未曾汗者，勿庸刺之。"

热病在七日八日，会进入"脉口动喘而短"的危重阶段，这种情况乃因津液枯涸，故预后不良；如在七日八日之际，脉象"躁不散数"，则有战汗而愈的可能性。战汗多在三日（三为生命之基数）之后，如三日未能出现战汗，或出现战汗而不能愈疾，第四日就会死亡。三加四得七，也就是说死亡将在下一个七日的周期到来之时。因此可见，"七日八日"之说，"七"乃一个周期的终结，而"八"乃下一个周期的开始，因而"七日八日"之说似以七日为主，八

---

① 《天下至道谈》中的七损是：一曰闭，二曰泄，三曰渴（竭），四曰弗（勿），五曰烦，六曰绝，七曰费；八益是：一曰治气，二曰致沫。三曰知时，四曰畜气，五曰和沫，六曰积气，七曰待盈，八曰定倾。

② 高罗佩．秘戏图考——附论汉代至清代的中国性生活［M］．广州：广东人民出版社，1992：13.

日在这里显得并不重要。

第九节 九，九九制会

《素问·三部九候论》曰："天地之至数，始于一，终于九焉。"九，是"至数"中的极数，特别受到古人的看重。天为阳，故九又为天数。《易·系辞》："天九地十。"《管子·五行》："天道以九制。"由九建制的天道关系到许多以九为数的事物，如天有九重，称为九天，得天下者有九鼎，治天下者有九牧，乐天下者有九韶，天地的范围有九州、九野，九野之外有九垓，地与天最接近的地方有九皋。在先秦，称九者常为天或天所对应的大地和人类，而深入于地下的事物属阴，不用九数，如《春秋左传·隐公元年》"不及黄泉，无相见也"，彼时只有黄泉，并无九泉一说。

天数九当源于天上的九星。东汉王逸《九辩章句》曰："九者，阳之数，道之纲纪也。故天有九星，以正机衡；地有九州，以成万邦；人有九窍，以通神明。""机衡"，指北斗七星中第三星天玑与第五星玉衡，所以王逸的九星指的日月与北斗七星，这是代表昼夜的主要天象。中医也将"九星"视为九数的源头。

《素问·天元纪大论》曰："太虚廖廓，肇基化元，万物资始，五运终天，布气真灵，总统坤元，九星悬朗，七曜周旋，曰阴曰阳，曰柔曰刚，幽显既位，寒暑弛张，生生化化，品物咸章。"

论中"九星"与"七曜"并举，显然这个"九星"不是日月北斗，而是另有所指，王冰认为是指天蓬、天内、天衝、天辅、天禽、天心、天任、天柱和天英（见王冰《黄帝内经素问》注）。

推重九的这种现象在世界其他一些民族的民俗中也能看到。列维·布留尔说："在大数字已经通用的较发达的民族那里，有神秘意义的数的某些倍数是与这些数的特殊属性互渗的。如在印度，当新月出现时逢星期一，虔诚的印度教徒就要绕着它（无花果树）走 108 圈。可能 108 作为 9 和 12 的公倍数，所以具有特殊的力量，而 9 和 12 又是 3 和 6 的倍数……柏尔根（A. Bergaigne）屡次着重指出吠陀诗中神秘的数的本性和对这些数的神秘的运算。在这里，乘法的运算似乎主要是通过把起初用于整数的除法来用于整数的各部分。例如，对宇宙除以 3——天、地、大气的算法，可以是对这 3 种世界的每一种重复除以 3——3 个天、3 个地、3 种大气，一共是 9 个世界。各种除法用于宇宙以后，其中两种方法所求得的数又可以互乘，例如：3×2＝6 个世界，3 个天和

3个地。"① 这些思想与《黄帝内经》用三、六、九数及其倍数的关系来说明天人同构，尤其是呼吸气行与营气流注甚为相似。

古代中国人认为，九是最大的阳数。《说文》："九，阳之变也。象其屈曲究尽之形。"这个阳数是由阳数三的倍数变化而来。物以三生，二三为六，三三为九，九是三的自身倍数，有因于此，古人用三九演绎以说明事理。如成语有三公九卿、三跪九叩、三教九流、三旬九食、三贞九烈、三槐九棘等。又如，《淮南子·主术训》："桓公三举而九合诸侯"，"率九年而有三年之畜，十八年而有六年之积"。《庄子·列御寇》："河润九里，泽及三族。"《吕氏春秋·适音》："伶伦自大夏之西，乃之阮隃之阴，取竹于嶰溪之谷，以生空窍厚钧者，断两节间——其长三寸九分——而吹之，以为黄钟之宫，吹曰舍少。"

九为生命的极数。论述生命之道的《素问》、《灵枢》各九卷，"《黄帝内经》十八卷"（《汉书·艺文志》），合于二九之数；九卷之中，每卷九篇，所谓"因而九之，九九八十一篇"（《素问·离合真邪论》），合于九九之数；治疗各种病症的针具有九种，称为九针，《灵枢·官能》说："知官九针，刺道毕矣"，九针几乎概括了所有的刺法，据认为能够应付几乎所有的病症。

由于"有神秘意义的数的某些倍数是与这些数的特殊属性互渗的"，在九这个数字上有更多的体现。考察九数还应从其倍数方面入手。据文献所载，三九、五九、八九、九九等数与人体生理的关系颇为密切。先看三九：

《灵枢·九针十二原》："经脉十二，络脉十五，凡二十七气以上下，所出为井，所溜为荥，所注为腧，所行为经，所入为合，二十七气所行，皆在五腧也。"

十二经脉加上十五络，共为二十七，正好是三九之数。因而"二十七气"暗寓三九之天数于其中，这旨在说明五输穴能够感应于天道，故而取治有效。另外，值得一提的是，腧穴常用三十六数，但这个三十六不是源于四九，而是来自六六之数。六既与天合，又与地通，所以阳经的五输穴加上原穴——"六腑六腧，六六三十六腧"（《灵枢·九针十二原》），则旨在说明"地数"，因为天地对应，所以"地以九九制会"而有九州、九野，同时对应于人，使人有九窍。

再看五九。五为阳数，九也为阳数，《周易》首卦为乾卦，第五爻称为九五，阳爻居于第五位称为"九五之尊"，有帝王之相，为最好的卦象。不过，《内经》中的九五，仅为九的五倍，不主吉凶，更无政治色彩。将九五之四十

---

① 列维·布留尔. 原始思维［M］. 北京：商务印书馆，2004：214-215.

五作为天数看待，这是古代妇孺皆知的历数。《素问·脉要精微论》："是故冬至四十五日，阳气微上，阴气微下；夏至四十五日，阴气微上，阳气微下。"冬至四十五日之后立春，阳气春生；夏至四十五日之后立秋，阳气始下。阴阳升降之气逢九为之一变，此亦见于流传至今的"冬至数九歌"：一九二九，怀中插手；三九四九，冻死猪狗；五九六九，沿河看柳；七九六十三，行人把衣单；九九八十一，耕田老汉田中立。

又看八九。八为阳数之极，九为阴数之极。八九之数七十二，意谓极多极盛。如，"孔子历七十二君"（《说苑·贵德》），谓见过很多的君主；又如孔子有弟子七十二人，谓有很多弟子，皆非实有其数；《论衡·骨相》曰："高祖（刘邦）隆准、龙颜、美须，左股有七十二黑子。"谓其身体藏有天地阴阳之极数，故而生来就不是凡人。不过，七十二在中医理论中只是一个十分平常的历数。一年三百六十日，按五行分属于春、夏、长夏、秋、冬五个季节，每季各属一脏：春属肝、夏属心、长夏属脾、秋属肺、冬属肾，每脏主气各有七十二日（360÷5＝72），七十二是八九之数。由于一年实际上为四季，于是古人将脾所主气之七十二日平均分配于四季之末，即所谓"脾动则七十二日四季之月"（《素问·刺要论》），这样，每季最后十八日由脾主气，《素问·太阴阳明论》谓"各十八日寄治"，则每季各分得十八日（72÷4＝18）。如果针刺损伤了肌肉，肌肉内应于脾，就会在脾所主气的日子出现腹胀不思饮食的症状。正如《素问·刺要论》所云："刺皮无伤肉，肉伤则内动脾，脾动则七十二日四季之月，病腹胀烦不嗜食。"

最后看九九。九为最大的阳数和"至数"，九九相乘的八十一则为术数的极限。古人视声律为一切制度之根本，其中黄钟之管长九寸，每寸九分，九九八十一分，黄钟既立，其他的律管依此而三分损益之。

《淮南子·天文训》曰："以三参物，三三如九，故黄钟之律九寸而宫音调。因而九之，九九八十一，故黄钟之数立焉。"

《灵枢·九针》"一以法天，二以法地，三以法人，四以法四时，五以法五音，六以法六律，七以法七星，八以法八风，九以法九野。黄帝曰：以针应九之数奈何？岐伯曰：夫圣人之起天地之数也，一而九之，故以立九野，九而九之，九九八十一，以起黄钟数焉，以针应数也。"

黄钟之数八十一起于最小的基数，起于"三三如九"。《灵枢·九针》称"以起黄钟之数焉"，显然可以看出古人有将九针的长短与乐律对应之意。就是将其中最长的针（长针）应对黄钟之数，然后一如六律三分损益之法以确定其他各针之长短，不过，这仅为一种理想，实施起来确实存在难度，因为治病救人，须切于实用，所以用律吕的长短来对应九针的想法极不现实，或者因此废然而止。这正如很难将十二律的损益用以对应十二经脉的长短一样。

九九又为经脉的长度之数，经脉左右两侧，"凡都合一十六丈二尺"（《灵枢·脉度》），单侧经脉之长度为八丈一尺，合于九九之数；人体营气之运行，一天之中"凡行八百一十丈也"（《灵枢·五十营》），亦合于九九之数（请参看本书"六六、九九与营气流注"一节）。

再者，九在人体还是一个周期之数，有一个周期结束、下一个周期开始的意思。由于两个周期之间存在气的交接，气交之时可能出现变乱，所以古人将人生逢九之年视为"大忌"，每当这个时候，我们的生命似将通过一道关隘，才会顺利进入下一个周期。《灵枢·阴阳二十五人》曰："凡人之大忌，常加九岁。七岁，十六岁，二十五岁，三十四岁，四十三岁，五十二岁，六十一岁，皆人之大忌，不可不自安也，感则病行，失则忧矣。"人从七岁开始，每过九年为忌（7＋9＝16；16＋9＝25；25＋9＝34；34＋9＝43；43＋9＝52；52＋9＝61）。在"大忌"之年，人们最容易患疾、罹难，或发生意外事故，故应少事劳作，注意安心静气，调养形神。大忌止于六十一岁，大约与古人普遍寿命不长，人生七十古来稀有关。

此外，《内经》用到九数的地方尚有"九宫"，是讨论中医发病理论的重要内容，请参看本书"从九宫八风看发病原理"一节。

第六章 以术数为构架的藏象理论

"在中国人的思想中，我们也遇到这样的观念：所有质的差别和对立都具有某种空间'对应物'，形式不同但却演化得极为精妙和准确。万事万物又是以某种方式分布在各种基本点之中。每一个点都有特殊的颜色、要素、季节、黄道标志、人类身体的一特定器官、一种特定的基本情绪，等等，它们与每个点都有特殊的从属关系；借助于这种与空间中某个确定位置的共同关系，一些最具有异质性的要素似乎也彼此发生接触。一切物种在空间某处都有它们的'家'，它们绝对的相互异在性因而被一笔勾销：空间性媒介导致它们之间的精神性媒介，结果是把一切差异构造成一个宏大整体，一种根本性的、神话式的世界轮廓图。"①

—— （德）恩斯特·卡西尔（Ernst Cassirer，1874—1945）

第一节　三五之道与经脉长度

三五是一组源自我们文化源头的神秘数字，经常出现在古代文献中，认为这是天人交通的基本数理。

三与五放在一起最早可见于《尚书·甘誓》："有扈氏威侮五行，怠弃三正，天用剿绝其命。"三正，指夏正建寅，殷正建丑，周正建子所合称的三正。也就是说，有扈氏不用夏、商、周三代的历法，违反了天道。五行是《尚书·洪范》中的木、火、土、金、水。三与五第一次共同出现就与天道有关，后世因以沿袭。

春秋时期常见的三五之说是为"三辰五行"，三辰指最大的天象：日、月、星辰，星辰指北斗。如《国语·鲁语上》云："及天之三辰，民所以瞻仰也；及地之五行，所以生殖也。"又如，《左传·昭公三十二年》云："天有三辰，地有五行，体有左右，各有妃耦。"北斗七星作为一个整体，与日、月并列为三。日月可以同辉（图6-1），月亮可与北斗同明，但无论怎样，不可能同时看

---

① 恩斯特·卡西尔. 神话思维［M］. 北京：中国社会科学出版社，1992：99.

到三个天象，所以"三辰"只能以"左右"和"妃耦"的形式供人瞻仰。

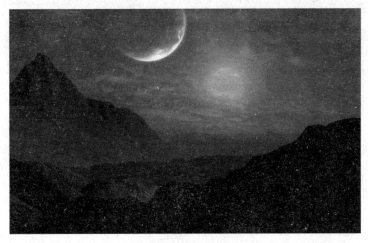

图6-1 日月同辉图

《易·系辞》曰："参伍以变，错综其数。通其变，遂成天下之文；极其数，遂定天下之象。""参伍"就三五。孔颖达疏曰："参，三也。伍，五也。或三或五，以相参合，以相改变。略举三五，诸数皆然也。"从此以后，三五从三辰五行演变成为了一个常数，经常出现在古代的天文地理和星象历法中。

到了汉代，三五的内容得到了充实，成为了历法的基本数理，并且同时也与人事有了较多的联系。

《汉书·律历志》："数者……始于一而三之……而五数备焉……始三五相包……太极运三辰五星于上，而元气转三统五行于下。其于人，皇极统三德五事。故三辰之合于三统也，日合于天统，月合于地统，斗合于人统。五星之合于五行，水合于辰星，火合于荧惑，金合于太白，木合于岁星，土合于镇星。三辰五星而相经纬也。"

日、月、北斗对应天、地、人三统；天上的五星对应地之五行，因而五星有了五行的名称，即辰星为水、荧惑为火、太白为金、岁星为木、镇星为土。天道以三辰五星为经纬，称为"三五相包"，后世称为"三五之道"。三五既为天象，天人相应，人间的制度也需要遵崇三五之道。《史记·天官书》曰："为国者必贵三五"，又说，"为天数者，必通三五。"治国必须懂得三五之道，举事必须合于三五之数，研究历法必须以三五之道为核心，古人借三五之数以认识天象，了解天道。

秦汉时期的三五又是天地运转的周期之数。《史记·天官书》曰："夫天运，三十岁一小变，百年中变，五百载大变；三大变一纪，三纪而大备：此其大数也。"天运三十年发生一次小的变化，五百年发生一次大的变化。"一纪"之数乃三五相乘，得一千五百年，经历三纪而"大备"，方为天道的一个周期。三纪之后又从一开始，一而三之，不断循环。《史记·历书》曰："三五之正若循环，穷则返本。"《孟子·公孙丑》载："五百年必有王者兴"，即据于"五百载大变"之说；清代赵翼《论诗绝句》云："江山代有才人出，各领风骚五百年"，亦据于此。五百年是天运发生"大变"的时期，故而其时人才辈出也。

《淮南子·泰族训》曰："昔者，五帝三王之莅政施教，必用参五。何谓参五？仰取象于天，俯取度于地，中取法于人，乃立明堂之朝，行明堂之令，以调阴阳之气，以和四时之节，以辟疾病之菑。俯视地理，以制度量，察陵陆水泽肥墩高下之宜，立事生财，以除饥寒之患。中考乎人德，以制礼乐，行仁义之道，以治人伦而除暴乱之祸。"

"参五"，就是三五。"必用参五"，治国必须运用三五之道。古代的明君有三王五帝，应数于三五；三王五帝上应三五的天象。国君应该顺应三五之道，取法三五的天象，结合阴阳，分辨四时，考察地理，建明堂、兴礼乐、立道德、行仁义、序人伦、定制度、聚财货、消饥寒、除暴乱、避疾病，如此治国则能使风调雨顺，民富国强。由于天人相应，天理同构于人体的生理，治病如治国，因而关于治国理念的三五之道自然被中医纳入藏象理论的数理框架。

"三五之正若循环"，天道籍三五之数运行不休，与之相应，人体经脉中的气血周而复始，运行不息也应出自于三五之数。大约出于这样的考虑，古人构建经脉之初，就将这一数理暗藏于各条经脉的长度背后，使其上应于天道之循环。这个道理虽然浅易，但不从术数入手则无从揭示。现引《灵枢·脉度》所载有关经脉长短的论述如下，并予分析。

"黄帝曰：愿闻脉度。岐伯答曰：手之六阳，从手至头，长五尺，五六三丈。手之六阴，从手至胸中，三尺五寸，三六一丈八尺，五六三尺，合二丈一尺。足之六阳，从足上至头，八尺，六八四丈八尺。足之六阴，从足至胸中，六尺五寸，六六三丈六尺，五六三尺，合三丈九尺。跷脉从足至目，七尺五寸，二七一丈四尺，二五一尺，合一丈五尺。督脉、任脉各四尺五寸，二四八尺，二五一尺，合九尺。凡都合一十六丈二尺，此气之大经隧也。经脉为里，支而横者为络，络之别者为孙络，孙络之盛而血者疾诛之，盛者泻之，虚者饮药以补之。"

为便于说明，列表如下（表6-1）：

表 6-1　二十八脉长度表

经脉名称	经脉长度	合计
手太阳经	从手至头：五尺	左右二脉共长一丈
手少阳经	从手至头：五尺	左右二脉共长一丈
手阳明经	从手至头：五尺	左右二脉共长一丈
手太阴经	从手至胸：三尺五寸	左右二脉共长七尺
手少阴经	从手至胸：三尺五寸	左右二脉共长七尺
手厥阴经	从手至胸：三尺五寸	左右二脉共长七尺
足太阳经	从足至头：八尺	左右二脉共长一丈六尺
足少阳经	从足至头：八尺	左右二脉共长一丈六尺
足阳明经	从足至头：八尺	左右二脉共长一丈六尺
足太阴经	从足至胸：六尺五寸	左右二脉共长一丈三尺
足少阴经	从足至胸：六尺五寸	左右二脉共长一丈三尺
足厥阴经	从足至胸：六尺五寸	左右二脉共长一丈三尺
跷脉	从足至目：七尺五寸	
督脉	从会阴至后脑：四尺五寸	
任脉	从会阴至咽喉：四尺五寸	
合计		二十八脉共长十六丈二尺

此表摘自河北医学院校释《灵枢经校释》. 北京：人民卫生出版社，1982：351.

"脉度"，就是经脉的长度。长是古代度量衡的一种，以寸、尺、丈为单位，这些度量单位本身就来自于天道。《淮南子·天文训》说："古人为度量轻重，生乎天道。"古人设计度量衡似不甚在乎客观与中立，而是首先考虑其与天道的符合情况，度量所得的结果应该是对天道的阐述和说明，直而言之，就是利用度量中的"数"在天人之间建立一个对应的构架，使人道对应天道，使人体这个小宇宙能够对应天地大宇宙，以冀天人之间的感通得以实现。

《灵枢·脉度》将人的身高定为八尺，这是取法上古："周制以八寸为尺，十尺为丈，人长八尺，故曰丈夫"（《说文》）。以此为根据，而定"足之六阳，从足上至头，八尺"。足六阳经从头到足，其长度实际就是人体的身高。这里有两点值得注意：一，八尺是作为术数看待的，即取八之数，而经脉使用十进制；二，尽管男女长幼在身高之间存在很大差异，但在天人感应的术数方面却并无不同。考察各条经脉的长度，除足六阳经取古制八尺之外，其余全是三五的倍数，完全符合三五之道。

据《灵枢·脉度》所载：手三阳经各长五尺，三个五尺应于三五；手三阴经各长三尺五寸，以七五的形式应于三五；足三阴经各长六尺五寸，三个六尺五寸为十九尺五寸，分别能被三或五尽除（$6.5\times3=19.5$；$19.5\div5=3.9$），故亦应于三五；跷脉长七尺五寸，七五为五之十五倍，同时又为三之二十五倍，以此应于三五；任督二脉各长四尺五寸，四五既为三之十五倍，又为五之九倍，以此应于三五。

手足阴阳经脉相减所得之差也是三五及其倍数：足阳经与足阴经之差为一尺五寸（8−6.5＝1.5），手阳经与手阴经之差也为一尺五寸（5−3.5＝1.5），足阳经与手阳经之差为三尺（8−5＝3），足阴经与手阴经之差为三尺（6.5−3.5＝3），术数不计单位和小数，故上述之一尺五寸、三尺五寸、四尺五寸、五尺、七尺五寸，应分别视为十五、三十五、四十五、五十、七十五，均在"三五之道"的范围之中。也就是说，凡数字的三倍或五倍，或三与五的倍数，甚或能被三或五所尽除的数，皆为三五之道涉及的术数。列维·布留尔说："在大数字已经通用的较发达的民族那里，有神秘意义的数的某些倍数是与这些数的特殊属性互渗的。"[①] 中国古代的三五之道正好验证了这一说法。

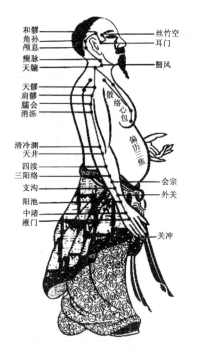

图 6-2　手少阳三焦经图

用术数厘定经脉长度可以看到一个有趣的现象：手足经脉的长度使得人体上肢和下肢在比例上发生了倒置，也就是说，上肢长于下肢：手阴经从手

---

① 列维·布留尔. 原始思维［M］. 北京：商务印书馆，2004：214.

至胸。长三尺五寸，代表了上肢的长度；而手阳经从手至头，长五尺，代表了上肢和头部的长度。那么，头的长度则应为手阳经与手阴经之差：一尺五寸（5－3.5＝1.5）。任脉从会阴至咽喉，长四尺五寸，代表了胸腹部的长度。将人体总长减去头部和胸腹部的长度，则可得到下肢的长度：二尺（8－1.5－4.5＝2）。这明显短于上肢的三尺五寸（3.5－2＝1.5）。我们今天看到，明清两代的针灸书籍所绘制的经络图谱往往臂长于足，形态古朴直拙，必是深得古法针灸之真传了（图6-2）。

据考，三五之道出于洛书。洛书分为九宫，横竖各三行，每宫各有一个数字。第一行为四、九、二；第二行为三、五、七；第三行为八、一、六（图3-3）。无论横向、竖向、斜向相加，图中任何一行三个数的和都是十五，即西方数学所说的"魔方"。魔方中心之数为五，而三行之和又为十五，在图的四周形成三五之道的循环状态，此乃"三五之正若循环"的原始出处。

洛书是我们文化的源头，三五之道十分古老，《黄帝内经》表面上希言易理，只谈天道，却暗将经脉的生理数据隐藏在三五这组神秘数字之中。三五之数具有天道循环之义，目的在于使天运与人体气血的循环发生相互感应。数理之融入天然浑成，不留痕迹，旨在永远不被后人发现。

第二节 五六与脏腑经脉

五与六也是一对古老的神秘数字。五指五行，源自于《尚书·洪范》，中医皆耳熟能详，六则来自于四方上下的六合。《易·系辞上》曰："天五地六"，五与六成为一对常数，春秋以来一直将其视为天道之经纬。

藏象以脏腑为中心，五脏六腑建立在五六之数的基础之上，其与脏腑相联的经脉总数本为十一，十一蕴含五六，能与天道相符合、相感通。

《汉书·律历志》："《传》曰'天六地五'，数之常也。天有六气，降生五味。夫五六者，天地之中合，而民所受以生也。故日有六甲，辰有五子，十一而天地之道毕，言终而复始。"

十一既为天道，因此可以推知，在中医的医史上曾经有过十一脉的时期或者曾经出现过尊奉十一脉的学派。20世纪70年代在湖南长沙马王堆汉墓出土的帛书《足臂十一脉灸经》、《阴阳十一脉灸经》似可证明曾经存在一个十一脉的体系。另外，在《黄帝内经》的一些篇章中，有些自称"十二经脉"的地方，实际数目却是十一，此或十一脉学派之遗迹欤？此常被人忽视者。如《灵枢·阴阳系日月》云：

"故足之十二经脉，以应十二月，月生于水，故在下者为阴；手之十指，以应十日，日主火，故在上者为阳。"

此处"足之十二经脉"是指下肢左右两侧的经脉，虽为十二，实则六经；而"手之十指"是指上肢左右两侧的经脉，其数为十，合为五经（无手厥阴经），手足经脉总数十一，因而属于十一脉体系。又如《灵枢·经别》曰：

"余闻人之合于天道也，内有五藏，以应五音、五色、五时、五味、五位也；外有六府，以应六律，六律建阴阳诸经而合之十二月、十二辰、十二节、十二经水、十二时、十二经脉者，此五藏六府之所以应天道。"

这里"六律"所建的"十二经脉"是与六腑相联的手足阳经，如果加上与五脏相联的手足阴经，仍然属于十一脉体系。从这类叙述中可以看出，《黄帝内经》的论述似乎在有意调合不同学派的观点，似乎总在"十一脉体系"中寻找与十二的关系，好像要使经脉总数既应于十二，又合于十一，鱼与熊掌两者兼得。

五脏六腑为数十一，不用十二，这是因为"十一而天地之道毕"，五六相加就是天道。如果要使藏象符合天道，则须与十一之数相应。如《素问·六节藏象论》曰："帝曰：藏象何如？岐伯曰：……凡十一藏，取决于胆也。"此时脏腑之数亦为十一，不是后来的十二。一些注家不明五六数理，硬欲凑足十二之数。如高士宗说："今云十一脏，包络与心相合也。"（《黄帝素问直解·六节藏象大论第九篇》）

这里要注意一个问题是：《易·系辞上》称"天五地六"，五为天数，是为奇数，属阳。六为地数，是为偶数，属阴。但在一些古籍中却可以看到完全相反的情况。

《国语·周语下》："天六地五，数之常也。经之以天，纬之以地。经纬不爽，文之象也。"

《春秋左传·昭公元年》："天有六气，降生五味，发为五色，征为五声，淫生六疾。六气曰阴、阳、风、雨、晦、明也。"

在这里，六虽属阴，常用作天数，五虽属阳，常被作为地数。"天五地六"在许多情况下被反过来成为"天六地五"，其中道理或为阴阳之有互根欤？这种情况亦见于医学典籍中。如，《素问·五脏别论》曰：

"黄帝问曰：余闻方士或以脑髓为脏，或以肠胃为脏，或以为腑，敢问更相反，皆自谓是，不知其道，愿闻其说。岐伯对曰：脑、髓、骨、脉、胆、女子胞，此六者，地气之所生也，皆藏于阴而象于地，故藏而不泻，名曰奇恒之府。

夫胃、大肠、小肠、三焦、膀胱，此五者，天气之所生也，其气象天，故泻而不藏，此受五脏浊气，名曰传化之腑，此不能久留输泻者也。魄门亦为五脏使，水谷不得久藏。所谓五脏者，藏精气而不泻也，故满而不能实。六腑者，传化物而不藏，故实而不能满也。所以然者，水谷入口，则胃实而肠虚，食下则肠实而胃虚。故曰实而不满，满而不实也。"

这里举出胃、大肠、小肠、三焦、膀胱"五者"，而故意漏掉了胆，显然是为了要与六个奇恒之府配合而形成五六之数，似有削足适履之嫌，不过可能古人另有说法，正如今天学人所补充的那样：六腑中空有腔，以通为用，而胆藏精汁，又主决断，有类于脏，所以胆既可属于六腑，又可归入于奇恒之府。

六为阴数，但六腑属阳，故将其变为"五腑"，使之属阴，改变其阴阳的属性而通于数理，才能与"天气之所生，其气象天"的说法保持一致；而奇恒之腑属阴，对应之数为六，故能"藏于阴而象于地"。不过，一旦到了要阐述脏腑之间的主要关系的时候，"五腑"又立即变回了六腑，回到了五脏六腑，于是才有我们熟悉的五脏"藏精气而不泻"，六腑"传化物而不藏"的著名理论。

天数为五之说可能源自"天有十日"，五的两倍为十。据考，这种"十日"说法应与商周时代曾经实行过的"十月太阳历法"（参看本书"感应与月相"一节）有关。另外，据文献所载，从"天五地六"变为"天六地五"的依据仍然可能是"天有十日"之说。

《素问·六节藏象论》曰："天有十日，日六竟而周甲，甲六复而终岁，三百六十日法也。"

《素问·天元纪大论》曰："帝曰：上下周纪，其有数乎？鬼臾区曰：天以六为节，地以五为制。周天气者，六期为一备；终地纪者，五岁为一周。君火以名，相火以位。五六相合，而七百二十气为一纪，凡三十岁；千四百四十气，凡六十岁而为一周。不及太过，斯皆见矣。"

天有十日，十日的六倍为六十，六十是一个甲子的周期之数，六个甲子为三百六十日，叫作"六竟而周甲"，正好是一年的日子。因为这是从十日的天数推演而来，所以称"天以六为节"；另一方面，"天有六气，降生五味"，五味乃由六气下降而成，成为地数，所称"地以五为制"。十干和十二支依次相配，其最小公倍数是六十，故六十为甲子一周，古人用以纪年、纪日和纪时。

用五与六两数进行演绎就是五运六气。"五六相合"为三十，是为一纪，每年有二十四个节气，30 年共有 720 节气（24×30＝720），60 年一甲子共一千四百四十气（60×24＝1440）。

六气原为"阴、阳、风、雨、晦、明"，后来与阴阳结合，在《内经》中变成了以阴阳为纲的三阴三阳，分别为：少阴热气、太阴湿气、少阳火气、阳明燥气、太阳寒气、厥阴风气；而五行所生的地气：木、火、土、金、水亦被认为阴阳所化，天之阴阳与地之阴阳成为五运六气，所以五运六气具有阴阳之气上下相召，相互交错之势。

《素问·天元纪大论》："帝曰：上下相召奈何？鬼臾区曰：寒暑燥湿风火，天之阴阳也，三阴三阳，上奉之。木火土金水，地之阴阳也，生长化收藏，下应之。天以阳生阴长，地以阳杀阴藏。天有阴阳，地亦有阴阳。木火土金水火，地之阴阳也，生长化收藏。故阳中有阴，阴中有阳。所以欲知天地之阴阳者，应天之气，动而不息，故五岁而右迁。应地之气，静而守位，故六期而环会。动静相召，上下相临，阴阳相错，而变由生也。"

在六十甲子中，五行为主气或曰主运，五年为一纪，司天之六气以六年为一纪，其五六相合以三十年为一纪。所谓"应天之气，动而不息"，是说五行之气与天干相应，与六气"期而环会"，运行不息；而"五岁而右迁"，是指五运为主气，以木、火、土、金、水的相生次序排列，不会变化，因而每逢五岁即向右数五位又开始重复。如甲子年为土运，至己巳年又为土运（表6-2）。在数理上均属于"五六相合"的变化。

表 6-2　五运六气相合交错

纪年之干支	甲子	乙丑	丙寅	丁卯	戊辰	己巳	庚午	辛未	壬申	癸酉	甲戌	乙亥	丙子	丁丑	戊寅
主岁之五运	土	金	水	木	火	土	金	水	木	火	土	金	水	木	火
司天之六气	少阴热气	太阴湿气	少阳火气	阳明燥气	太阳寒气	厥阴风气	少阴热气	太阴湿气	少阳火气	阳明燥气	太阳寒气	厥阴风气	少阴热气	太阴湿气	少阳火气

表中可见五行每五年右迁的情况（此表摘自南京中医学院医经教研室编著《黄帝内经素问译释》. 上海：上海科学技术出版社，1981：483.）

在藏象学说中经脉为数十二，十二不同于十一，它来自于数字"三"，来自于"物以三生"，三的倍数为六，天地四方之数为六，故天有六气，六气内应人体六经，手足六经共十二条。清代学者周学海云："以天地四方之象，起三阴三阳之名，因即以其名加之六气，因即以其名加之人身。"[①] 人有四肢，

---

① 周学海．读书随笔［M］．北京：中国中医药出版社，1997：61.

肢体内侧与外侧分别有三条经脉，为数十二，这大约正好是"天地四方"与"三阴三阳"相应之数。杨上善在《太素·四时诊脉》中注曰："阴阳本始，有十二经脉也。十二月经脉，从五行生也。五行生十二经脉，各有法度。脉从五行生，木生二经，厥阴、足少阳也。火生四经，手少阴、手太阳、手厥阴、手少阳也。土生二经，足太阴、足阳明也。金生二经，手太阴、手阳明也。水生二经，足少阴、足太阳也。此为五行生十二经脉。法度者，春有二经，夏有四经，季夏有二经，秋有二经，冬有二经，故十二经脉以四时为数也。"

古人将十一脉转变成十二经脉，可能出于以下两种考虑：一，出于经脉阴阳相配，脏腑表里相合的需要，故将心包加入五脏以配三焦；二，因为十一脉不能完成阴阳的配合，形态不甚稳定，不利于形成气血的环流之路；而十二与四时、四海、十二月、十二经水相配，可以在天人之间形成较为稳定的结构。如，《灵枢·五乱》云："经脉十二者，以应十二月。十二月者，分为四时。四时者，春秋冬夏，其气各异，营卫相随，阴阳已和，清浊不相干，如是则顺之而治。"这显然是说只有十二可以为营卫的运行铺设轨道，在这个轨道上，"营卫相随"，并且能使气行与呼吸节律相配合，运行天周二十八宿之度数，一日气行五十周于身，将气血和养料输送到五脏六腑、四肢百骸，维持人体正常的新陈代谢。而十一脉则不能。

六气"阴阳本始"以脏腑经脉为中心，产生了一些由数字十二构成的人体组织，如"天有阴阳，人有十二节"（《素问·宝命全形论》），"人有大谷十二分"（《素问·五脏生成》）。有些组织是十二经脉的直接延伸，如十二经别、十二经筋、十二皮部等。此外，十二的原初状态乃自然界之六气，六气太过不及则为六淫，因而外邪的数目常为十二，如侵袭人体有"十二邪"（《灵枢·口问》），疟疾有"十二疟"（《素问·刺疟》），六气发病有"十二变"（《素问·六元正纪大论》），淫邪发病有"十二盛"（《灵枢·淫邪发梦》）等。六经乃六气所化，各经气血多少不等。《灵枢·经水》云："十二经之多血少气，与其少血多气，与其皆多血气，与其皆少血气，皆有大数。"从"大数"的说法上揣测，六气或十二阴阳的背后还可能受到另一种数理的支配，可谓数中有数，但这个"大数"究竟是多少？却无充分的文献做进一步之考索。

第三节　六六、九九与营气流注

六六是六的六倍，九九是九的九倍，前面说到数字自身的倍数常为该系列中之极数，古人常将六六对应九九，这是天人之间的感应联系中最重要的环节，甚是值得注意。

《素问·六节藏象论》曰："黄帝问曰：余闻天以六六之节，以成一岁。人以九九制会，计人亦有三百六十五节，以为天地，久矣。不知其所谓也？岐伯对曰：昭乎哉问也，请遂言之。夫六六之节，九九制会者，所以正天之度，气之数也。天度者，所以制日月之行也，气数者，所以纪化生之用也……"

帝曰：余已闻天度矣，愿闻气数何以合之？岐伯曰：天以六六为节，地以九九制会，天有十日，日六竟而周甲，甲六复而终岁，三百六十日法也。夫自古通天者，生之本，本于阴阳，其气九州九窍，皆通乎天气。故其生五，其气三，三而成天，三而成地，三而成人，三而三之，合则为九，九分为九野，九野为九脏。故形脏四，神脏五，合为九脏，以应之也。"

制，制约、受制；会，《说文》："合也。""制会"，谓人在天数的制约之下与天同步、与之会合。

太阳经黄道周天一年三百六十五度，日行一度，举其成数而言之，乃为六六之数，因以六十为一节，所以叫作"六六之节"。节有制约的意思。由于地有九州、九野，人有九窍，人体有四个形脏和五个神脏相加之数为九，所以，地与人皆为九数；"九九制会"乃由"九分为九野"衍化而来，似颇牵强，不如六六之数明确可核也。天数六六能感应于地数或人数之九九，原因在于六与九皆是三的倍数，所谓"三而成天，三而成地"，"三"居于六九之间，也就恒居于天人之间，作为六六九九相互感应之中介。在中医藏象学说中，营气流注则是一个"三而三之"，并以六六九九为之制会从而实现天人同步的全过程。据《灵枢·五十营》载：

"黄帝曰：余愿闻五十营奈何？岐伯答曰：天周二十八宿，宿三十六分，人气行一周，千八分。日行二十八宿，人经脉上下、左右、前后二十八脉，周身十六丈二尺，以应二十八宿，漏水下百刻，以分昼夜。故人一呼，脉再动，气行三寸，一吸，脉亦再动，气行三寸，呼吸定息，气行六寸。十息，气行六尺，日行二分。二百七十息，气行十六丈二尺，气行交通于中，一周于身，下水二刻，日行二十分有奇。五百四十息，气行再周于身，下水四刻，日行四十分。二千七百息，气行十周于身，下水二十刻，日行五宿二十分。一万三千五百息，气行五十营于身，水下百刻，日行二十八宿，漏水皆尽，脉终矣。所谓交通者，并行一数也，故五十营备，得尽天地之寿矣，气凡行八百一十丈也。"

营气流注的数理其核心是三。《淮南子·天文训》说："物以三生。"三是生命的基数，而气血运行是人体中最具生气的部分，故以三为始，然后以三的倍数递增。人一呼气行三寸，一吸气行三寸，生命之气从三开始，呼吸之间气行六寸，十息六尺，这就是"六六之节"；一天之中，生命之气"凡行八百一十丈"，这也就是"九九制会"。天人之间以六六、九九之数相互交通，其间交通之数为三，完全是一组天人同构的术数模式。

"天周"，即太阳经二十八宿环绕天体一周，这一周的长度为一千零八分，"分"，是古人以二十八宿为主体，把黄道赤道附近的一周天按照由西向东的方向分为若干个不等分。二十八宿周天一千零八分，平均每宿得三十六分（1008÷28＝36），印证了"天以六六为节"之数；今天我们看来，三十六乃六六相乘之积，纯然是一组数字运算，但古人不是这样想，他们将运算看成术数的演绎，或称推演。另一方面，经脉在人体左右各有一套，总长"十六丈二尺"，则每侧之经脉正好八十一尺（162÷2＝81），亦符"九九制会"。九为最大的阳数，九的倍数则为极数，所以说"得尽天地之寿矣，气凡行八百一十丈也。"

此外尚须注意，营卫之气的流注包括了两个部分，一是气行的长度要与呼吸的次数相符合：共一万三千五百息，气行八百一十丈；二是日行的分度与呼吸也要符合：共一万三千五百息，日行一千零八分。这两个部分相互配合，都是行的三三、六六、九九之数，即"所谓交通者，并行一数也"。这里需要注意的是：在数学计算的层面上，第一部分的计算无误。"故人一呼，脉再动，气行三寸，一吸，脉亦再动，气行三寸，呼吸定息，气行六寸"，呼吸推动营气运行，以三为基数累计而来（0.06×810＝13500），正好一万三千五百息；第二部分却与"日行二分"的说法有很大出入（1008÷13500≈0.074666）。张景岳曾在《类经》中指出了这个错误，他说："其日行之数，当以每日千八分之数为实，以一万三千五百息为法除之，则每十息日行止七厘四毫六丝六忽不尽。此云二分者，传久之误也。"马莳也在《黄帝内经灵枢注证发微》中说："按正文云：'二分'，今细推之，其所谓二分者误也。假如日二分，则百息当行二十分，千息当行二百分，万息当行二千分，加三千五百息，又当行七百分，原数止得一千八分，今反多得一千六百九十二分。想此经向无明注，遂致误传未正。"古代医家多认为"日行二分"在记叙上存在讹误，如果从术数角度上考察，这种讹误则较易于发现和解释，因为"二分"不属于"三"及其倍数所演绎的术数范畴之内。

后世医家将"呼吸定息，气行六寸"与针刺结合起来，旨在借呼吸气行之势，以治疗经脉阻滞、气血不通之证。明代徐凤《金针赋》曰："通经接气之法，已有定息寸数。手足三阳，上九而下十四，过经四寸。手足三阴，上七而下十二，过经五寸。在乎摇动出纳，呼吸同法，驱运气血，倾刻周流，上下通接，可使寒者暖而热者凉，痛者止而胀者消。若开渠之决水，立时见功，何倾危之不起哉。"（《针灸大全》）这是说，手三阳经长五尺，须运针九息，每息气行六寸（9×6＝54），才能通其经脉；足三阳经长八尺，须运针十四息（14×6＝84），才能通其经脉，由此可见，手足阳经通经之后其气皆"过经四寸"（84－80＝4；54－50＝4）；手三阴经长三尺五寸，须运针六息（6×6＝36），才能经其经脉；足三阴经长六尺五寸，须运针十一息，才能经其经脉（11×6＝66），手足阴经通经之后其气"过经一寸"。今天常用此法来治疗由气血瘀阻所致之经络滞结、痉挛项强、落枕、上下肢瘫痪、半身不遂、麻痹而伴针感迟滞者。

第四节　骨度：河图天地之数

河图、洛书是两个来自于远古的神秘图案，有关传说扑朔迷离。《汉书·五行志》："《易》曰：'天垂象，见吉凶，圣人象之；河出图，雒出书，圣人则之。'刘歆（前50年—公元23年）以为虙羲氏继天而王，受《河图》，则而画之，八卦是也；禹治洪水，赐《雒书》，法而陈之，《洪范》是也。圣人行其道而宝其真。"南宋王应麟（1223—1296）编《玉海》引《山海经》说，"龙负河图而伏羲始画八卦，夏人因之，曰《连山》。"据此说法，曾经有一匹龙马从黄河中背负河图而出，伏羲从图上获得灵感，画出了八卦。其后八百年，大禹在洛水发现一只五彩大龟，其背上排列着一组神奇的天地阴阳图案，称为洛书。

古人认为，河图与洛书之中藏有天地宇宙的终极原理，极具神秘性。《尚书·顾命》曰："大玉、夷玉、天球、河图，在东序。"其后《管子·小匡》："昔人之受命者，龙龟假，河出图，洛出书，地出乘黄。"《论语·子罕》中有"凤鸟不至，河不出图，吾已矣夫"。河图洛书似为天命有归或海晏河清而出现的一种祥瑞。今天我们看到的河图与洛书乃为宋初陈抟（871？—989）根据易数进行描绘的。中医在构建藏象学说的框架的时候，自然会用到河图洛书所示的术数原理，如本书前面章节所述，九宫八风、三五之道用到了洛书的数理，而五行的木（肝）、火（心）、土（脾）、金（肺）、水（肾）分别应数于八、七、五、九、六，则是用到了河图的数理，这些数理的应用有明用和暗用两种方法，前者须明白说出，后者却暗藏在一些生理病理的现象之内，使人莫测其高深。本节所述的骨度尺寸就暗藏了河图数理，此亦千百年来无人揭示者。

《易经·系辞上》："天一地二，天三地四，天五地六，天七地八，天九地十。天数五，地数五，五位相得而各有合。天数二十有五，地数三十，凡天地之数，五十有五，此所以成变化而行鬼神也。"

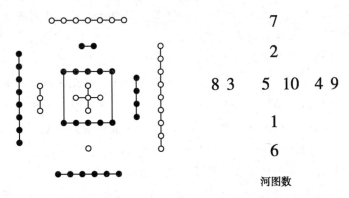

河图数

图6-3 河图所示的术数

河图共有 10 个数，1、2、3、4、5、6、7、8、9、10。其中单数 1、3、5、7、9 为阳数，也就是天数；偶数之 2、4、6、8、10 为阴数，也就是地数。天数用黑点表示，地数用白点表示（图6-3）。天数相加得二十五（1＋3＋5＋7＋9＝25），地数相加为三十（2＋4＋6＋8＋10＝30），天地之数共为五十五（25＋30＝55）。三国虞翻（164—233）说："一、三、五、七、九，故二十五也……二、四、六、八、十，故三十也。"天地之数皆以五为基数，"天数二十有五"，是五的五倍，"地数三十"，是五的六倍，显然其中又暗含有五与六的数理，这是五脏六腑的基本数理，前已论及。

五十五是河图所示的天地之数，古人认为推演此数可以了解阴阳的变化，可以役使鬼神。天地之数总是暗藏在这个世界的生命之中，成为生命孕育和成长的内在力量。据秦汉古籍所载，哺乳动物从怀胎到生产的过程中就暗藏了天地之数。关于一点上，《孔子家语·执辔》、《大戴礼记·易本命》和《淮南子·坠型训》这三篇文献就有几乎相同的记载。分录于下：

《孔子家语·执辔》："子夏问于孔子曰："商（卜商字子夏）闻易之生人及万物，鸟兽昆虫，各有奇耦，气分不同，而凡人莫知其情，唯达德者能原其本焉。天一，地二，人三，三如九，九九八十一，一主日，日数十，故人十月而生；八九七十二，偶以从奇，奇主辰，辰为月，月主马，故马十二月而生；七九六十三，三主斗，斗主狗，故狗三月而生；六九五十四，四主时，时主豕，故豕四月而生；四九三十六，六为律，律主鹿，故鹿六月而生；三九二十七，七主星，星主虎，故虎七月而生；二九一十八，八主风，风为虫，故虫八月而生；其余各从其类矣。"

《大戴礼记·易本命》："子曰：夫易之生人、禽兽、万物、昆虫、各有以生。或奇或耦，或习或行，而莫知其情，惟达道德者能原本之矣。天一、地二、人三，三三而九。九九八十一，一主日，日数十，故人十月而生；八九七十二，偶以承奇，奇主辰，辰主月，言主马，故马十二月而生；七九六十三，三主斗，斗主狗，故狗三月而生；六九五十四，四主时，时主豕，故豕四月而生；五九四十五，五主音，音主猨，故猨五月而生；四九三十六，六主律，律主禽鹿，故禽鹿六月而生；三九二十七，七主星，星主虎，故虎七月而生；二九一十八，八主风，风主虫，故虫八月而化。其余各以其类也。"

《淮南子·坠型训》："凡人民禽兽万物贞虫，各有以生，或奇或偶，或飞或走，莫知其情。唯知通道者，能原本之。天一，地二，人三，三三而九。九九八十一，一主日，日数十，人故十月而生。八九七十二，偶以承奇，奇主辰，辰为月，月主马，故马十二月而生。七九六十三，三主斗，斗主犬，犬故三月而生。六九五十四，四主时，时主麄，麄故四月而生。五九四十五，五为音，音主猨，猨故五月而生。四九三十六，六为律，律主麋鹿，麋鹿故六月而生。三九二十七，七主星，星主虎，虎故七月而生。二九一十八，八主风，风为虫，虫故八月而化。"

这三篇文献基本相同，仅有"犬"与"狗"，"麄"与"豕"，"猨"与"猿"，"麋鹿"与"鹿"或"禽鹿"等处稍异。《大戴礼记·易本命》说"夫易之生人、禽兽、万物、昆虫、各有以生"；在《孔子家语·执辔》中，子夏也指出这是"易之生人及万物"的原理，显然，古人认为，这个世界的生命之中皆蕴藏了《易》理的"天地之数"，这个术数就是五十五。三篇文章所叙八种动物的怀胎月份分别为：人十月、马十二月、狗三月、豕四月、猨五月、鹿六月、虎七月、虫八月，其相加之总数为五十五（10＋12＋3＋4＋5＋6＋7＋8＝55）。这样雷同的文字见于儒、道两家的文献，说明天地数理乃是当时诸子百家学说的共识。

论中曰："天一、地二、人三，三三而九"，由于"物以三生"，三的自身倍数为九，故动物怀胎的月份皆以九为基数。其中，人的怀胎之数为"九九"，这与《素问·六节藏象论》"人以九九制会"之意相符。人为万物之灵，故得九九之极数，而其他动物则等而下之。其后八九是马、七九是狗、六九是猪、五九是猿、四九为鹿、三九为虎、二九为虫，与人类的关系愈远，所含的九数愈小，如果按照这种数理推演下去，马的生理为"八九制会"，狗的生理为"七九制会"，猪为"六九制会"如此等等。这大约就是对于"达德者能原本之矣"的最好注释。德，是生生之德，数理不同，天生的物种也就不同。

在九九、八九、七九、六九、五九、四九、三九、二九的数字序列中，可以发现《易》数之中存在明显的分级原则："天地之数"五十五乃是存在于"九九"、"八九"、"七九"、"六九"、"五九"、"四九"等数列之上的高级系统，囊括各种数理。并且，五十五不像其他数理那样摆在明处，一目了然，而总是隐藏在事象的背后，蕴藏在生命之中，比如暗藏在动物的怀胎月份的总数之中，需要特意寻找才能发现。

下面我们利用上述信息，与中医关于骨度的记载进行对照。

《灵枢·骨度》曰："黄帝问于伯高曰：脉度言经脉之长短，何以立之？伯高曰：先度其骨节之大小广狭长短，而脉度定矣。黄帝曰：愿闻众人之度，人长七尺五寸者，其骨节之大小长短各几何？伯高曰：头之大骨围二尺六寸，胸围四尺五寸，腰围四尺二寸。发所复者，颅至项尺二寸；发以下至颐长一尺，君子参折。

"结喉以下至缺盆中长四寸，缺盆以下至𩩲骭长九寸，过则肺大，不满则肺小，𩩲骭以下至天枢长八寸，过则胃大，不及则胃小。天枢以下至横骨长六寸半，过则回肠广长，不满则狭短。

"横骨长六寸半，横骨上廉以下至内辅之上廉长一尺八寸，内辅之上廉以下至下廉长三寸半，内辅下廉下至内踝长一尺三寸，内踝以下至地长三寸，膝腘以下至附属长一尺六寸，附属以下至地长三寸，故骨围大则太过，小则不及。

"角以下至柱骨长一尺，行腋中不见者长四寸，腋以下至季胁长一尺二寸，季胁以下至髀枢长六寸，髀枢以下至膝中长一尺九寸，膝以下至外踝长一尺六寸，外踝以下至京骨长三寸，京骨以下至地长一寸。

"耳后当完骨者广九寸，耳前当耳门者广一尺三寸，两颧之间相去七寸，两乳之间广九寸半，两髀之间广六寸半。足长一尺二寸，广四寸半。肩至肘长一尺七寸，肘至腕长一尺二寸半，腕至中指本节长四寸，本节至其末长四寸半。

"项发以下至脊骨长二寸半，脊骨以下至尾骶二十一节长三尺，上节长一寸四分分之一，奇分在下，故上七节至于脊骨九寸八分分之七，此众人骨之度也，所以立经脉之长短也。"

为便于研究，列表如（表6-3）。

表 6-3　常人骨度表

部 位	起 止 点	长 度	度量方向
头 颈 部	头之大骨围	二尺六寸	横量
	发所复者颅至项（前发际至后发际）	一尺二寸	竖量
	发以下至颐	一尺	竖量
	结喉以下至缺盆中	四寸	竖量
	耳后当完骨者（耳后两高骨间）	九寸	横量
	耳前当耳门（两听宫间）	一尺	横量
	两颧骨间	七寸	横量
	角以下至柱骨	一尺	竖量
	项发以下至脊骨（后发际至大椎）	二寸五分	竖量
胸 腹 背 部	脊骨以下至尾骶	三尺	竖量
	行腋中不见者（从颈根至腋）	四寸	竖量
	胸围	四尺五寸	横量
	腰围	四尺二寸	横量
	缺盆以下至髑骬	九寸	竖量
	髑骬以下至脐中	八寸	竖量
	天枢以下至横骨	六寸五分	竖量
	横骨长	六寸五分	横量
	两乳之间	九寸五分	横量
	腋以下至季胁	一尺二寸	竖量
	季胁以下至髀枢	六寸	竖量
四 肢 部	肩至肘	一尺七寸	竖量
	肘至腕	一尺两寸五分	竖量
	腕至中指本节	四寸	竖量
	本节至其末	四寸五分	竖量
	横骨上廉以下至内辅骨上廉	一尺八寸	竖量
	内辅上廉以下至下廉	三寸五分	竖量
	内辅下廉以下至内踝	一尺三寸	竖量
	内踝以下至地长	三寸	竖量
	两髀之间	六寸五分	横量
	髀以下至膝中	一尺九寸	竖量
	膝腘以下至跗属	一尺六寸	竖量
	膝以下至外踝	一尺六寸	竖量
	跗属以下至地长	三寸	竖量
	外踝以下至京骨	三寸	横量
	京骨以下至地长	一寸	竖量
	足长	一尺二寸	竖量
	足广（宽）	四寸	横量

（此表摘自河北医学院校释．《灵枢经校释》上册．北京：人民卫生出版社，1982：332-333.）

论中开篇即说"脉度言经脉之长短，何以立之？"据此可见，古人制订骨度的目的在于确定脉度，以"立经脉之长短"，而据本书研究，经脉长度本身就具有术数意义（参看本书"六六、九九与营气流注"一节）。经脉总长十六丈二尺，应九九之数（经脉左右各一，$16.2 \div 2 = 8.1$）。按照前面所说的分级原则：在九九这个数理之上常常隐藏有"天地之数"，今脉度之数九九，骨度居于其上，据此可以推知，骨度背后极可能隐藏着五十五这个"天地之数"。

其实，发现"天地之数"的办法非常简单，即仿效《孔子家语·执辔》等文献将八种动物的怀胎月份相加的方法，将骨度各部分的尺寸相加起来即可。但相加之时必须考虑到人体上下肢左右各一，所以合理的算法应将上下肢的尺寸（两髀之间横量的六寸半除外）均乘以 2。写成算式为：

$2.6 + 1.2 + 1 + 0.4 + 0.9 + 1 + 0.7 + 1 + 0.25 + 3 + 4 + 4.5 + 0.42 + 0.9 + 0.8 + 0.65 + 0.65 + 0.95 + 1.2 + 0.6 + [(1.7 + 1.25 + 0.4 + 0.45 + 1.8 + 0.35 + 1.3 + 0.3 + 1.9 + 1.6 + 1.6 + 0.3 + 0.3 + 0.1 + 1.2 + 0.4) \times 2] + 0.65 = 57.27$

骨度各个部分相加得 57.27，"天地之数"为 55，差讹 2.27，应该不算太大。因此可见，虽然经历了两千多年的沧桑，依然可以看出骨度的本来面目。现在将"天地之数"结合表 6-3 考察，辅以《内经》的理论，则可以除去千年积垢，了解甚或恢复骨度的原貌。

《素问·阴阳应象大论》："惟贤人上配天以养头，下象地以养足，中傍人事以养五脏。"

配，配合、结合，尤其是与数字结合。《易·系辞》："广大配天地，变通配四时"，都是指数字与事象的结合。傍，《说文》："近也。""中傍人事"即近取人事。这句话是说，将人的头部、四肢与胸腹部分别与天、地、人的数理结合在一起。据此进一步分析。

《易·系辞》："天九地十。"《管子·五行》："天道以九制。"天数为九，骨度"配天以养头"，显然头颈部骨度的原数为九（一九之数）。今版《灵枢·骨度》[①] 之数为：$2.6 + 1.2 + 1 + 0.4 + 0.9 + 1 + 0.7 + 1 + 0.25 = 9.05$，多出 0.05。

《易·系辞上》曰："地数三十。"四肢应象于大地四方，骨度"象地以养足"，因而四肢骨度之原数应为三十。今版《灵枢·骨度》之数为：[(1.7+

---

① "今版"，指《灵枢经》人民卫生出版社 1963 年版。

1.25＋0.4＋0.45＋1.8＋0.35＋1.3＋0.3＋1.9＋1.6＋1.6＋0.3＋0.3＋0.1＋1.2＋0.4）×2］＋0.65＝30.55，多出 0.55。

"中傍人事以养五脏"，胸腹背部的原数应为十六，此为二八之数，或四四之数，以谐"人事"之音，今版《灵枢·骨度》之数为：3＋0.4＋4.5＋4.2＋0.9＋0.8＋0.65＋0.65＋0.95＋1.2＋0.6＝17.85，多出 1.85。如果除去头颈、四肢、胸腹各部的差讹，骨度之和正好为五十五：9（头颈）＋16（胸腹）＋30（四肢）＝55。这应该就是骨度的原始面目。从一九、二八、三十上看，其中似还隐藏了某种今天已经难以知晓的术数序列。

从骨度的竖向和横向上考察或有助于研究的深入。正面竖量：《灵枢·骨度》所载身高为"七尺五寸"。其正面所载头与躯干之长为："发以下至颐长一尺"，"结喉以下至缺盆中长四寸"，"缺盆以下至髑骭长九寸"，"髑骭以下至天枢长八寸"（胸骨下端到天枢），"天枢以下至横骨长六寸半"（1＋0.4＋0.9＋0.8＋0.65＝3.75），共 3.75 尺。下肢内侧之长："横骨上廉以下至内辅之上廉长一尺八寸"，"内辅之上廉以下至下廉长三寸半"，"内辅下廉下至内踝长一尺三寸"，"内踝以下至地长三寸"（1.8＋0.35＋1.3＋0.3＝3.75），共 3.75 尺。头颈、躯干与下肢相加得七尺五寸（3.75＋3.75＝7.5），与身高相符。

侧面竖量："角以下至柱骨长一尺，行腋中不见者长四寸，腋以下至季胁长一尺二寸，季胁以下至髀枢长六寸，髀枢以下至膝中长一尺九寸，膝以下至外踝长一尺六寸，外踝以下至京骨长三寸，京骨以下至地长一寸"（1＋0.4＋1.2＋0.6＋1.9＋1.6＋0.3＋0.1＝7.1），共长 7.1 尺，与身长相比竟短 4 寸。

横量方面的差讹则较多，也是历代考证较为集中的地方。如"两颧之间相去七寸"，《甲乙经》作"九寸半"。如"两乳之间广九寸半"，《类经图翼》卷三注："当折八寸为当……此古《明堂》数也。"又如《针灸甲乙经校注》曰："行腋中不见者，长四寸，《类经》卷八第十八注：'此自柱骨下通腋中，隐伏不见之处。'按诸注皆云自柱骨至腋下不见处为四寸，实难通也。自柱骨至腋一段，若以余处尺度相较，长有尺余，非止四寸也。"[1]据文献所载，历代争议多发生在横量的尺寸上，而争论者皆对其中隐含有"天地之数"早已不甚了然，因而在传抄出现差错、版本发生夺误时只知道从身长七尺五寸方面进行竖向校正，而不知道骨度在总的尺寸上必须受到"天地之数"五十五的限制，所以历代注家多少有些随意增减的倾向。

头颈部之数为九，多出 0.05 尺。其中"头之大骨围二尺六寸"曾经引发过学术界的争论。20 世纪有人"大胆提出古人的头颅较今人大四分之一"[1]，又有人认为古人头围较今人为小[2]，这些争论都是未能深入到术数层面，参照其中的比例之故。据邵象清[3]《人体测量手册》附录载：藏族成年男性活体测量身高均数为 1642.77mm，头围均数 576.79mm，则头围＝身高×0.35，此一指数正好与骨度"头之大骨围二尺六寸"（7.5×0.35＝2.625）相符。云南崩龙族成年男性活体测量身高平均数为 1599.7mm，头围均数 553.83mm，则头围＝身高×0.35，亦与骨度头围之二尺六寸（7.5×0.35＝2.625）相符。海南岛黎族成年男性活体测量身高均数为 1630.1，头围均数为 546.25mm，则头围＝身高×0.335，与二尺六寸极为相近（7.5×0.335＝2.512）。因此可以看出，"头之大骨围"在不同种族之间或有一定差异，但鉴于人类基因的稳定性，古今人类的头围指数当无大的不同。由此可以看出，古人用术数厘定骨度在比例的运用上具有相当的准确性。据此考证，头部多出的 0.05 尺当为讹误，可以删除，但讹误发生在何处，则需要做进一步之研究。

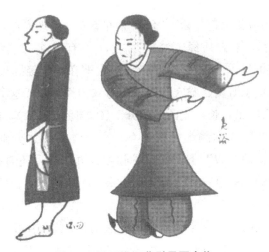

图 6-4　马王堆汉墓引导图人物

再看胸腹背部。这部分之原数应为 16，多出 1.85 尺，是差讹最大的地方。据华北平原汉族男性活体测量指数[4]：胸围＝身高×0.6，骨度"胸围四

① 王亚威，莫楚屏．对灵枢骨度篇有关表面解剖学记载的考证［J］．中医杂志，1957，2（8）：401.

② 何爱华．对"灵枢骨度篇有关表面解剖学记载的考证"一文的商榷［J］．浙江中医杂志，1958，3（2）：39.

③ 邵象清．人体测量手册［M］．上海：上海辞书出版社，1985：410.

④ 邵象清．人体测量手册［M］．上海：上海辞书出版社，1985：410.

尺五寸"（7.5×0.6＝4.5）不多不少，正好相符。但"腰围四尺二寸"与今天标准（男性标准腰围＝身高×0.365。7.5×0.365＝2.7375）相比，约多出一尺四寸有余（4.2－2.7375＝1.4625），显得浑圆硕大，不合正常人体比例。今天，我们看到汉代人物图画的腰部均略显苗条（图6-4），可见胸腹部多出的尺寸主要集中在腰围上。这常被历代研究者所忽视。据此，腰围多出的1.4625可以删除。

四肢部应数为30，多出0.55，差讹率0.018。因未发现突出的地方，或者较为分散。

经上述分析，骨度总数尚多七寸五分有余（总差讹2.27－头颈部0.05－腰围1.4625＝0.7575），今天似已很难通过考证和资料发现予以补充了。但如果将多出的尺寸补入侧面竖量所短少的4寸，如此绝长续短则更加接近"天地之数"了（57.27－1.4625－0.4＝55.4075）。据上述研究发现，古代骨度在头围、胸围和腰围的比例关系上具有相当的准确性，使得对之进行修复的工作成为可能。

《素问·阴阳应象大论》云："余闻上古圣人，论理人形，列别藏府，端络经脉，会通六合，各从其经；气穴所发，各有处名；溪谷属骨，皆有所起……"据所述可见，古人在"端络经脉"，即在确定经脉长短这一工作的时候，曾经综合考察了脏腑、腧穴等因素。考《内经》对于这类组织的术数阐述有："肠胃所入至所出，长六丈四寸四分"（《灵枢·肠胃》），应八八之数；"五五二十五腧，六六三十六腧十六腧"（《灵枢·本输》），分别应五五、六六之数。可见，在"天地之数"下面，除了脉度九九以外，还囊括有八八、六六、五五等数理所指的系列事物，这与《孔子家语·执辔》等篇所藏匿的易数原理甚相符合。

古人制定骨度的本意在于确立脉度，然而，《黄帝内经》中不见载有如何利用骨度确定脉度的具体方法，既然骨度和脉度皆上应天数，则脉度之长短似无庸骨度代劳。其中原委如何，存疑待考。但据此可以知道骨度原来并非是为取穴而设，只是古人很快发现骨度所标识的"骨节之大小广狭长短"能为腧穴的定位带来了不少便利。

古人制订骨度之初原本具有普适性的考虑。《灵枢·骨度》载："帝曰：愿闻众人之度，人长七尺五寸者，其骨节之大小长短各几何？伯高曰：头之大骨围二尺六寸……此众人骨之度也。"显然这是通过标识身高七尺五寸的骨度，使之成为"众人之度"，即设置一种对所有的人都能普遍适用的标准，这种方法就是尺寸通用。尺寸通用同样适用于腧穴的定位。如"发所复者，颅至项尺二寸"则任何人的前后发际之间一律一尺二寸，都可分为十二个等份；"横骨上廉以下至内辅之上廉长一尺八寸"，则任何人的横骨上廉至于骨辅骨之间一律视为一尺八寸，都可分为十八个等分。因为"尽管男女长幼在身高之间存在很大差异，但在天人感应的数术方面却并无不同。"①杨上善懂得这个道理，他在《太素》中说："今以中人为法，则大人、小人皆以为定。何者？取一合七尺五寸人身量之，合有七十五分（份）。则七尺六寸以上大人，亦准为七十五分；七尺四寸以下乃至婴儿，亦称七十五分。立经脉长短，并取空（孔）穴。"因此，从应用角度上看，骨度以比例取穴，只能度己，不能度人。后世医家则有昧于等份之理者，如明代高武（生卒年月不详，大约生活在 16 世纪）就"手铸铜人三，男、妇、童子各一，以试其穴，推之人身（《鄞县志》）"，误以为骨度的尺寸会因性别、年龄和身高而有所不同。

骨度取穴采用比例法，因而位于整数之上的腧穴自然较易取得。如"下膝三寸（《素问·针解》）"取足三里，"在跟以上五寸中（《灵枢·卫气》）"取跗阳穴。后世医家出于取穴方便的考虑，在校正或考订骨度的尺寸时，下意识甚或有意识地尽量使得骨节段内多条经脉的每个腧穴全都恰好位于整数上，如两乳之间九寸半与八寸之争，实际上是等份之争，因为八寸既为整数又便于平分，故而胜出。然而，由天度气数生成的腧穴，其位置恐非专为取穴的便利而设。所以，这类改动多有削足适履之嫌。如将"肘至腕长一尺二寸半"，修改为一尺二寸，会使"去腕一半寸"（《灵枢·经脉》）的列缺穴出现差讹。还有些改动缺乏精确的考证，如将"两乳之间广九寸半"，改为八寸，有人则据现存日本的我国古针灸铜人和明代正统八年英宗依原图重刻宋"铜人腧穴针灸图经"中胃经循行图，经比例测量证实两乳间距离"恰好 9.5 寸"②，似以不改为妥。又如将"天枢以下至横骨长六寸半"，改为五寸，则"腹侧一些穴位将无法安排"，并认为，"《灵枢·骨度》篇记载的尺度更为切近实际"，因而主张取穴"以《灵枢·骨度》篇中所载的各部骨度为准，不应用现今人们经过简化而来的所谓'常用骨度'的尺度。"③ 不过，如要恢复古法取穴则应充分考虑到今本《灵枢·骨度》中存在因不明术数原理而随意增减的讹误。

著名学者唐君毅说："中国先哲以数由理象而成，不离理象而独立，故数

① 卓廉士. 从数术看经脉长度与营气流注 [J]. 中国针灸, 2008, 28 (8)：591.
② 杨永清. 骨度分寸取穴法所定标准的探讨 [J]. 上海针灸杂志, 1993, 12 (2)：79.
③ 王宏亮. 小腹骨度正误 [J]. 山西中医, 1985, 1 (2)：42.

之结合即象之结合，与理之感通互摄。"① 古人将术数与骨度这一事象结合起来，旨在阐述天人相应"感通互摄"的道理。今天可以参照秦汉易数的原理，发现骨度存在的差讹，并可参照其中各部的比例关系用以测量现代人群或者能够进一步寻获差讹之所在，从而对骨度进行较为完善的修复。

《素问·离合真邪论》曰："夫圣人之起度数，必应于天地。"骨度亦为"度数"，是天数、人事、尺寸、人体比例等诸多方面的奇妙结合，遥想古人确定骨度之初，将"天地之数"和尺寸融为一体，按比例分配到身体各个部分，使之不多不少，恰如其分，既合于数理又不留赢余，应该是件非常困难的事！其中的尺寸既有测量，又有比例分配，但更多出于对天人关系的形而上的思考，故不能责之以现代度量衡意义上的精准。后世医家茫然于骨度的术数内容，而只注意到所载尺寸用于腧穴定位的便利，致使一些训诂考证工作带有明显的实用性倾向。

至此，骨度在术数方面尚有一些难以解决的问题，如知道胸腹背部之数为十六，但不知其依据云何；又如在"天地之数"五十五的下面有经脉九九、肠胃八八、五五二十五腧、六六三十六腧，在此序列中何独缺少与七七相应的组织，诸如此类，尚须进一步研究。

在秦汉人的观念里，"天地之数"处于至尊的地位，故而宜于藏匿，暗含在一些生理数据之中，有如神龙见首不见尾，显得十分神秘。上述动物的怀胎月份与中医骨度即为典型的事例。有时，古代的学人还将这一数理藏匿在一些看似平常的关于天人关系的议论中，现予揭示。例如，《素问·阴阳应象大论》有这样一段话：

"故天有精，地有形；天有八纪，地有五里，故能为万物之父母。清阳上天，浊气归地，是故天地之动静，神明为之纲纪，故能以生长收藏，终而复始。惟贤人上配天以养头，下象地以养足，中傍人事以养五藏。天气通于肺，地气通于嗌，风气通于肝，雷气通于心，谷气通于脾，雨气通于肾。六经为川，肠胃为海，九窍为水注之气。以天地为之阴阳，阳之汗，以天地之雨名之；阳之气，以天地之疾风名之。暴气象雷；逆气象阳。故治不法天之纪，不用地之理，则灾害至矣。"

这段涉及天、地、人的关系的议论，就有两处暗藏了"天地之数"，其中一处已见于上述关于骨度的分析中："人上配天以养头，下象地以养足，中傍人事以养五藏"，即言配天数之九，地数之三十，人事十六（9＋30＋16＝55），

---

① 唐君毅. 中国文化之精神价值 [M]. 南京：江苏教育出版社，2006：74.

总数五十五；另一处谓"天气通于肺，地气通于嗌，风气通于肝，雷气通于心，谷气通于脾，雨气通于肾"。五脏之气通于天气，感应于河图之成数，所以肝、心、脾、肺、肾分别应数为八、七、五、九、六（五行应数可参看《素问·金匮真言论》），据此，五脏之数共为三十五（8＋7＋5＋9＋6＝35）；而"六经为川"，应数为六，"肠胃为海"，应数为五（参看本书"肠胃：五与八，五与七"一节），"九窍"之数为九，六经、肠胃、九窍之和为二十（6＋5＋9＝20），再与五脏之数相加共得五十五（35＋20＝55），这就是天地精气之大数。

又如，《素问·生气通天论》中也有涉及天、地、人的一段话，其中同样暗含了"天地之数"，其词曰：

"黄帝曰：夫自古通天者生之本，本于阴阳。天地之间，六合之内，其气九州九窍、五脏、十二节，皆通乎天气。其生五，其气三，数犯此者，则邪气伤人，此寿命之本也。"

其中阴阳应数为二。天地之间指四时或四方，应数为四。六合应数六。九州、九窍皆应九数。十二节应数十二。其生五、其气三，分别应数五与三。据此写成算式：2＋4＋6＋9＋9＋5＋12＋5＋3＝55，共五十五。对于这些暗藏的数理，古人并不明示，一者可能是当时人们的通识，二者可能出于"唯达德者能原其本焉"的思考，将其中的奥秘留待后人去揭示。

将数字暗藏于文字之中，并非古代中国所独有，亦见于其他民族的古老文献中。例如，在差不多与《黄帝内经》同时的《新约圣经》亦可见到类似情况。《约翰福音》："耶稣对他们说，把刚才打的鱼，拿几条来（Jhn 21：10）。西门彼得就去，（或作上船）把网拉到岸上，那网满了大鱼，共一百五十三条。鱼虽这样多，网却没有破（Jhn 21：11）。"希伯来文的每一个字母对应一个数值：אכיאלןהים（"神的儿子"）分别对应的数值是：1、50、10、1、30、6、5、10、40（希伯来文从右向左读），总数一百五十三（1＋50＋10＋1＋30＋6＋5＋10＋40＝153）。暗示耶稣是神的儿子。

"天地之数"与道相通，而道总是藏于事物的背后，所以五十五亦总是藏匿在生命之中，藏匿在天地万象之中。如《淮南子·道应训》就对道与数的关系进行了说明：

"太清问于无穷曰：……'子之知道，亦有数乎？'无为曰：'吾知道有数。'……曰：'其数奈何？'无为曰：'吾知道之可以弱，可以强；可以柔，可以刚；可以阴，可以阳；可以窈，可以明；可以包裹天地，可以应待无方。吾所以知道之数也。'"

这里论及了道与数的关系："可以阴，可以阳；可以窈，可以明。"也就是说，数理可以分为阴阳两种形式，阴者必须伏匿，阳者才可显露。伏匿者"包裹天地"，潜藏在天地宇宙的背后，潜藏在生命与人事的背后，与此相反，显露者必须清楚明白，必须将"应待"万物、对应医理事理的方式昭示于人。这大约就是秦汉术数的运用原则吧。显然，古人认为五十五属于应该潜藏的数理。术数的潜藏应该不甚深玄，如"三主斗，斗主狗"、"四主时，时主豕"之类，均来自于生活，来自对于生活的体会。明代学者顾炎武（1613—1682）云："三代以上，人人皆知天文"（《日知录·卷三十》），这些数理当时或为妇孺皆知的常识，但时移世界，后人早已莫名其中的术数意义了。

河图生成总数五十五，即天地之数，与方位对应为：东、南、西、北、中；与脏腑对应为：肝、心、肺、肾、脾。《黄帝内经》的脏腑理论常省去表面的数字，而是直接从其对应的方位入说，此亦常被研究者忽视。例如：

《素问·气厥论》："脾移热于肝，则为惊衄。肝移热于心，则死。心移热于肺，传为膈消。肺移热于肾，传为柔痉。肾移热于脾，传为虚，肠澼死，不可治。"

对于这一段文字，历代注家常从五行生克作解，甚不得要领也。如张志聪释曰："东方肝木。其病发惊骇。肝主血。故热甚则衄；心主君火而不受邪。邪热乘之。故死；心肺居于膈上。火热淫于肺金。则金水之液涸矣。膈消者。膈上之津液耗竭。而为消渴也。"其实，五脏"移热"就是沿"河图"所示的线路，从肝开始，按照心、肺、肾、脾的次序进行转移（图6-3），此为五脏热病转移的路线：从中心的脾出来，移热从肝之八，到心之七，再到肺之九，终于肾之六，可见脏腑"热移"是按照河图的方位进行的转移，与五行生克没有一点关系。而"移热"所经之线路，相加正好为地数三十（8＋7＋9＋6＝30）。病邪循着地数移徙意味着疾病向"阴"的方面发展，一步步接近死亡，所以"不可治"，预后极为不良。

第五节　肠胃：五与八，五与七

我们知道，经脉的长短、骨度、营卫流注、脏腑之数等生理数据皆与秦汉时期的术数有关，因此推测，《黄帝内经》所载的肠胃尺寸亦当无例外，应该有其术数背境，所以研究须引入古代数理的思考才能揭示。

不过，如要明白胃肠的数理，首先需要弄清肠与胃的关系。肠有大肠、小肠，在脏腑表里相合之中，大肠与肺互为表里，心与小肠互为表里，由于表里相连，其五行属性分别为金与火，但是，从整个消化道的通降功能上看，大肠传导糟粕，小肠泌别清浊，却是属于脾胃整体功能的一个部分。所以《灵枢·本输》说："大肠、小肠、皆属于胃。"从消化道的生理功能上考察，大肠、小肠皆应归属在脾胃之内。

《素问·金匮真言论》曰："中央黄色，入通于脾，开窍于口，藏精于脾，故病在舌本，其味甘，其类土，其畜牛，其谷稷，其应四时，上为镇星，是以知病之在肉也，其音宫，其数五，其臭香。"

在河图所示的方位中，八、七、五、九、六各主一方，各主一季，"五"对应中央，属于长夏，对应人的脾胃，故脾胃之数为五（图6-3）。大肠、小肠既属脾胃，则其所应之数当与脾胃相同，因为就生理而言，肠胃以通为降，以通为顺，协同共济，属于同一个功能范畴，故同样应数于"五"。然而，除五之外，肠胃又应数于八。

本书在"八方、隔八相生"一节中述及八是大地四方的扩展和延伸，并引《淮南子·坠形训》："九州之大，纯方千里。九州之外，乃有八殥……八殥之外，而有八纮……八纮之外，乃有八极"以入说，说明大地应数为八。五属阳，本为天数，但经"天有六气，降生五味"（《汉书·律历志·传》）之后，亦可成为地数。因此，八与五皆为地数，内应于脾胃。

《素问·阴阳应象大论》载："天有八纪，地有五里。故能为万物之父母。"

在秦汉人们时空混同的宇宙观念中，八与五皆具有时空的元素，八殥、八纪所环绕之四方大地是生我、养我的世界，其中四季的阴阳变化，五时之生、长、化、收、藏，八方风气之寒、暖、燠、湿，皆为八与五之结合形成的生长环境，故"八纪"、"五里"都是"万物之父母"，在功能上都对应于人体的脾胃以及整个消化道。因此，古人采用五与八结合的形式来说明肠胃的功能状态，这一点将会在《内经》记载的肠胃尺寸中看到。

中医学在其发展的某个阶段上，曾经有过颇为粗略的解剖实验。

《灵枢·经水》："若夫八尺之士，皮肉在此，外可度量切循而得之，其死可解剖而视之，其脏之坚脆，腑之大小，谷之多少，脉之长短，血之清浊，气之多少，十二经之多血少气，与其少血多气，与其皆多血气，与其皆少血气，皆有大数。"

这个"大数"值得注意，也就是说，尽管其中"腑之大小"部分或得自于实际的测量，但是，古人解剖的目的并非在于了解各系统器官的位置、形态、结构和毗邻关系，而是旨在说明脏腑经脉的尺寸与天地"大数"相符合的情况。

"大数",意谓重要的数理,有时就是指天数。这种叙述亦见于汉代其他文献。《汉书·律历志上》:"五星起其初,日月起其中,凡十二次。日至其初为节,至其中斗建下为十二辰。视其建而知其次。故曰:"制礼上物,不过十二,天之大数也"。据此可见,"十二"是"天之大数",与《灵枢·经水》举"十二经"为"大数"的道理是一样的;又如,《汉书·五行志》:"五位皆以五而合,而阴阳易位,故曰'妃以五成'。然则水之大数六,火七,木八,金九,土十。"这里又将五行、五方之数即河图之数视为"大数"。因此可以看出,古人解剖的目的就是看属于水的肾脏是否与六数相符,属于火的心脏是否与七数相符,属于木的肝脏是否与八数相符,属于金的肺脏是否与九数相符,属于土的脾胃是否与十(或五)数相符,等等,也就是在考察天人之间术数方面的符合情况。

因此,古人所谓的解剖似乎不在于寻求新的知识,而在验证故有的学问,这一传统流传久远,今天中医的实验研究尽管引入了科学的手段,其验证旧学的基本思路亦未能脱其窠臼。古人解剖胃肠,记录了胃肠各个部分组织的长短和大小,但这一记录既要照顾实际测量的数据,又要照顾胃肠之"大数",也就是要照顾到天人的关系,因此不能用现代解剖学要求忠实记录所有数据之标准以待之。胃肠解剖之内容载于《灵枢·肠胃》之中,下面逐条引述并予分析。

"黄帝问于伯高曰:余愿闻六腑传谷者,肠胃之小大长短,受谷之多少奈何?伯高曰:请尽言之。谷所从出入浅深远近长短之度:唇至齿长九分,口广二寸半,齿以后至会厌,深三寸半,大容五合。"

《淮南子·天文训》说:"古人为度量轻重,生乎天道。"因此,解剖之目的与前所述及的"骨度"一样,旨在寻找一个"众人之度",冀求得尺寸的普适性。所以,古人总是想到如何才能尺寸通用,如何进行合理的比例分配,总是想到在人体组织上如何体现"天之大数",以及如何说明人体与天道具有的一致性。有了这样的概念,方能识得古人解剖之良苦用心。

据《灵枢·肠胃》记载,整个口腔到会厌的空间容量是:唇至齿之九分、口广二寸半,牙齿至会厌的深度三寸半,胃肠的头两个数分别应于一九、五五、似在暗用九五之数。在《易经》中,六十四卦中的第一卦为乾卦,九五是其中最好的爻象,在肠胃的起点也是最高的地方应于九与五数,具有感应天数的特别意义。

从牙齿到会厌的三寸半,应七五之数,基础用的五数。口腔到会厌的容量应为九分、二寸五、三寸五这三个数相乘:($0.9 \times 2.5 \times 3.5 = 7.875$),其大小约应于八数，也就是一八之数。在口腔至会厌这样一个空间中，"大容五合"，大致的容量是五合，应数为五。《灵枢·肠胃》一开始就奠定了肠胃的术数：八与五。

"舌重十两，长七寸，广二寸半；咽门重十两。广一寸半，至胃长一尺六寸。"

"十两"乃二五之数，"二寸半"乃五五之数，"咽重十两"亦为二五之数，"广一寸半"为三五之数；舌至胃长一尺六乃二八之数，从咽至胃又为三八之数（1.5×16＝24）。此时八已经有了一八、二八和三八之数。

"胃纡曲屈，伸之，长二尺六寸，大一尺五寸，径五寸，大容三斗五升。"

"五寸"、"一尺五"、"三斗五升"分别应数一五、三五和七五。胃是消化系统的中心部分，应得八五之数之和，以示天之"八纪"与地之"五里"的结合，胃"长二尺六寸"乃是八与五之和的两倍 [（8+5）×2＝26]。乘以二的原因，可能与胃之实际大小甚为近似有关。

"小肠后附脊，左环回周迭积，其注于回肠者，外附于脐上，回运环反十六曲，大二寸半，径八分分之少半，长三丈二尺；"

"八分"、"十六曲"、"三丈二尺"分别应数一八、二八、四八；"二寸半"应五五之数。"左环回周"乃天运之左旋，仿黄钟左旋八八相生，故以"十六曲"应二八之数；并且，小肠之"大"、"径"与"长"相乘得六十四（32×2.5×0.8＝64），此为八八之数。

"回肠当脐，右环回周叶积而下，回运环反十六曲，大四寸，径一寸寸之少半，长二丈一尺；"

"十六曲"乃二八之数；"径一寸寸之少半"，《太素·卷十三·肠度》作"径一寸少半"，即约长一寸半，即三五之数。"四寸"应五八之数。这里的"右环回周"当与地道右转有关。小肠、回肠为吸收水谷精气之处，所以既应天道，又应地道，其所应之数既有天之"八纪"，又有地之"五里"，于是用八之二倍加上五 [（8×2）+5＝21]，得"二丈一尺"。

"广肠傅脊，以受回肠，左环叶积上下，辟大八寸，径二寸寸之大半，长二尺八寸"

广肠出现的数字是"八寸"、"二寸寸之大半"与"二尺八寸"，三数相乘之积（0.8×0.25×28＝56）为五十六，乃七八之数。

"肠胃所入至所出，长六丈四寸四分，回曲环反，三十二曲也。"

肠胃从唇至肛门的长度是：唇至齿九分、牙齿到会厌的长度为三寸半、咽喉至胃一尺六寸、胃伸展开来长二尺六寸、小肠三丈二尺、回肠二丈一尺、广肠二尺八寸，相加总数为"六丈四寸四分"（0.09＋0.35＋1.6＋2.6＋32＋21＋2.8＝60.44），这在字面上颇近似于六十四，因而约合八八之数。"回曲环反，三十二曲"，乃是四八之数。

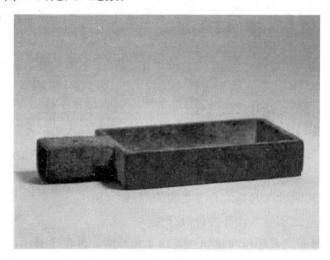

图6-5　战国 秦 商鞅铜方升（藏于上海博物馆），高 2.32 厘米，
周长 18.7 厘米，容量合今之 0.1845 升

《灵枢·肠胃》载人的胃容量"大容三斗五升"，据今人紫溪考证：战国右里升"用水量之，容 830 毫升。"秦代商鞅方升"其一升之量比公升 0.1845升"（图 6-5）。秦始皇时代的方升形状与商鞅方升相同，"以水验其容量，合今 200 毫升"。汉初的大半籥（藏今中国历史博物馆）以水量之，于是知"汉代的一籥，当今 10 毫升，二籥为合，十合为升。此与秦方升容 200 毫升者正合，汉初多因秦制，这也是一个例证"。另外，西汉上林供府升（藏天津博物馆）"今以水量之容 290 毫升"[①]。

据今天的生理知识，成人饱食之后胃内容量可达 2000～3000 毫升，亦即篇中所称的"大容三斗五升"。"大容"，指饱食的容量。以此揆之，《灵枢·平人绝谷》"谷二斗，水一斗五升"的总量相当于今天的 3000 毫升，即 3 升。结合先秦两汉时期的容器，没有一种容器与之相符。战国右里升之三斗五升（0.83×35＝29.05升），而战国商鞅升与西汉上林供府升皆嫌过大（0.2×35＝7 升；0.29×35＝10.15 升）。而据《简明中医辞典》[②]（表 6-4）所载，秦与西汉的一升合今之 0.3425 升，三斗五升为 11.9875 升，亦嫌过大。因此可见，《灵枢·肠胃》所谓

① 紫溪. 古代量器小考. 中国古代度量衡论文集［M］. 郑州：中洲古籍出版社，1990：182-207.
② 中医辞典编辑委员会. 简明中医辞典［M］. 北京：人民卫生出版社，1979：1008.

胃容"三斗五升"者，旨在符合五七之数。

表 6-4　东汉以前度量衡与今制之比较

年　　代	朝代	一尺合市尺	一两合市两	一升合市升
公元前 1066—前 21 年	周	0.5973	0.46	0.1937
公元前 221 年—前 206 年	秦	0.8295	0.52	0.3425
公元前 206 年—公元 23 年	西汉	0.8295	0.52	0.3425
公元 25 年—220 年	东汉	0.6912	0.46	0.1989

　　从《灵枢·肠胃》所载上看，消化道的数理几乎全用到了五、八及其倍数。消化道的顶端始于九以应天（"九分"），随后是五与八两个系统，五有一五、二五、三五、五五、七五、八五，八有一八、二八、四八、五八、七八、八八。五的出现无序列，八则较为有序，消化道的上端为一八、二八，下端则为四八、七八、八八依序排列。在消化道的中间，胃与回肠的长度是八与五两数的结合，最后以八八之数以应地气而结束。肠道的回还既应天之左转，又应于地之右旋，这就是肠胃从"所入至所出"的整个术数情况。其中八与五这两个序列都缺少与六相乘之数，即六八与六五，不知古人出于何种考虑，尚有待于进一步研究。

　　在说明胃肠功能方面，古人不仅将五与八进行配合，而且，有时也将七结合进来。如《灵枢·平人绝谷》就以五、七、八三数结合的形式来说明消化道的容量以及人在绝谷不食的情况下所能存活的时间。此或为不同术家的观点，所说明的事理大致相同。下面逐段予以分析：

　　"黄帝曰：愿闻人之不食，七日而死何也？伯高曰：臣请言其故。胃大一尺五寸，径五寸，长二尺六寸，横屈受水谷三斗五升，其中之谷，常留二斗，水一斗五升而满。"

　　其中胃"大一尺五寸"、"径五寸"、"长二尺六寸"、胃之容量"三斗五升"等，均与《灵枢·肠胃》所载相同。人不饮食七日而死，是其立论的基础。"七"本源于"天周二十八宿，而一面七星"（《灵枢·卫气行》），大地上应天象，四面七星环绕，中间应于脾胃。所以本篇之基数为七，并与之相终始。"三斗五升"是七的五倍，应五七之数。其中"二尺六寸"不入数理，姑予存疑。

　　"上焦泄气，出其精微，慓悍滑疾，下焦下溉诸肠。小肠大二寸半，径八分分之少半，长三丈二尺，受谷二斗四升，水六升三合合之大半。"

小肠的长度、宽度、直径俱同于《灵枢·肠胃》所载之"三丈二尺"（四八之数）、"二寸半"（二五之数）、"八分分之少半"（一八之数），只是多了"受谷"之数。至此，小肠之容量乃是六十四升（32×2.5×0.8＝64），应八八之数。如将"少半"算上，得"六升三合合之大半"。而"受谷二斗四升"以下《太素·卷十三》作"受一斗三合合之大半，谷四升，水六升三合合之大半。""一斗三合合之大半"（13.35）约当二七之数。由于"泄气"和"下溉"之故，肠中的水谷常有盈虚，故取其约数。这里的约数似可视为一种对于生理性状的动态记述。

"回肠大四寸，径一寸寸之少半，长二丈一尺，受谷一斗，水七升半。"

回肠的宽、长度与径皆同于《灵枢·肠胃》。受谷以七为基数，因而此处"二丈一尺"则合三七之数。其受谷数在《太素·卷十三》中作"受一斗七升升之半，谷一斗，水七升升之半。"（1.75＋1＋0.75＝3.5）三数相加得三斗五升，应五七之数。

"广肠大八寸，径二寸寸之大半，长二尺八寸，受谷九升三合八分合之一。"

广肠的大、径、长相乘其容量为五十六（0.8×0.25×2.8＝0.56），此为七八之数，当为受谷之数。而文中"九升三合作分合之一"，不合于术数，不知何故，抑或有文字夺误耶？

"肠胃之长，凡五丈八尺四寸，受水谷九斗二升一合合之大半，此肠胃所受水谷之数也。"

肠胃受谷的总量为：胃受水谷三斗五升；小肠受谷二斗四升、受水六升三合合之大半；回肠受谷一斗、受水七升半；广肠受谷九升三合八分合之一。将上数相加（3.5＋2.4＋0.635＋1＋0.75＋0.93125＝9.21625）得"九斗二升一合合之大半"。

本节肠胃之长度为"五丈八尺四寸"，此与《灵枢·肠胃》之"六丈四寸四分"不符，却与《太素·十三卷》所录相符："肠胃之长、凡长六丈四寸四分，受水谷六斗六升六合八分合之一，此肠胃所受水谷之数也。"但《太素》所载受谷的总量又与本段不符，其中真伪，尚有待于进一步之研究。

"平人则不然，胃满则肠虚，肠满则胃虚，更虚更满，故气得上下，五脏安定，血脉和利，精神乃居，故神者，水谷之精气也。故肠胃之中，常留谷二斗，水一斗五升，故平人日再后，后二升半，一日中五升，七日五七三斗五升，而留水谷尽矣。故平人不食饮七日而死者，水谷精气津液皆尽故也。"

"平人"指"平人绝谷"，这是说正常人在绝谷之后胃肠的情况，绝谷之后人所消耗的不是胃的最大容量"九斗二升一合合之大半",而是"常留"的部分,这部分只有"三斗五升",其中谷二斗,水一斗五升,合于五七之数;人的生命活动("神气")是水谷精气的体现,胃肠虚实更替,气血化生不已,脏腑经脉受到气血的灌注,阴平阳秘,形神相合。"日再后",每日解两次大便。每次排出二升半,一天排泄五升。如果人七天不进饮食就会死亡。五升与七天又应于五七之数。我们今天知道,正常人每日大便量约200余克。如以战国右里升量之(830毫升×5=4150毫升),则嫌过多;如以战国商鞅升或秦汉的方升量之,亦觉其多(0.184毫升×5=920毫升,图6-5)或(200毫升×5=1000毫升)[1]。可见古人为了数理而有不甚顾及实际情况的时候。

在河图中,"五"对应脾胃、对应整个消化道,所以肠胃之数因"五"而立。在五的基础上,《灵枢·肠胃》辅之以八,而《灵枢·平人绝谷》则既辅以七,又辅以八。一般而言,胃肠的大小应于五与八数,而其容量则应于五与七数,先是一七,随后就是二七、三七、直到五七。《灵枢·平人绝谷》用七的原理与《灵枢·肠胃》用八的原理在出发点上是一样的。

另外,肠胃数理将"7.875"以应八数,"六丈四寸四分"以应八八之数,"六升三合合之大半"以应九七之数等,近似于术又不全合于数,据揣测,这种情况极可能与古人头脑中胃肠总是不断"更虚更实"(《素问·太阴阳明论》)的动态想象有关。

此外,《灵枢·五味》在胃肠吸收水谷与代谢方面,有"出三入一"之说,历代注家的意见不一,如果从其背后的数理入手,则会十分清楚明白,易于理解。引之如下:

"谷始入于胃,其精微者,先出于胃之两焦,以溉五脏,别出两行,营卫之道。其大气之抟而不行者,积于胸中,命曰气海,出于肺,循喉咽,故呼则出,吸则入。天地之精气,其大数常出三入一,故谷不入,半日则气衰,一日则气少矣。"

考这段经文的术数背境应该与"函三为一"有关。《汉书·律历志》:"太极元气,函三为一。极、中也。元、始也。行于十二辰,始动于子。"太极为一,由太极生两仪,是为阴阳,应数为二;"万物负阴而抱阳,冲气以为和"(《老子》),由阴阳的运动产生了"和"气,和气加阴阳,其数为三。值得注意的是其后有"行于十二辰,始动于子"这句话,这正好可以对应人体,说明十二经脉以及营气环流"夜半而大会"(《灵枢·营卫生会》)于子时的藏象生

---

[1] 据《陶斋节金录》著录秦始皇之方升约合今天200毫升,与商鞅升相似。

理。这就是天地之"大数",也是天地精气运行的形式。此形式由"元气"始于子时而行于"十二辰",此乃由一而多,因此,所谓"函三为一"的实质乃是一源三歧,以此对照人体生理则为:所入者谷气,应数为一。水谷精微为三途:一为营气,一为卫气,所谓"别出两行"是也;三为"积于胸中"的宗气;营气属阴,卫气属阳,宗气积于胸中,呼则出,吸则入,乃为和气。这就是水谷精微入于十二经脉,生成营气、卫气、宗气的过程,同构于"天地之精气"。

第六节　腧穴的数理与针灸治疗

前面论及,太阳周天遍历二十八宿为一年,人体气血的运行与之同步,环绕二十八脉为一周;一年三百六十五天,天人相应,二十八脉之上则须有三百六十五个腧穴,腧穴的数目与一年的天数相对应。

《素问·阴阳离合论》:"黄帝问曰:余闻天为阳,地为阴,日为阳,月为阴,大小月三百六十日成一岁,人亦应之。"

《素问·六节藏象论》:"黄帝问曰:余闻天以六六之节,以成一岁。人以九九制会,计人亦有三百六十五节,以为天地,久矣。"

"节",《易·说卦》:"止也",是为气所止息之处。节为岁时之所止,与之相应,腧穴为卫气聚集之处。《素问·五藏生成》指出腧穴为"卫气之所留止"。因此"三百六十五节",是说全身共有三百六十五个腧穴。

虽说二十八脉与太阳周天之数相应,但实际上腧穴的总数却是建立在十一脉的基础之上。对此,《灵枢·九针十二原》推算如下:

"五藏五腧,五五二十五腧;六府六腧,六六三十六腧。经脉十二,络脉十五,凡二十七气以上下,所出为井,所溜为荥,所注为腧,所行为经,所入为合,二十七气所行,皆在五腧也。节之交,三百六十五会,知其要者,一言而终,不知其要,流散无穷。所言节者,神气之所游行出入也,非皮肉筋骨也。"

"五脏五腧","六府六腧",经脉为数十一。这里通过"节之交"而推得"三百六十五会"。"节"在天文中的数字是多少呢?据"天以六六之节,以成一岁"的说法,则"节"的应数为六。这样,再据"五五二十五""六六三十六"写成算式:$[(5 \times 5) + (6 \times 6)] \times 6 = 366$。这个结果与一年三百六十五的天数相对照,考虑到闰年等因素,已经与"天道"非常接近了。因此,古人直接将三百六十六说成三百六十五。如《素问·气穴论》就说:"溪谷三百六十五穴会,亦应一岁。"当然,365是全身腧穴的理论数字,其时记录在案的腧穴尚不足此数。由于天道所在,后世医家对于腧穴的增补至361穴为止,大约都知道不能逾越365的底线。

因为三百六十五穴建立在十一脉的基础之上,所以所谓"经脉十二,络脉十五,凡二十七气以上下"(《灵枢·九针十二原》)之说,应是将手厥阴经纳入经脉而形成了营气循环的体系之后,这时二十七脉才能上应三九之数,才能与"人以九九制会"的数理相符。

《易·系辞上》曰:"天一地二,天三地四,天五地六,天七地八,天九地十。天数五,地数五,五位相得而各有合。天数二十有五,地数三十。"

在腧穴体系中,与五脏连属的阴经每经五个腧穴,共为二十五,应于天数二十有五,这是毫无疑义的,但是,与六腑连属的阳经每经却有六个腧穴,共为三十六个,显然与"地数三十"的规定不符。对此,古人有特别的说法。

《灵枢·顺气一日分四时》:"人有五藏,五藏有五变,五变有五输,故五五二十五输,以应五时……黄帝曰:诸原安合以致六输?岐伯曰:原独不应五时,以经合之,以应其数,故六六三十六输。"

六阳经中的五腧穴各应五时,只有原穴则"不应其数",也就是说,虽然六阳经共有三十六腧,但"应数"者却只有三十个,经过这样一种变通的解释,六阳经的腧穴就与《易经》的"地数"完全符合了。尽管这种将阳经中的六个原穴完全排除在"五时"之外的做法甚为武断,但历来注家均无异议。然而,有趣的是,古人一面说原穴不应五时,不应地数,但实际上又将原穴的数目纳入计算,似不在乎其说之先后矛盾也。

从"五藏五腧,五五二十五腧;六府六腧,六六三十六腧"的推算中,可以看出,古人认为经络"二十七气"注入于五输,能使全身三百六十五穴之气与五输穴相通应、相感通,具有良好的治疗作用,因而五输穴乃是针灸治病之首选腧穴。

据以上分析,我们可以清楚看到,脏腑、骨度、脉度、二十五腧、三十六腧皆应于天地之数,肠胃容量与大小应于地数,应于四方之数,人体全身有三百六十五穴应于一年之三百六十五日,据此可以推知:每条经脉的腧穴其数目的背后必然同样暗藏数理。现予揭示,以飨同道。

《素问·气府论》:"足太阳脉气所发者七十八穴……足少阳脉气所发者六十二穴……足阳明脉气所发者六十八穴……手太阳脉气所发者三十六穴……手阳明脉气所发者二十二穴……手少阳脉气所发者三十二穴……督脉气所发者二十八穴……任脉之气所发者二十八穴……冲脉气所发者二十二穴……足少阴舌

下，厥阴毛中急脉各一，手少阴各一，阴阳跷各一，手足诸鱼际脉气所发者，凡三百六十五穴也。"

据本段经文所载，全身腧穴之总数共为三百六十五个，但是，将各经气穴相加却不止此数（78＋62＋68＋36＋22＋32＋28＋28＋22＋1＋2＋2＋2＋2＝385），这说明记录存在错误，对此，后世注家的解释各不相同。如杨上善说："总二十六脉，有三百八十四穴，此言三百六十五穴，举大数言。"吴昆说："凡三百九十八穴，除去重出四穴，实多二十九穴。"张景岳说："总计前数，共三百八十六穴，除重复十二穴，仍多九穴。"笔者认为，诸贤的解释皆缁珠于文字方面的考校，未能从大处着眼，忽视了其中的术数原理。

现考校如下：先看督任二脉。督脉、任脉各有二十八穴，上应二十八宿。太阳东升西落，经行二十八宿之间，日行一周。《灵枢·玉版》曰："经脉二十八会，尽有周纪。"所以二十八乃周天之数，从督任二脉的循行上看，各具二十八穴应当与此有关。

督脉的循行线路"并于脊里，上至风府，入属于脑"（《难经·二十八难》），除了沿脊柱后正中线上行之一条线路外，尚有一支行于腹部。《素问·骨空》曰："（督脉）其少腹直上者，贯脐中央，上贯心，入喉，上颐，环唇，上系两目之下中央。"后者所行线路几乎完全与任脉相重合，任督二脉之相合使气血在人体的运行形成了一条环路，通行于躯干的前后，在这条环路上，气血之行上应周天二十八宿，与太阳周天相应，大约因此之故，古人将任督二脉的"脉气所发"分别确定为二十八穴。后世气功修炼者亦将气通于任督二脉视为"小周天"，应该是从二十八数之中获得的启示。

再看其他各经：各经腧穴的差讹可能与传抄有关。虽然由来已久，但可以根据术数的原理予以修复。修复的依据是：术数在说明藏象时常常用到"至数"及其倍数的形式，如经脉的长短为三五之数及其倍数，呼吸气行之尺寸亦为数"三"及其倍数；因此可以推知，各经腧穴的数目也应该与某种"至数"及其倍数有关。我们知道，经脉内连五脏，而五脏之数源于河图（参看《素问·金匮真言》、《素问·五常政大论》），即木、火、土、金、水，分别应数于八、七、五、九、六。因而河图之数及其倍数最有可能成为各经腧穴之数理基础。分析如下：

足太阳"七十八穴"：足太阳属水，水数为六，七十八是六的倍数（78÷6＝13），故七十八之数不变（78）；足少阳"六十二穴"：足少阳属木，木数为八，八八六十四，故其数应为六十四（64）；足阳明"六十八穴"：足阳明属土，土数为五，其十三倍为六十五（65÷5＝13），故六十五之数不变（65）；手太阳"三十六穴"：手太阳属火，火数为七，五七三十五，其数应为三十五（35）；手阳明

"二十二穴"：手阳明属金，金数为九，三九二十七，其数应为二十七（27），原因可能与汉隶之"二"与"七"之间容易出现讹误有关；手少阳"三十二穴"：手少阳属火，火数为七，五七三十五，其数应为三十五（35）。汉隶的二与五之间亦极容易出现夺误的情况。

修复的原则：只改一字。这是假设传抄之错不超出一字，因为抄错两字或整句抄错的几率较小。如足阳明取八八六十四，不取七八五十六，因为六十四于"六十二"仅易一字，而五十六须易数字也。余皆准此。这样，再将修复后的各经腧穴数字相加（包括督脉与任脉），总数正好三百六十个（78＋64＋65＋35＋27＋35＋28＋28＝360）。这绝不是巧合，应该原本如此。

于是下面两个问题则较好解释了：一，"足少阴舌下，厥阴毛中急脉各一，手少阴各一，阴阳跻各一，手足诸鱼际脉气所发者"，这一段文字的目的显然是为了凑足五数，因而只有五穴。如"足少阴舌下"就是为了需要一个单数而设，以便满足三百六十五之总数（78＋64＋65＋35＋27＋35＋28＋28＋1＋2＋2＝365）。其中"手少阴各一"与"手足诸鱼际"两句则极可能为衍文。

二，"冲脉气所发者二十二穴"应该不在三百六十五穴的数中。《素问·骨空》曰："冲脉者，起于气街，并少阴之经，侠脐上行，至胸中而散。"冲脉与足少阴肾经并行，故冲脉的腧穴不专列。在奇经八脉之中，除了任、督二脉之外，均无自身的腧穴。疑此或为不同学派的观点，有人传录于此，日久融入正文。

此外，《内经》中还存在另一种腧穴的分类计数方法，其说见于《素问·气穴论》：

"黄帝问曰：余闻气穴三百六十五，以应一岁……世言真数开人意，今余所访问者真数，发蒙解惑，未足以论也。然余愿闻夫子溢志尽言其处，令解其意，请藏之金匮，不敢复出。岐伯再拜而起曰：臣请言之。"

这种方法同样是用一年三百六十五日以对应三百六十五穴，但这里不用河图数理，而是用到了所谓"真数"。真数与河图不同，它是着眼于针刺的疗效，因而特别具有"发蒙解惑"的临床作用，引之如下，并予分析：

"脏俞五十穴，腑俞七十二穴，热俞五十九穴，水俞五十七穴，头上五行行五，五五二十五穴；中𦚐（同脊）两傍各五，凡十穴；大椎上两傍各一，凡二穴，目瞳子浮白二穴，两髀厌分中二穴，犊鼻二穴，耳中多所闻二穴，眉本二穴，完骨二穴，项中央一穴，枕骨二穴，上关二穴，大迎二穴，下关二穴，天柱二穴，巨虚上下廉四穴，曲牙二穴，天突一穴，天府二穴，天牖二穴，扶突二穴，天窗二穴，肩解二穴，关元一穴，委阳二穴，肩贞二穴，喑门一穴，脐一穴，胸俞十二穴，背俞二穴，膺俞十二穴，分肉二穴，踝上横二穴，阴阳跷四穴，水俞在诸分，热俞在气穴，寒热俞在两骸厌中二穴，大禁二十五，在天府下五寸，凡三百六十五穴，针之所由行也。"

将本段各个部分的腧穴相加起来得共三百六十穴，（50＋72＋59＋57＋25＋10＋2＋2＋2＋2＋2＋2＋2＋1＋2＋2＋2＋2＋4＋2＋1＋2＋2＋2＋2＋2＋1＋2＋2＋1＋1＋12＋2＋12＋2＋2＋4＋2＋2＝360），也就是说，这段文字保持了原样，出现差讹的可能性极小。腧穴总数虽然少了五穴，但在古人的眼里，有时三百六十同于三百六十五，他们将这种情况称为"举其成数而言之"（孔颖达《周义正义·序》）。其中"大禁"，指手五里穴，两侧各一，此穴因为禁用二十五数而得名。其说见于《灵枢·玉版》："迎之五里，中道而止，五至而已，五往而脏之气尽矣，故五五二十五而竭其输矣。此所谓夺其天气者也，非能绝其命而倾其寿者也。"

"脏俞五十穴"：脏腧指阴经的五输穴，阴经与五脏相连，故称"脏俞"。五脏应"天数五"，五五二十五腧，人体左右两侧共为五十；

"腑俞七十二穴"：腑腧指阳经的五输穴加上原穴，六六三十六腧，人体左右两侧共为七十二。从五六之数上看，五腧穴的数理仍然是建立在十一脉体系之上（表6-5、表6-6）。

表6-5　脏俞五十

五脏	井木	荥火	输土	经金	合水
肝	大敦	行间	太冲	中封	曲泉
心	少冲	少府	神门	灵道	少海
脾	隐白	大都	太白	商丘	阴陵泉
肺	少商	鱼际	太渊	经渠	尺泽
肾	涌泉	然谷	太溪	复溜	阴谷

表6-6　腑俞七十二

六腑	井金	荥水	输木	原	经火	合土
大肠	商阳	二间	三间	合谷	阳溪	曲池
小肠	少泽	前谷	后溪	腕骨	阳谷	小海
胃	厉兑	内庭	陷谷	冲阳	解溪	三里
膀胱	至阴	通谷	束骨	京骨	昆仑	委中
三焦	关冲	液门	中渚	阳池	支沟	天井
胆	窍阴	侠溪	临泣	丘墟	阳辅	阳陵泉

注：手厥阴心包经的五输穴在晋代由皇甫谧《针灸甲乙经》补入

据《素问·气穴论》所载，"热俞五十九"和"水俞五十七"均被纳于"真数"之列。现分述如下：

热俞五十九穴："热俞"是治疗热病的腧穴。热病指一切发热性疾病，其涵盖范围甚广，古人特设"热俞五十九"以疗之。热腧的名称及治疗范围载于《素问·水热穴论》，其词曰：

"帝曰：夫子言治热病五十九俞，余论其意，未能领别其处，愿闻其处，因闻其意。岐伯曰：头上五行行五者，以越诸阳之热逆也。大杼、膺俞、缺盆、背俞，此八者，以泻胸中之热也；气街、三里、巨虚上下廉，此八者，以泻胃中之热也；云门、髃骨、委中、髓空，此八者，以泻四肢之热也；五脏俞傍五，此十者，以泻五脏之热也。凡此五十九穴者，皆热之左右也。"

据考："热俞五十九"之说可能与北斗之神的运行方式以及月相的望朔有关。

唐代司马贞《史记索隐》载："太初历法[①]，一月之日，二十九日九百四十分日之四百九十九（29.5308），每两月合成五十九日，余五十八分（29.5308×2＝59.0616）。"朔望法根据月亮绕地球一周，从月圆或缺到下次月圆或缺所需的时间（朔望月）定为一月，约为 29.53 日，为了取其整数，古人将大月定为 30 天，小月 29 天，以此多少相补。五十九正好为两个月的天数。

《素问·水热穴论》说："凡此五十九穴者，皆热之左右也。"这里的"左右"不仅指左右两侧的腧穴，应该还有更深的术数意义。《淮南子·天文训》："北斗之神有雌雄，十一月始建于子，月从一辰，雄左行，雌右行，五月合午谋刑，十一月合子谋德。"北斗有雌雄两神，于十一月于子辰开始运行，雄神向左行，雌神向右行，每月移动一辰，经六辰之后，两者于五月相会于午辰，于此转向阴刑；十一月会于子辰，从而转向阳德。也就是说，雌雄二神各行十二辰为一年。雌神行一辰的时间为一月，雄神行一辰的时间也为一月，时间虽为一月，但两侧之数为五十九，其左右之行正好对应于人体的左侧和右侧；"刑""德"为日月所主，两者死生相依，其子午交会有阴生于阳，阳生于阴，阴阳相错之势。

"刑""德"之说对应于医学则为补泻。五十九穴遍于全身，应于左右，泻

---

① 公元前 104 年，汉武帝下令制定历法，因在太初年间，故名《太初历》。《太初历》规定一年等于 365.2502 日，一月等于 29.53086 日；将原来以十月为岁首改为以正月为岁首；开始采用有利于农时的二十四节气，并以没有中气的月份为闰月，因而最大程度上调整了太阳周天与阴历纪月不相符合的矛盾。这是我国历法上一次大改革。

中有补，补中有泻，能使泻热而不伤津，养阴而无邪滞，宜于热证的治疗。此外，《淮南子·天文训》："月者，阴之宗也。"月亮为阴气之本，用阴数以泻热邪，故五十九为泻热的常数，此数有时不拘于腧穴，亦可作为治疗热病的针法之数。如《素问·热病》："热病先身重骨痛，耳聋好瞑，刺足少阴，病甚为五十九刺。"这个五十九刺指针法之数。

头部是人体最高的部位，穴位排列应于天数。"天数二十有五"（《易·系辞上》），所以，《素问·气府论》有"头上五行行五"之说。同理，《素问·气穴论》："头上五行，行五，五五二十五穴"皆为天数之运用①。治疗热病的五十九穴是由头部二十五穴、泻胸热者八穴、泻胃热者八穴、泻四肢热者八穴、泻五脏热者十穴相加而成（25＋24＋10＝59）。一般认为，膺俞是今天的中府，背俞乃风门，髃骨即肩髃，其中髓空王冰注为腰俞，但据"云门、髃骨、委中、髓空，此八者，以泻四肢之热"，说明髓空当有二穴，如为腰俞则少一穴。今据《素问·骨空论》所载："髓空在脑后三分，在颅际锐骨之下"之文，拟以风池替之，以合五十九俞之数。

另外，据北斗雌雄之行可以看出，人体左右两侧之应数似与月相有关。一般情况下，人体卫气与太阳的运行同步，太阳日行于天空，夜行于阴间，人体卫气应之，昼行于阳分，夜行于阴分。针灸"审察卫气"（《灵枢·禁服》）以治病，主要是参照日光。但亦有参照月相者，其条件是：一，涉及人体的左右两侧；二，邪无常处，呈游走状，且病程较长。如《素问·缪刺论》曰：

"凡痹往来行无常处者，在分肉间痛而刺之，以月死生为数，用针者，随气盛衰，以为痏数，针过其日数则脱气，不及日数则气不泻，左刺右，右刺左，病已止；不已，复刺之如法。月生一日一痏，二日二痏，渐多之；十五日十五痏，十六日十四痏，渐少之。"

所云"随气盛衰"，一者随月相之盛衰，二者随人体卫气之盛衰。因为，"月始生，则血气始精，卫气始行；月廓满，则血气实，肌肉坚；月廓空，则肌肉减，经络虚，卫气去，形独居。是以因天时而调血气也。是以天寒无刺，天温无疑。月生无泻，月满无补，月廓空无治，是谓得时而调之。"（《素问·八正神明论》）这种盛衰因"雄左行，雌右行"对应人体而有左右的联系，缪刺法则采用以左刺右，以右刺左的方法，象而应之，而"月生一日一痏，二日二痏，十五日十五痏，十六日十四痏"则以数应之。此外，月相与左右的关系

---

① 有时，表浅部位的腧穴也与天数相应。如《素问·气府论》："其浮气在皮中者，凡五行，行五，五五二十五。"

还见于《灵枢·阴阳系日月》：

"黄帝曰：以治之奈何？岐伯曰：正月、二月、三月，人气在左，无刺左足之阳；四月、五月、六月，人气在右，无刺右足之阳；七月、八月、九月，人气在右，无刺右足之阴；十月、十一月、十二月，人气在左，无刺左足之阴。"

"人气"是天人感应所发生的部位，其左右之说往往与月相或月份有关。正月、二月、三月乃春气在左，四月、五月、六月乃夏气在右；七月、八月、九月乃秋气在右，十月、十一月、十二月乃冬气在左，此处对四季而用月份旨在强调十二月与左右的关系，亦即月与人体左右两侧的关系。此处所说的"无刺"是指无刺旺气，与月相圆缺的刺法不同。

水俞五十七穴：据考，水俞之数与"阳九之数"有关。"阳九"又称"百六阳九"，指有重大灾难的年份或厄运。

《汉书·律历志》载："《易》九厄曰：初入元，百六，阳九；次三百七十四，阳九；次四百八十，阳九；次七百二十，阴七；次七百二十，阳七；次六百，阴五；次六百，阳五；次四百八十，阴三；次四百八十，阳三。凡四千六百一十七岁，与一元终。经岁四千五百六十，灾岁五十七。"

古人认为，天体运行以 4617 岁为一元，在一元中有五十七年是厄运之年。这五十七年是这样推演的：先是 106 年之后有九年是厄运之年，即所谓"百六阳九"；又在 374 年之后又有九年厄运，又经 480 年又有九年；阳九之厄后经 720 年后有七年厄运，为阴七之年；又过 720 年后有七年厄运，为阳七之年；再过 600 年有五年厄运，谓之阴五；又在 600 年后有五年厄运，谓之阳五；480 年后有三年之厄，为阴三；最后再经 480 年有三年之厄，为阳三。共计厄运之年为五十七年。$(9 \times 3) + (7 \times 2) + (5 \times 2) + (3 \times 2) = 57$。所以说，"凡四千六百一十七岁，与一元终。经岁四千五百六十，灾岁五十七"[$4617 - 4560 (106 + 374 + 480 + 720 + 720 + 600 + 600 + 480 + 480) = 57$]。有趣的是如将四千六百一十七岁除以五十七则等于八十一（$4617 \div 57 = 81$），可以看出"百六阳九"的背后藏有九九这个被视为天数之极限的数字。

"百六阳九"亦称"阳九之会"，已然是今天的汉语成语。如《汉书·食货志上》："予遭阳九之阨，百六之会，枯旱霜蝗，饥馑荐臻。"又如，宋代文天祥《正气歌》："嗟予遭阳九。"都指遇上了灾难深重的年代。

古人既然将多年不遇的旱灾，称为百六之会，同理，亦可将多年不遇的特大水灾叫作百六阳九，今天人们称水旱灾害百年难遇或百年一遇，疑由此演变而成，非真有所谓百年也！而与水灾对应的疾病就是水病：水肿，风水、腹水、皮水、水胀、小便癃闭等症。天运在"一元"之中有"灾岁五十七",那么,天人相应,全身也应该有五十七个腧穴能够对应灾年之数以治疗水病。

《素问·水热穴论》:"帝曰:水俞五十七处者,是何主也?岐伯曰:肾俞五十七穴,积阴之所聚也,水所从出入也。尻上五行行五者,此肾俞,故水病下为胕肿大腹,上为喘呼,不得卧者,标本俱病,故肺为喘呼,肾为水肿,肺为逆不得卧,分为相输俱受者,水气之所留也。伏兔上各二行行五者,此肾之街也,三阴之所交结于脚也。踝上各一行行六者,此肾脉之下行也,名曰太冲。凡五十七穴者,皆藏之阴络,水之所客也。"①

肾主水,称"肾俞五十七穴"意谓治疗水证的腧穴都与肾有关联。"尻上五行行五",取五五之数。据此腧穴应在足太阳膀胱经的背部两条线上,左右两侧再加督脉;"伏菟上各二行行五"取二五之数。王冰认为"伏兔上"乃指位于腹部的脾胃两经的腧穴,可参;"踝上各一行行六",取一六之数。从五十七穴内部的数理分配上看,古人尽量用到五与六这对天地之数,原因大约与"地气上为云,天气下为雨"(《素问·阴阳应象大论》)的思考有关:天地气泰,阴霾消散,水气自除。从水证的治疗可以看出,全身水气泛滥有如百六阳九之灾,而治疗腧穴之总数与之对应,而消灾除患有如大禹治水,疏通九河之功则需天地戮力,故以天地之数应之。有时五十七数也用于刺法上,或谓感应水气而获效。如《灵枢·四时气》:"风㽷肤胀,为五十七痏,取皮肤之血者,尽取之。"

一般情况下,古人治病取穴不多,但对于水证,却要求五十七穴"尽取之",热病之五十九穴亦如此。其中运用术数以取效的思想十分明显。从操作层面上看,"尽取"非谓一次取完五十七穴或五十九穴,而是分次或多次,以分组和疗程的形式逐次取遍规定的穴位。

从以上分析可以看出,腧穴的数目在总数上应于一年三百六十五的天数。古人将"天数"分配于各经之中,由于古籍竹简夺误等因素,各经腧穴之数常有差讹,此差讹可根据河图数理及其倍数予以修复。"真数"是一个常被忽视的数理,内容包括热腧五十九、水腧五十七、头上二十五穴等。热腧五十九穴源自于北斗之神的运行方式以及月相的望朔,水腧五十七穴则与百六阳九之灾

---

① 王冰注:即脊中、悬枢、命门、腰俞、长强;大肠俞、小肠俞、膀胱俞、中膂内俞(即中膂俞)、白环俞;胃仓、肓门、志室、胞肓、秩边;中注、四满、气穴、大赫、横骨;外陵、大巨、水道、归来、气街(气冲);太冲、复溜、阴谷;照海、交信、筑宾等。在正中者为单穴,两侧者为双穴,共57穴。

难有关。这是历代注家未能发现的现象。此外，值得一提的是：腧穴的数目虽然与术数有关，但对于热腧、水腧的功能认定却是以临床的疗效为依据。

列维·布留尔说："在绝大多数场合下，原始人的知觉不但不抛弃那一切缩小它的客观性的东西，而且相反的，它还专注在存在物和现象的神秘属性、神秘力量、隐蔽能力上面，从而指靠那些在我们看来具有纯主观性的、但在原始人看来却不比其他任何东西更少实在性的因素。"① 古人将腧穴纳入术数旨在说明人体生理活动始终不离于天道，感应于天道，与天道保持一致，而当疾病发生，阴阳失调，气血紊乱，脏腑、经脉的活动与天道相失，出现各种临床病症，在这种情况下，如果能够通过"合于术数"的治疗，调气行血，或能感应天道，恢复阴平阳秘，回归于与道相合的局面。所以，在古人那里没有纯物理现象，在他们看来，疗效是与某种神秘力量发生感应的结果，而这种神秘力量能被主观出具的数字所控制和驾驭。古人治病非常重视针具、针法、刺禁在术数层面的意义，认为遵循术数的原理才是产生疗效的"实在性因素"，所以，《内经》所载的九针、九刺、五刺、三刺以及针刺禁忌都带有不少术数的色彩。

《素问·针解》云："帝曰：余闻九针，上应天地四时阴阳，愿闻其方，令可传于后世，以为常也。岐伯曰：夫一天、二地、三人、四时、五音、六律、七星、八风、九野，身形亦应之，针各有所宜，故曰九针。人皮应天，人肉应地，人脉应人，人筋应时，人声应音，人阴阳合气应律，人齿面目应星，人出入气应风，人九窍三百六十五络应野。故一针皮，二针肉，三针脉，四针筋，五针骨，六针调阴阳，七针益精，八针除风，九针通九窍，除三百六十五节气，此之谓各有所主也。"

据《灵枢·九针十二原》所载，九针之一、二、三、四、五、六、七、八、九，分别是指镵针、员针、鍉针、锋针、铍针、员利针、毫针、长针和大针（图6-6）。镵针为第一针，其状"头大末锐"，能浅刺于皮肤之间，以泻阳分邪热，因以应天；圆针为第二针，其状"针如卵形，"用以按摩分肉，以泻肌肉的邪气，肌肉属脾而属土，因以应地；鍉针是第三针，其"锋如黍粟之锐"，便于按摩经脉，诱导卫气；锋针是第四针，其状"刃三隅"，用于治疗肌腱、韧带、腱鞘的陈旧性疾病。旧病与时间有关，故以应时；第五针叫铍针，"末如剑峰"，用以切开引流，或可避免腐肉浸渍入骨髓；第六针是圆利针，其状"尖如氂，且圆且锐，中身微大"，用以治疗急性病证。故能调阴阳，而阴阳左右展转关生应于音律；毫针为第七针，其状"尖如蚊虻喙"，徐往而久留，

---

① 列维·布留尔. 原始思维［M］. 北京：商务印书馆，2004：35.

可以补益气血，精血同源，因而应精；长针乃第八针，"锋利身薄"，长于除风蠲痹，故以应风；第九针为大针，其状"尖如梃，其锋微圆"，长于通利窍道，泻关节积水。综合九针的应用范围，有浅刺、深刺、开刀、排脓、放血、按压、排出积液等内容，包括了秦汉时期针灸能够涉及的差不多所有的外治方法。从上述有关九针的文字中还可以看到一些李约瑟所称的"数字游戏"[①]：将一、二、三、四、五、六、七、八、九相加得四十五（1＋2＋3＋4＋5＋6＋7＋8＋9＝45），此乃五九之数；用三百六十五除以四十五约得八点一（365÷45＝8.1111），乃是九九之数，在古人那里，"人九窍三百六十五络应（九）野"是一个颠扑不破的道理。

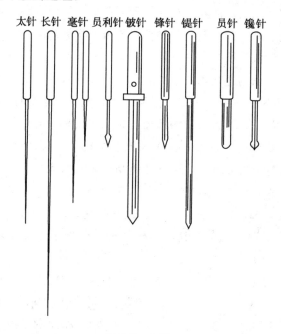

太针　长针　毫针　员利针　铍针　锋针　锃针　　员针　镵针

图6-6　九针

古人认为，针灸合于术数，能成变化而行鬼神，发挥极好的治疗作用，所以，不仅针具有九，刺法亦应九数，冀能用以对付多种疾病。

《灵枢·官针》云："凡刺有九，以应九变：一曰输刺，输刺者，刺诸经荥输脏输也。二曰远道刺，远道刺者，病在上，取之下，刺腑输也。三曰经刺，经刺者，刺大经之结络经分也。四曰络刺，络刺者，刺小络之血脉也。五曰分刺，分刺者，刺分肉之间也。六曰大泻刺，大泻刺者，刺大脓以铍针也。七曰

---

① 李约瑟．中国古代科学思想史［M］．陈立夫，译．南昌：江西人民出版社，2000：360.

毛刺，毛刺者，刺浮痹于皮肤也。八曰巨刺，巨刺者，左取右，右取左。九曰焠刺，焠刺者，刺燔针则取痹也。"（表 6-7）

表 6-7 《灵枢·官针》九刺表

名　　称	刺　　法	取刺部位
输刺	刺诸经荥输、藏腧	取荥穴、输穴、背俞穴
远道刺	病在上取之下，刺府腧	上病下取
经刺	刺大经之结络经分	刺大经
络刺	刺小络之血脉	刺血络
分刺	刺分肉之间	刺肌肉
大泻刺	刺大脓以铍针	外症引流、排脓、泻水
毛刺	刺浮痹于皮肤	浅刺于皮肤之上
巨刺	左取右，右取左	左右交叉，点对点取穴
焠刺	刺燔针则取痹	针烧红后刺入，随痛处取穴

九是最大的阳数，也是最大的"至数"，数至于九，意谓范围极大、极广泛。输刺之刺荥腧、背俞，远道刺之上病下取，大泻刺之引流排脓，巨刺之左右交叉，焠刺之随痛取穴，经刺刺经，络刺刺络，分刺刺肉，毛刺刺皮，将九刺的数理杂合应用，似能于一切疾病皆能应付自如。

除九之外，十二之数上应十二月，下应十二经脉，亦为治病之常数。《灵枢·官针》云："凡刺有十二节，以应十二经。"数之奇数属阳，偶数属阴，九刺与十二刺之奇偶相对，意谓阴阳配合。

《灵枢·官针》："凡刺有十二节，以应十二经。一曰偶刺，偶刺者，以手直心若背，直痛所，一刺前，一刺后，以治心痹，刺此者，傍针之也。二曰报刺，报刺者，刺痛无常处也，上下行者，直纳无拔针，以左手随病所按之，乃出针复刺之也。三曰恢刺，恢刺者，直刺傍之，举之前后，恢筋急，以治筋痹也。四曰齐刺，齐刺者，直入一，傍入二，以治寒气小深者。或曰三刺，三刺者，治痹气小深者也。五曰扬刺，扬刺者，正纳一，傍纳四，而浮之，以治寒气之博大者也。六曰直针刺，直针刺者，引皮乃刺之，以治寒气之浅者也。七曰输刺，输刺者，直入直出，稀发针而深之，以治气盛而热者也。八曰短刺，短刺者，刺骨痹，稍摇而深之，致针骨所，以上下摩骨也。九曰浮刺，浮刺者，傍入而浮之，以治肌急而寒者也。十曰阴刺，阴刺者，左右卒刺之，以治寒厥，中寒厥，足踝后少阴也。十一曰傍针刺，傍针刺者，直刺傍刺各一，以治留痹久居者也。十二曰赞刺，赞刺者，直入直出，数发针而浅之出血，是谓治痈肿也。"

为便于研究，列表说明如下（表 6-8）：

表 6-8 《灵枢·官针》十二刺表

名　　称	刺　　法	主　　治
偶刺	一刺前（胸腹），一刺后（背），直对病所	心痹
报刺	进针后不即出，以左手随痛处按之，再刺	游走性疼痛
恢刺	刺筋傍，再作多向刺，并活动关节	筋痹
齐刺	三针同用，正入1针，傍入2针	寒痹之小深者
扬刺	五针同用，正入1针，傍入4针	寒痹之大深者
直针刺	提起皮肤沿皮刺	寒痹之浅者
输刺	直入直出，针入深而缓退之	气盛而热者
短刺	近骨刺，稍摇深入之	骨痹
浮刺	傍入针而浮之	肌肤急而寒者
阴刺	并刺人体左右两侧穴位	寒痹
傍针刺	正刺1针，傍刺1针	留痹久居者
赞刺	直入直出，多针浅刺，出其血	痈肿

据表所示（表 6-8），在"十二节"刺中，治寒痹者四，治留痹者一，治筋痹者一，心痹者一，骨痹者一，肌肤急寒者一，应该是一类治疗具体病证的方法，其所谓"以应十二经"之说，显然并非专门针对十二经的病变而设，所以很大程度上与感应十二之数有关。

大约由于经脉十二之故，古人有时为了强调某种情况值得重视，常有意凑足十二之数。如《灵枢·终始》的"十二禁"就是一个例子：

"新内勿刺，新刺勿内。已醉勿刺，已刺勿醉。新怒勿刺，已刺勿怒。新劳勿刺，已刺勿劳。已饱勿刺，已刺勿饱。已饥勿刺，已刺勿饥。已渴勿刺，已刺勿渴。大惊大恐，必定其气，乃刺之。乘车来者，卧而休之，如食顷乃刺之。出行来者，坐而休之，如行十里顷乃刺之。凡此十二禁者，其脉乱气散，逆其营卫，经气不次。"

如果将这些内容稍加整理也可以成为"九禁"或"十禁"，显然，古人设"十二禁"的目的是为了让禁忌之数与十二经脉相应，谓能防止"逆其营卫，经气不次"的不良情况。

在行针手法上，古人尤其注重三和五。三为生生之数，是事物变化的基数，所以针刺得气之数，常不过于三。

《灵枢·官针》："所谓三刺则谷气出者，先浅刺绝皮，以出阳邪；再刺则阴邪出者，少益深，绝皮致肌肉，未入分肉间也；已入分肉之间，则谷气出。故《刺法》曰：始刺浅之，以逐邪气，而来血气；后刺深之，以致阴气之邪；最后刺极深之，以下谷气。此之谓也。"

所谓"三刺"，实际上是毫针刺入皮下所经历的三个阶段：首先刺破皮肤，然后达于皮肤与肌肉之间，最后完全进入肌肉。脾主运化水谷，又主肌肉，所以针入肌肉能使"谷气出"。据临床经验可知，"谷气出"就是得气，也就是说，毫针经过这三个阶段后必然会出现得气的感应，故将得气以应三，说明三有变化之功。"谷气至"后，效如影响。对此，《灵枢·终始》解释道："所谓谷气至者，已补而实，已泻而虚，故以知谷气至也。邪气独去者，阴与阳未能调，而病知愈也。故曰补则实，泻则虚，痛虽不随针减，病必衰去矣。"得气之后针刺才能产生补虚泻实，调和阴阳的作用。

"三"除了用来解释刺法之外，也用于针刺的疗程。《素问·刺疟论》："一刺则衰，二刺则知，三刺则已。"如果经过三次治疗仍不见效则需要对疗法进行反省，或改弦更张。有时，古人将"三"交错于阴阳两经之间，以补阳泻阴，或补阴泻阳，以通变化。《灵枢·终始》曰："刺热厥者，二阴一阳；刺寒厥者，二阳一阴。所谓二阴者，二刺阴也；一阳者，一刺阳也。"

这种循经守数、谨慎从事的态度被后世医家奉如圭臬，并予继承和发扬，如明代针灸学家徐凤则将"三"的倍数用于刺法，并发挥到了极致。《金针赋·论刺法》云："一曰烧山火，凡九阳而三进三退，慢提紧按，二曰透天凉，用六阴而三出三入，紧提慢按，三曰阳中隐阴，以九六之法，四曰阴中隐阳，以六九之方，五曰子午捣臼针行上下，九入六出，六曰进气之诀，亦可龙虎交战，左转九而右转六。"

现有研究认为，针刺能产生好的疗效是"针入的深浅、旋转的幅度、行针的速度与时间、针力的大小、力向的变化等因素的巧妙结合运用"[1]，而由术数演绎的烧山火、透天凉、阴中隐阳、阳中隐阴、龙虎交战等刺法于浅深提按、徐疾出入之间恰好能够满足上述条件，所以行之有效，至今应用不衰。而"三刺至谷气"一类的刺法，徒具数字形式，缺乏捻转、提插等调节刺激量的内容，因而逐渐湮没，后遂无问津者。

---

① 丁兆琳，谷世喆，姜揖君. 姜揖君教授针刺手法经验节要［J］. 中华中医药学刊，2007，25（8）：246.

"五"数亦常被用于治疗。如《灵枢·官针》"凡刺有五，以应五脏。"这里的五刺是对应五脏之数的五种刺法：半刺、豹文刺、关刺、合谷刺、输刺之类，并非针刺的捻转度数。"五"为天数之一，用于刺法能够感应天地阴阳，但是在个别腧穴上需要谨慎使用。

《灵枢·玉版》云："胃之所出气血者，经隧也。经隧者，五藏六府之大络也，迎而夺之而已矣。黄帝曰：上下有数乎？岐伯曰：迎之五里，中道而止，五至而已，五往而藏之气尽矣，故五五二十五而竭其输矣，此所谓夺其天气者也，非能绝其命而倾其寿者也。"

这是说，对胃经用"迎而夺之"的泻法，只可以在手五里穴处针刺得气五次，中病即止。手五里穴应数为五，如果在此反复"夺之"五次，五五二十五，则会感应天数，损伤五脏、甚至耗竭腧穴之气，虽然不会立即造成危险，但身体已经暗中受到损害，会影响到人的寿数。《素问·气穴论》有"大禁二十五"之说，将此设为禁忌，并引以为戒。从今天腧穴解剖的部位上看，在手五里上捻转的次数过多，频率过繁，容易对臂丛神经造成损害。

经脉伏藏于肌肉之中，部位深浅不等，气血多少不一，如果针灸治病将经脉生理与数理结合，谓能提高疗效。

《灵枢·经水》："黄帝曰：夫经水之应经脉也，其远近浅深，水血之多少各不同，合而以刺之奈何？岐伯答曰：足阳明，五脏六腑之海也，其脉大血多，气盛热壮，刺此者不深弗散，不留不泻也。足阳明刺深六分，留十呼。足太阳深五分，留七呼。足少阳深四分，留五呼。足太阴深三分，留四呼。足少阴深二分，留三呼。足厥阴深一分，留二呼。手之阴阳，其受气之道近，其气之来疾，其刺深者皆无过二分，其留皆无过一呼。"

从针刺深度看：阳明"脉大血多，气盛热壮"，针刺可达六分，其余经脉依气血之多少而依次递减：阳明六分、太阳五分、少阳四分、太阴三分、少阴二分，厥阴一分。阳明主胃、属土，其成数为十，故将其留针时间定为"十呼"，因为呼气后必吸气，"十呼"也就是十次呼吸。《灵枢·五十营》所载："故人一呼，脉再动，气行三寸，一吸，脉亦再动，气行三寸，呼吸定息，气行六寸。十息，气行六尺。"十呼之间，气行六尺，而足太阳、足少阳、足太阴、足少阴、足厥阴等呼吸气行之长度，分别应七六、五六、四六、三六、二六之数。也就是说，针刺得气之后，再以呼吸行气，俾能使得气至病所。呼吸在肺，足六经距离肺脏较远，气行需要的时间较长，而手之六经，因为"受气之道近"，距肺较近，所以针刺深度皆不超过三分，呼吸不超过三息。

针灸刺法以刺营和刺卫为总纲，本节所述显然是为刺卫而设。卫气布于皮肤腠理，浅刺即可得气，故其深者不超过六分，浅者仅及一分，属于"浅刺绝皮"的方法。另外，刺卫之法较为注重卫气的分布情况，有时不甚重视腧穴，使用的针具应该是"头大末锐"、能浅刺于皮肤之间的镵针，此为九针的第一针，当为一种起源更为古老的刺法。此法在今天吾乡的针灸医生尤其是民间医生仍然使用，不过早已脱尽了其中的术数色彩，被称为毫针浅刺了。

第七节　术数与疾病的转归

中医治病直接取法于阴阳，取象于日月，变通于四时，因而临床上常有忽视术数的时候，正如《素问·五运行大论》所曰："天地阴阳者，不以数推，以象之谓也"。据此可见，不懂术数仍然可以成为一个好医生。然而，在疾病传变、转归、预后以及病人死亡时间的认识上，由于古人积累的知识和经验不多，对于疾病的规律了解有限，因而需要借助于术数。应用术数有两种方式，一种是占卜，另一种则是术数演绎，前者为巫，后者为医。医学用到了演绎，演绎与占卜的不同之处在于：占卜是"一种附加的知觉"[①]，虽然古人之于占卜"不亚于对知觉本身的信任"，但结果的好坏是未知的；而术数则相反，演绎的结果是注定的，具有某种规律性，这大约正是医巫的分野，因而中医所论之疾病转归略带有几分宿命的况味。

《内经》对于疾病转归的推算方法有以下几种：一种是根据"天五地六"衍生出来的干支时日进行推算。在古代的历法中，甲、乙、丙、丁、戊、己、庚、辛、壬、癸被称为"十天干"，这是五的倍数；子、丑、寅、卯、辰、巳、午、未、申、酉、戌、亥叫作"十二地支"，则是六的倍数。古人将十天干和十二地支进行循环组合：甲子、乙丑、丙寅、丁卯、戊辰、己巳、庚午……直到癸亥，六十次后又复归于始，是为甲子一周，用以表示年、月、日、时的周期情况。在十天干中，甲乙属木，丙丁属火，戊己属土，庚辛属金，壬癸属水，天干的五行属性与其间的生克关系常被带入到其所表示的时日之中。

五脏的气数源于五行，五脏之间的关系同于五行的生克，当一脏患病，常会受到来自所生、所胜、所不胜这几个方面的影响，这些影响亦可及于时空中那些五行所涵的事象之中，从而影响到疾病的进程，使疾病的变化具有一定规律性。《素问·脏气法时论》将这些规律总结为：

"夫邪气之客于身也，以胜相加，至其所生而愈，至其所不胜而甚，至于

---

① 列维·布留尔. 原始思维［M］. 丁由，译. 北京：商务印书馆，2004：280.

所生而持，自得其位而起。必先定五脏之脉，乃可言间甚之时，死生之期也。"

以肝病为例来说，"病在肝，愈在夏，夏不愈，甚于秋，秋不死，持于冬，起于春，禁当风。肝病者愈在丙丁，丙丁不愈，加于庚辛，庚辛不死，持于壬癸，起于甲乙。肝病者，平旦慧，下晡甚，夜半静。"（《素问·脏气法时论》）木生火，肝生心，肝病逢火——夏天或逢丙逢丁的时日，因母得子气或有向愈的可能；肝病逢金——秋天或逢庚逢辛的时日，因不胜金气的克制而有加重可能；肝病逢水——冬天或逢壬逢癸的时日，因子得母气而病情稳定；肝病逢木——春天或逢甲逢乙的时日，自得其位之时病情可能有所好转。五脏之病以此类推。同理，古人"大小宇宙"的观点将一日视为四时："朝则为春，日中为夏，日入为秋，夜半为冬"（《灵枢·顺气一日分为四时》）。如以肝病为例，早上属春，乃木气生旺之时，故症情减轻；下晡日落乃金气旺盛之时，金能克木，故病情加重；夜半得母之生气，病情稳定。据此推演，疾病的死期皆为"所不胜"的时日，当"所不胜"的脏腑主气之时，常可出现"所不胜"的脉象，这种脉象叫作"真脏脉"。《素问·平人气象论》："肝见庚辛死，心见壬癸死，脾见甲乙死，肺见丙丁死，肾见戊己死，是谓真脏见，皆死。"这种方法需要与症情结合，医生见症识脉，能推知疾病的转归：

《素问·刺热论》："肝热病者，小便先黄，腹痛多卧身热，热争则狂言及惊，胁满痛，手足躁，不得安卧，庚辛甚，甲乙大汗，气逆则庚辛死，刺足厥阴少阳，其逆则头痛员员，脉引冲头也；心热病者，先不乐，数日乃热，热争则卒心痛，烦闷善呕，头痛面赤无汗，壬癸甚，丙丁大汗，气逆则壬癸死，刺手少阴太阳……"

又以肝病为例，肝病常常影响到其他脏腑，同时又受到其他脏腑，尤其是"所不胜"的肺金的影响。肝经布胸胁、过阴器，肝热表现为胸胁疼痛而小便发黄；气有余而制己所胜之脾胃，故腹痛多卧或不得安卧；木火上炎，所生受病，狂言及惊；当庚辛的时日，肺金气旺，肝遇所不胜之金气则病情加重，甚或死亡；而在甲乙之时日，本经气旺，症情可以减轻，或于此时通过"大汗"以解除热邪。针刺肝病当取厥阴的腧穴以激发肝经之气，再辅以少阳，少阳与厥阴互为表里，阴病治阳。在治病上，切勿轻取未受波及的经脉以诛伐无过。肝病如此，肺病如此，其他脏腑之疾皆可依此类推。

第二，死期与五的关系。五行之数为五，五脏之数为五，故古代在推算脏腑疾病的转归和死亡时间方面，常以五为基数，所谓"天数五，地数五，五位相得各有合"也。也就是说，当数五相合，事情会发生变化。一般而言，五脏疾病在"生阳""死阴"的危重关头，死期不超出五日。

《素问·阴阳别论》："阴之所生，和本曰和。是故刚与刚，阳气破散，阴气乃消亡。淖则刚柔不和，经气乃绝。死阴之属，不过三日而死；生阳之属，不过四日而死。所谓生阳死阴者，肝之心谓之生阳，心之肺谓之死阴，肺之肾谓之重阴，肾之脾谓之辟阴，死不治。"

这是说对死亡时期的判断：当五脏疾病导致"阳气破散，阴气消亡"，阴阳行将离绝之际，此时如果病气朝五行相生的方向传变，或向阳脏传变，可以稍延时日。例如，肝传之心，心属阳，就是五行相生的方向，谓之"生阳"，死期不过四日；如果病气由阳脏传入阴脏，又是相乘的方向，如心传之肺，叫作"死阴"，则弥留的阶段较短；如病气由阴脏传入阴脏，叫作"重阴"或"辟阴"，很快就会死亡。

藏象以五脏为核心，十二经脉之气乃脏腑之气所流注，亦以五为基数。营气运行功在滋养脏腑，一天五十周于身，因此通过五及其倍数可以考察脏腑受气的情况并能作为脏腑疾病的预后判断。

《灵枢·根结》："一日一夜五十营，以营五脏之精，不应数者，名曰狂生。所谓五十营者，五脏皆受气，持其脉口，数其至也。五十动而不一代者，五脏皆受气；四十动一代者，一脏无气；三十动一代者，二脏无气；二十动一代者，三脏无气；十动一代者，四脏无气；不满十动一代者，五脏无气，予之短期，要在终始，所谓五十动而不一代者，以为常也。以知五脏之期，予知短期者，乍数乍疏也。"

代，去而不还曰代。代脉乃脉来时止，不能自还。短期，《书·洪范》："凶短折。"郑注："未冠曰短。"指寿命短促，活不了多久。"预知短期"，即言知道近期将会死亡。"狂生"，《山海经·北山经》："狂山无草木，冬夏有雪，狂水出焉，西流，注于浮水。"山无草木则乏生气，称为狂山，狂水是因山得名；据此推之，人乏生气，则为狂生。从数理上看，五十营是五脏之数的十倍，每脏以十为受气之数。如果脉来五十次而没有一次停顿，说明"五脏皆受气"，全身脏腑组织都能受到气血的灌溉，因此其人健康无病。如果五十次中有一次停顿，说明其人有一脏气血的灌注不足；以此类推，可以诊知脏腑的虚实。因此，古人切脉必须静候脉动五十至以上。然而，医家不遵古法久矣。张仲景就曾批评当时的医生诊脉"动数发息，不满五十"（《伤寒·论序》），不符脉诊的起码要求。

因此可见，五十是生命的节律，是生命之数，然而，正如庄子所说，"故善吾生者，乃所以善吾死也"（《庄子·大宗师》），生命之数同时又是死亡之数，因此推测，各脏死期相加之总数应为五十以符此数，而死亡之数有如符咒一样分藏于五脏之中。五脏源于五行，五行在河图上的成数为八（肝）、七（心）、十（脾）、九（肺）、六（肾），又据以推测，脏腑疾病的死亡时期应该整合了河图的相关数理。如以此为线索，则可以发现一些古籍中的转抄错误。这可从《素问·阴阳别论》中的一节经文看到：

"阴搏阳别，谓之有子。阴阳虚，肠澼死。阳加于阴，谓之汗。阴虚阳搏，谓之崩。三阴俱搏，二十日夜半死。二阴俱搏，十三日夕时死。一阴俱搏，十日死。三阳俱搏且鼓，三日死。三阴三阳俱搏，心腹满，发尽，不得隐曲，五日死。二阳俱搏，其病温，死不治，不过十日死。"

这里"三阴"指太阴，太阴属土，成数为十，所以"二十日"当为十日之误；"二阴"指少阴，少阴属火，成数为七，"十三日夕时死"之"十三"疑为"十四"，因为十四乃七的二倍，而十三于数理无据；"一阴"，厥阴，成数为八，故"十日"当为八日之误。

"三阳"指太阳，太阳又名巨阳。《素问·评热论》曰："巨阳引精者三日。"吴昆注曰："巨阳与少阴肾为表里，肾者精之府。精，阴体也，不能自行，必巨阳之气引之，乃能施泄。故曰巨阳引精，是为少壮也，水足以济火，故三日可愈。"太阳"引精"之期为三日，根据生之数同于死之数的观念，太阳死亡之期亦为三日；"二阳"，阳明，成数为"十"，乃五之两倍，故阳明之病"不过十日死"；论中有太阳、阳明，独少少阳；文中泛称"三阴三阳"是指五脏，五脏应数为五，故曰"五日死"。经此梳理之后，将各部分死亡时间相加起来正好五十（10＋14＋8＋3＋5＋10＝50）。这段文字有关阳经的记述是正确的，差错出现在阴经的部分。这也是历代研究者未曾发现的有趣现象。

当疾病进入危重阶段的时候常常会出现"真脏脉"，真脏脉是胃气衰败、脏腑精气行将垂绝的脉象，预后极为不良。每当这种时候，古人常会预言病人死亡的时间，而将各脏死亡时间之数相加起来亦为五十。如《素问·阴阳别论》曰：

"凡阳有五，五五二十五阳。所谓阴者，真脏也，见则为败，败必死也。所谓阳者，胃脘之阳也。别于阳者，知病处也；别于阴者，知死生之期。三阳在头，三阴在手，所谓一也。别于阳者，知病忌时；别于阴者，知死生之期。谨熟阴阳，无与众谋……凡持真脉之脏脉者，肝至悬绝急，十八日死；心至悬绝，九日死；肺至悬绝，十二日死；肾至悬绝，七日死；脾至悬绝，四日死。"

为"五五二十五阳"所配之阴数亦为二十五。"三阳在头，三阴在手，所谓一也"，也就是说全身的阴阳数理乃为五十。肝的死期十八日，心为九日，肺为十二日，肾为七日，脾为四日，总数为五十（18＋9＋12＋7＋4＝50）。我们知道，所谓"真脏脉"实际上是"所不胜"的脉象，如肝病见肺之毛脉，心病见肾之石脉、脾见肝之弦脉、肺见心之钩脉、肾见脾之耎弱脉。"悬绝"，谓毫无胃气。"真脏脉"出现的同时常伴有全身衰竭的症状。"忌时"，义同于死期。《礼·祭义》"君子有终身之丧，忌日之谓也。""胃脘之阳"，谓阴阳经脉皆有胃气也；"知病忌时"义同于"知死生之期"，全句是说，如果知道了胃气之有无，知道了"所不胜"的脉象，就可以知道疾病死亡的时间。至于各脏的死亡时间是如何计算和分配的，历代注家多语焉不详，唯明代学者周慎斋见解独到，他说：

"真脉之脏脉，即本脏之真脉，无胃气者也。死日有除成数算者，有除生数算者，有除生成之数算者。盖阴遇阴，阳遇阳，而逢受克则死也。如肝悬绝，肝之成数八，肺之成数九，八九十七，除十七而加一，至十八日则死矣。盖天三生木，地八成之，地，阴也。地四生金，天九成之，天虽阳而为成数则阴矣，故俱以成数算。心悬绝，地二生火，生数也，天一生水，地六成之，六与二，八也，除八而加一，故九日死也。肺悬绝，金之生数四，火之成数七，四与七，十一也，除十一而加一，十二日死矣。肾悬绝，水之生数一，土之生数五，一与五、六也，除六而加一，七日死。惟有脾悬绝四日死，人不易晓，盖土旺于四季而位于中，故脾悬绝，只逢克便死。天三生木，木数三，除三而加一，故四日死也。"（《周慎斋遗书·卷五·古经解》）

周氏知道五脏的死期来自"所不胜"的脏腑，其数理表现在本脏与"所不胜"这两者之间。文中"除"字，义同于用。"除十七而加一"，是说用十七加一得十八。周氏的解释参照了易理。《易·系辞上》曰："大衍之数五十，其用四十有九。"王弼解释说："演天地之数所赖者五十也，其一不用者太极也。"天人相应，同理，五脏阴阳之数五十，取一不用而象征太极，作为一个常量，或加或减，生死以之。周氏之说虽然复杂，但颇能自圆，在没有更好的解释之前，是一种不坏的解释。

脏脏疾病的死期以五十为总数，但是，如果针刺伤及脏腑，发生了严重的医疗事故，死期会缩短一半，即将五十减为二十五，回到"天数五，地数五"的五五相合上来。如《素问·刺禁论》曰：

"刺中心，一日死，其动为噫。刺中肝，五日死，其动为语。刺中肾，六日死，其动为嚏。刺中肺，三日死，其动为咳。刺中脾，十日死，其动为吞。刺中胆，一日半死，其动为呕。"

关于这段经文，王冰引河图生成数作解，难以尽合。张景岳以阴阳上下缓急为解①，似差强人意，但都忽略了其中总数的意义。这里的心、肝、肾、肺、脾的死亡数分别为一、五、六、三、十，相加正好是二十五（1+5+6+3+10＝25），是为"天数五，地数五"相乘之积。胆虽不属五脏，其"一日半死"亦属三五之数。从临床角度看，这些死亡时间同样来自于经验，参考了针刺事故导致死亡的病例。例如，"刺中心，一日死"，古代针具粗糙，刺入心脏会立即导致死亡，最多不会超出一天。然后在此基础上，将天数二十五分配在各脏之中。既然心属阳一日死，肺在上焦属阳三日死，肝气用阳五日死，分别应一、三、五之数；而肾在下属阴，脾为至阴，分别应数六与十。这部分参考了河图的生成数，如脾属土，其生数为五，成数为十，有取其成数的可能性。临床上刺伤肾脏所致的后果较之伤脾更为严重则是一个不争的事实。又如，

《素问·诊要经终论》："凡刺胸腹者，必避五脏。中心者，环死。中脾者，五日死。中肾者，七日死。中肺者，五日死。中膈者，皆为伤中，其病虽愈，不过一岁必死。刺避五脏者，知逆从也。"

这一节所论乃是误刺五脏的死亡时间，仍然以五五二十五为中心进行推演，只是分配在各脏的日期不同，但"五五相合"的思想则是一致的。文中肝的死期缺如，但可以根据总数二十五予以补入。刺中心"环死"。张景岳说："环周一日也。"刺中心死期不出一日。中脾五日、中肾七日，中肺五日。这样，刺中肝的死期当为七日，与肾相同（［25－（1+5+5+7）］＝7）。脾与肺各为五日，肝与肾亦同为七日，于理为通。这些与脏腑对应的数字常不相同，此或出于其他术家，今已无可考。

第三，死期与一些具有周期性的数字有关。数字"三"，虽为生命之节律，亦为死亡常数，道家视死如生，庄子有"死生存亡之一体"（《庄子·大宗师》）的说法，在古人的观念里，数理与人亦生死以之、生死相随。如，

《素问·厥论》："三阴俱逆，不得前后，使人手足寒，三日死。"

《素问·刺热论》："太阳之脉，色荣颧骨，热病也，荣未交，曰今且得汗，待时而已；与厥阴脉争见者，死期不过三日，其热病内连肾。少阳之脉色也。少阳之脉，色荣颊前，热病也，荣未交，曰今且得汗，待时而已。与少阴脉争见者，死期不过三日。"

---

① 《类经·二十二卷·六十四》："盖死生之道，惟阳为主，故伤於阳者为急，伤於阴者稍迟，心肺居於鬲上，二阳藏也，心为阳中之阳，肺为阳中之阴，故心为最急而一日，肺次之而三日，肝脾肾居於鬲下，三阴藏也，肝为阴中之阳，肾为阴中之阴，脾为阴中之至阴，故肝稍急而五日，肾次之而六日，脾又次之而十日，此缓急之义也。"

六经之序，始于太阳而终于厥阴，今二脉互见谓热邪遍传六经，死期不过三日；"与少阴脉争见"句，清代学者张宛邻（1764—1833）谓"少阴"当作"厥阴"。少阳与厥阴互为表里，是表里受病，故死期亦不过三日。

对于一些杂病，如鼠瘘、目疾等慢性疾病，死亡时期则从三日延伸为三年。如：

《灵枢·寒热》："黄帝问于岐伯曰：寒热瘰疬在于颈腋者，皆何气使生？岐伯曰：此皆鼠瘘寒热之毒气也，留于脉而不去者也……黄帝曰：决其生死奈何？岐伯曰：反其目视之，其中有赤脉，上下贯瞳子，见一脉，一岁死；见一脉半，一岁半死；见二脉，二岁死；见二脉半，二岁半死；见三脉，三岁而死，见赤脉不下贯瞳子，可治也。"

《灵枢·论疾诊尺》："诊寒热，赤脉上下至瞳子，见一脉，一岁死；见一脉半，一岁半死；见二脉，二岁死；见二脉半，二岁半死；见三脉，三岁死。"

"鼠瘘寒热之毒气"等病能于目中看到赤脉的说法大可存疑。南宋陈言《三因方论》说："虽有此说，验之病者少有此症，亦难考据。"而其中"见一脉，一岁死"，"见二脉，二岁死"，更似无据。但可以看到其中术数与症状的对应关系。杂病的死期也会用到三的倍数，在古人看来，三天、三年或三的倍数三十等，均为三之延伸，所代表的术数意义完全相同。如，《灵枢·痈疽》曰：

"发于股胫，名曰股胫疽。其状不甚变，而痈脓搏骨，不急治，三十日死矣。发于尻，名曰锐疽。其状赤坚大，急治之。不治，三十日死矣……诸痈疽之发于节而相应者，不可治也。发于阳者，百日死；发于阴者，三十日死。"

病发于阳"百日死"，死期为十的十倍，病发于阴"三十日死"，死期为三之十倍，有阴阳互根之义。"发于节而相应"，节，气所留止之处，古人将一年三百六十五日称作"三百六十五节"（见《素问·六节藏象论》），这是将历数与肢体上的腧穴进行对应的说法。另外，在脏腑疾病的传变及死亡时间上，古人有时还将三与五结合起来加以推演。如，《素问·标本病传论》曰：

"夫病传者，心病先心痛，一日而咳，三日胁支痛，五日闭塞不通，身痛体重，三日不已，死……肺病喘咳，三日而胁支满痛，一日身重体痛，五日而胀，十日不已，死……肝病头目眩，胁支满，三日体重身痛，五日而胀，三日腰脊少腹痛，胫酸，三日不已，死……脾病身痛体重，一日而胀，二日少腹腰脊痛胫酸，三日背（胂）筋痛，小便闭，十日不已，死……胃病胀满，五日少腹腰脊痛，骱酸，三日背胂筋痛，小便闭；五日身体重；六日不已，死。"

三日、五日源于"其生五，其气三"（《素问·六节藏象论》）。三来自道数成三之一、二、三，故有一日、二日、三日；五来自五行。其中"十日"为五的倍数。疾病的预后皆以三和五为基数。"六日"为三的倍数，三与六的说法见于《素问·玉机真藏论》："五脏相通，移皆有次，五脏有病，则各传其所胜。不治，法三月若六月，若三日若六日。"这些说法应该参考了临床的实际情况，如心病导致使大小便"闭塞不通"，往往伴有心力衰竭，在没有现代抢救措施的情况下，死期不出三日，与实际情况大致相符；肺病咳喘，胸胁胀满，尤其是老年人伴有发热，身体重痛等症，如果"十日不已"，症状得不到减轻，则可能因心力衰竭而死亡。

在秦汉术数中可以看到，天地万象都是"道"所衍化的结果，而"数"则是道之"显诸仁藏诸用"（《易·系辞上》）的具体表现。道本于一，万物本于一，一本万殊；道成阴阳，分为四时，行为六气，散为十二经水，二十八脉、三百六十五气穴，合之又复为一，所以术数有分有合。《素问·阴阳离合论》云："阴阳者，数之可十，推之可百，数之可千，推之可万，万之大，不可胜数，然其要一也。"这个"一"，在空间上，大而为天地，小而为人体；在时间上，大而为一年，小而为一日。术数强调"一"，也就是强调了天人感应的整体观念，强调气血、阴阳、十二经脉作为整体机能所发挥出来的生理作用。

世界之大，包罗万象，生命现象，千差万别，从术数的观点看，脏腑气血、十二经脉及其生理变化尽在数中，而邪气乱气、病理产物亦在数中。《灵枢·阴阳清浊》载："黄帝曰：余闻十二经脉，以应十二经水者，其五色各异，清浊不同，人之血气若一，应之奈何？岐伯曰：人之血气，苟能若一，则天下为一矣，恶有乱者乎？黄帝曰：余问一人，非问天下之众。岐伯曰：夫一人者，亦有乱气，天下之众，亦有乱人，其合为一耳。"无论天地或生命，作为一个有机整体，则能吞吐万有，藏匿善恶，具有极大的包容性。

李约瑟说："从数目字的使用方式，很可以看出中国的与现代科学的宇宙观的歧见。当然欧洲也有毕达哥拉士学派，而在中国也有很多令人赞赏的数学成就。但是中国人的关联式思考却极自然地运用一种数目的神秘性（numerology 数目论），为现代科学思想所不取的……关于此点，Bergaigne 说得很好：'数目不由于实际经验到事物的多元性（plurality）而定。反之，乃是由于人早先即有一种神秘的数目（好似预先准备好了的一个架构），再来定事物具有的多元性。'"[①] 术数的分与合为天地万象预设了框架，也为人体的生理病理预设了框架，中国古人称此为"定数"，很有些宿命的味道。原因除关联式思考

---

① 李约瑟. 中国古代科学思想史［M］. 南昌：江西人民出版社，2000：360.

之外，还与中医原创之初所采取的"医经"形式有关。《释名》曰："经，径也。如径路无所不通，可常用也。"有了"医经"，才会有研究切磋的专业术语，才能对点滴的经验进行分析和阐释，才能为医学提供概念和方法，这是积极的方面；另一方面，"经以载道"是中国古代哲人非常牢固的观念，在这种观念的指导下，"道"须贯彻于"医经"之始终，使藏象经脉充满了哲学思辨。"道""数"、阴阳、五行皆为固有的哲学概念，由之所产生出对天地宇宙的解释也已经有了定论，且极为森严，不容质疑。在这种规定下，构建"天人一体"的医学理论只能以"人道"顺应"天道"，即考察人体生理现象与天道的符合度，所以，藏象理论的思辨只能展开于"预先准备好了的一个架构"的前提之下，观察与思考皆受局限。

李约瑟又说："真正对中国思想感到兴趣的学者，不应不读 Granet《论数目之象征》一章。他说：'量的概念，在（古代）中国人的哲学性思考里，实际上不占任何地位。但中国（古代）哲人，对于数目本身有极大的兴趣。但是不管土地测量师、木匠、建筑师、马车制造者以及音乐家们有多广的算术或几何知识，哲人们对之总是无兴趣的，除非其有利于他们的数字游戏。数字只被他们当作符号来使用……'又说：'数字没有代表事物大小的功用，它们只被拿来将实质之大小配合于宇宙的大小。'无疑地，无论我们怎样苛责中国古代及中古的神秘数论（数目论）也不嫌过分。"① 据本书研究所见，中医脏腑经脉的术数架构基本上符合上述观察，但笔者却不赞同李约瑟对术数所做的价值判断，更不同意他对此所采取的"苛责"态度，因为中医理论主要建立在对天地万象和人体生理、病理的观察上，而术数仅仅起到一个支架、说明和解释的作用，所以并不因数字的排列而改变心主血、肺主气、肝藏血、脾运化、肾藏精的生理事实，也并不因有周天二十八宿的说法就改变了气血环流这一现象，况且有些事实即使在今天也不得不承认：一年分为四季，月亮有十二次圆缺；人有手足四肢，医疗实践的经验证明经脉为数十二。这些决非偶合的数字即使今天也不得不叫人深感诧异，而对藏象本质、经络本质研究的莫衷一是使其至今不减其神秘性。试想古人面对浩瀚未知的世界，面对太阳、太阴，面对众星环绕的天体，面对一切形形色色亦幻亦真的大千世界，希望通过数字揭示其中的规律和联系，解除心中迷惘，走出无知状态，所以不是一句"数字游戏"就能简单解释得了的。

---

① 李约瑟. 中国古代科学思想史 ［M］. 南昌：江西人民出版社，2000：360.

后　记

　　我于知命之年就食于大学之中医药学院。大学岁终考核，稽其课题文章，以制其食①。课题因来源而分贵贱，文章以出处而有差等：SCI②收录为上，CSCD③核心库次之，CSCD扩展库又次之，其他期刊等而下之，不入考核部门之法眼也。吾人治学崇尚传统，不以中医科学化为然。此取向既不合时，又不能改弦易辙以顺应潮流，弄不到课题，即其宜也。为谋生计，唯有撰写理论文章勉强度日。近年，非实验性文章为学界所轻，能被"又次之"之期刊录用已属万幸，孰料考核标准逐年看涨，年终追比，期限严紧，去岁则因不足篇数，被罚俸一万三千余元，谓示薄惩云。噫，居大学大不易也！古人著述严谨周密，不惜十年磨一剑，若在今日，不沦为饿殍者几希！

　　吾人有感于学术生涯之惨淡，年届耳顺，本拟退休，适逢人民卫生出版社以书两本相约，据重医之标准：人卫出版一本专著之"工作积效"可以"挣足"一年之衣食。同时，人事部门出面挽留，以示优容，于是延聘，得以完成本书的写作。书稿既成，余有诗纪之云：

　　大道今陵夷，原因苦费思：医多折肱技④，学少抱真知⑤！脉气景中见⑥，星云象外窥⑦；天人相应处，得以识轩岐⑧。

卓廉士

2013 年 3 月 16 日

---

　　① 语出《周礼·医师》："岁终则稽其医事以制其食。十全为上，十失一次之，十失二次之，十失三次之，十失四次之。"

　　② SCI 是美国《科学引文索引》的英文简称，其全称为：Science Citation Index，它是世界三大检索系统（EI，SCI，ISTP）之一，是由美国科学情报研究所（Institute for Scientific Information，简称 ISI）1961 年创立并出版的一部世界著名的期刊文献检索工具。

　　③ CSCD 是 Chinese Science Citation Database，即"中国科学引文数据库"的简称。

　　④ 折肱：指凭经验看病。语出《左传·定公十三年》："三折肱，知为良医。"

　　⑤ 抱真：入于心物一元之境界。东汉魏伯阳《周易参同契》卷下："惟昔圣贤，怀玄抱真。"

　　⑥ 语出李时珍《奇经八脉考》："内景隧道，惟反观者能照察之。"因受律诗平仄的格律所限，故不言"内景"，而言"景中"。

　　⑦ 星云：语出《素问·五运行大论》："丹天之气，经于牛女戊分，黅天之气，经于心尾己分，苍天之气，经于危室柳鬼，素天之气，经于亢氐昴毕，玄天之气，经于张翼娄胃。所谓戊己分者，奎壁角轸，则天地之门户也。夫候之所始，道之所生，不可不通也。"

　　⑧ 轩岐：轩辕（黄帝）岐伯，指中医学术。夷、思、知、窥、岐皆属于《诗韵》上平声韵的"四支"。

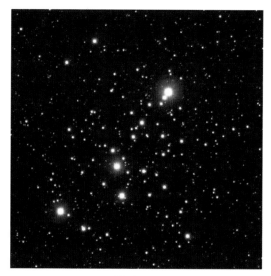

图1-6　"荧惑守心"的天象

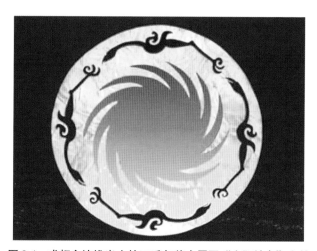

图2-1　成都金沙堆出土的三千年前古蜀国"太阳神乌"金箔

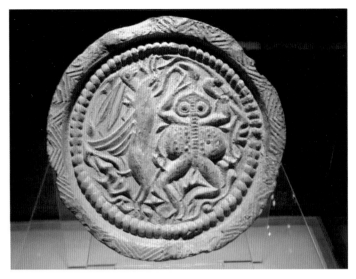

图 2-7　汉代玉兔蟾蜍瓦当，藏于西安秦砖汉瓦博物馆

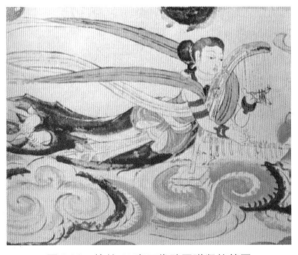

图 2-22　榆林 16 窟五代壁画弹竖箜篌图

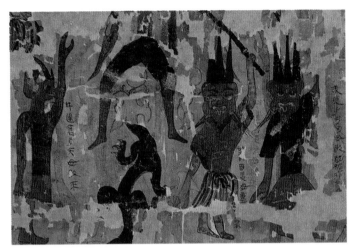

图 3-6　1973 年马王堆出土之"太一避兵图"
（据考帛画的时间在公元前 179 年—前 168 年之间）

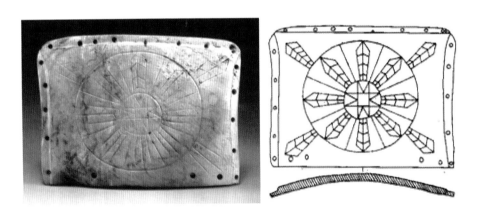

图 5-10　安徽含山凌家滩玉版